Evas Rippe

Marianne Legato

Evas Rippe

Die Entdeckung der weiblichen Medizin

Aus dem Englischen übertragen und für die deutschsprachige Ausgabe bearbeitet von Krista Federspiel und Ingeborg Lackinger Karger

Kiepenheuer & Witsch

1. Auflage 2002

Redaktionelle Mitarbeit: Ira Federspiel

Umschlaggestaltung: Philipp Starke, Hamburg
Umschlagfoto: © Christoph Piecha
Gesetzt aus der DTL Documenta
Satz: Greiner & Reichel, Köln
Druck und Bindearbeiten: GGP Media, Pößneck
ISBN 3-462-03142-2

Für Christiana und Justin

Inhalt

Vorwort

»Evas Rippe« handelt nicht nur von der Gesundheit der Frauen, sondern von der Gesundheit beider Geschlechter – es stellt den neuen Wissenschaftszweig der geschlechtsspezifischen Medizin, der Gender-Medizin, in den Mittelpunkt. Bisher haben Mediziner so gehandelt, als wären Mann und Frau – bis auf ihre Fortpflanzungsorgane – in allem gleich. Doch die Wissenschaft hat im letzten Jahrzehnt gezeigt, dass dies alles andere als wahr ist. Wo immer nachgeforscht wird, entdeckt man, dass sich die beiden Geschlechter nicht nur in ihren Organfunktionen von Grund auf unterscheiden, nein, auch Krankheiten und Kranksein erleben sie unterschiedlich.

Als biomedizinische Naturwissenschaftlerin hat mich immer die Erforschung einer neuen Idee interessiert, und ich hatte große Freude daran herauszufinden, ob die betreffende Theorie denn tatsächlich zutrifft. Bis vor rund zehn Jahren waren wir Mediziner überzeugt, es genüge, Neues am Männerkörper zu erproben und zu erforschen, und es könnten die gewonnenen Erkenntnisse ebenso für Frauen gelten. In gewisser Hinsicht standen wir unter Druck: Medizinische Forschung an Frauen, insbesondere Frauen vor den Wechseljahren, erschien uns problematisch, denn wenn sich im Lauf einer Studie eventuell eine Schwangerschaft einstellt, ist ein Risiko für die Frau und das werdende Kind nicht auszuschließen. Deshalb schien es unmöglich, Frauen im gebärfähigen Alter für eine Studie zu gewinnen, um nicht gravierende Probleme heraufzubeschwören, die aus einer Schädigung des Ungeborenen erwachsen könnten. Überdies müssten wegen der unterschiedlichen Hormonspiegel im Verlauf der Zyklen mehr junge Frauen in Studien aufgenommen werden, als es bei Männern üblich ist, um eindeutige Erkenntnisse über geschlechtsbedingte Unterschiede zu erlangen. So haben wir uns selbst – also die Frauen – wegen unvertretbarer gesundheitlicher Gefahren und Kosten von der Forschung ausgenommen. Doch nun stehen wir am Beginn einer Wandlung – und sie ist unabdingbar.

Es waren die Frauen selbst, die von den Ärzten und Wissenschaftlern eine Änderung forderten. Mit wachsender Überzeugungskraft haben Frauen vom Staat und dem medizinischen Establishment gefordert, die Unterschiede zwischen den Geschlechtern zu erforschen und zu berücksichtigen. Die Ergebnisse überraschen wahrlich nicht: Wann immer die Physiologie von Frauen und Männern verglichen wird, finden sich in jedem Organsystem – von den Haaren auf dem Kopf bis zum Herzschlag – deutliche und eindeutig geschlechtsspezifische Unterschiede. Diese neuen Erkenntnisse verändern auch die Methoden der Behandlung und Vorbeugung von Krankheiten. Durch Fragen, die sich der Wissenschaft früher, als sie noch nicht beide Geschlechter im Blick hatte, kaum gestellt hatten, wird nun auch das männliche Modell von Gesundheit und Krankheit in Frage gestellt und verändert. Noch ist nicht jede Schwierigkeit der frauenspezifischen Forschung überwunden. Doch die Belmont-Konferenz hat als ein Rechtsprinzip herausgearbeitet, dass Frauen, die von den Vorteilen des Medizinsystems profitieren, auch gleichen Anteil an den Risiken übernehmen müssen, die bei Tests auf Wirksamkeit und Sicherheit von Behandlungen unvermeidlich sind. Jede Frau, die mehr Beachtung ihrer Gesundheit erwartet, sollte willens sein, die dafür notwendigen Forschungen zu unterstützen und auch persönliche Verantwortung zu tragen, so dass stichhaltige Antworten auf die offenen Fragen gefunden werden können.

Evas Geschenk an Adam, die Frucht der Erkenntnis, wurde zur Metapher für die Verbannung der Menschen aus dem Paradies in ein Leben voll Leid, Sorgen und auch Tod. In Wirklichkeit ist es aber gerade umgekehrt: Wenn wir Evas Geschenk mutig, hartnäckig und klug nützen, um die Medizin durch die neue geschlechtsspezifische Wissenschaft zu erweitern, wird die Forschung in den nächsten Jahren neue Möglichkeiten schaffen, das Leben zu verbessern und zu verlängern.

»Evas Rippe« erklärt, warum.

1 Der große Unterschied

Seit Jahrhunderten beschäftigen sich die Menschen mit der Frage, warum Männer und Frauen so verschieden sind. Die Kulturgeschichte, die Religionen, die Soziologie, die Kunst und die Psychologie haben hochinteressante Thesen und anschauliche Illustrationen zur Geschlechterfrage hervorgebracht. Nur in der Medizin scheint dieses Wissen merkwürdigerweise entweder nicht angekommen oder nur unzureichend verstanden worden zu sein. Denn die meisten Ärzte neigen dazu, alle ihre Patienten so zu behandeln, als gäbe es nur ein Geschlecht: das männliche. Nur in einem Fall taucht der kleine/große Unterschied auf: in der Frauenheilkunde – und in diesem Fach geht es ausschließlich um weibliche Geschlechtsorgane, Fruchtbarkeit und Schwangerschaft.

Die ärztliche Arbeit wirkt unter diesem Blickwinkel eigentümlich eingleisig, und den meisten Ärzten ist das wahrscheinlich gar nicht bewusst, denn sie kennen es vom ersten Studientag an nicht anders. Ärzte erforschen die Krankheits-Vorgeschichte der Patienten, untersuchen ihre Körper und interpretieren ihre Laborwerte, als wäre das Geschlecht nahezu ohne Bedeutung. Im Allgemeinen stellen sie sogar Männern und Frauen identische Rezepte aus: Ungeachtet der Größe oder Statur des Patienten und ohne das Geschlecht zu berücksichtigen, gehen sie davon aus, dass die biochemische Umsetzung des Medikaments im Stoffwechsel bei beiden Geschlechtern gleich verlaufen wird. Selbst Unterschiede zwischen Männern und Frauen, die wirklich nicht zu übersehen sind, führen Ärzte und Patienten gleichermaßen auf die simpelsten Grundannahmen zurück. Im Allgemeinen stellt man sich vor, die »Hormone« machten Frauen weiblich und Männer männlich; aber das ist längst nicht die ganze Wahrheit.

Kurzum: Die Medizin wurde bisher so betrieben, als ob allein die Brüste, die Gebärmutter und die Eierstöcke einer Frau spezifisch weiblich seien – und als ob ihr Herz, ihr Gehirn und jeder andere Teil ihres Körpers identisch wären mit denen des Mannes. Nicht dass die Ärzteschaft ausschließlich aus schlecht ausgebildeten, sexistischen Technokraten bestünde! In den meisten Fällen ist es schlicht auf die Art der medizinischen Ausbildung zurückzuführen. Dort wird – etwas überspitzt formuliert – gelehrt, dass

Frauen im Wesentlichen nichts weiter als klein geratene Männer seien. Die Daten, die vom männlichen Körper bekannt sind, gelten bis auf Ausnahmen als Standard für beide Geschlechter.

Und tatsächlich hat die Wissenschaft den Großteil ihrer Kenntnisse zur Diagnose und Behandlung von Krankheiten nahezu ausschließlich bei der Erforschung des männlichen Organismus gewonnen. Es ist schon erstaunlich, dass erst in jüngster Zeit Wissenschaftler zu begreifen beginnen, wie komplex verwoben und differenziert im Detail all jene Faktoren sind, die darüber entscheiden, ob eine Person männlich oder weiblich ist.

Die Vorstellung, dass Mann und Weib mehr oder weniger austauschbar wären, ist nicht gerade neu. Mythen und tradierte Geschichten geben einen sehr genauen Einblick in die in einer Gesellschaft geltenden und vermittelten Werte und Geisteshaltungen. So ließe sich auch die Schöpfungsgeschichte lesen: Als Krönung seines Werks schuf Gott aus einer Handvoll Lehm den ersten Menschen – einen vollkommenen Mann. Trotz der üppigen Vielfalt im Paradies fühlte sich Adam jedoch einsam. Und so wurde am siebten Tag der Schöpfung Gott von Mitleid mit Adam erfasst. Er ließ ihn in einen tiefen Schlaf fallen, entnahm ihm eine Rippe aus seiner Seite und schuf daraus die Frau.

Diese biblische Geschichte kann mit etwas Phantasie als medizinische Fabel verstanden werden, die geradezu prophetisch von der ersten Anästhesie, der ersten Operation und dem Klonen eines neuen Individuums berichtet. Vor allem erfahren wir jedoch aus dieser Geschichte, dass Eva dem Material Adams entstammt. Nicht einmal der tatsächliche »kleine Unterschied« wird berücksichtigt: Eva gilt als eine kleinere Ausgabe von Adam. Etwas scheint ihr jedoch mitgegeben: eine Wissbegier für das, was jenseits ihrer beider Grenzen liegen könnte. Sie sucht nach Wissen, nach Antworten auf Fragen, die sie auch noch selbst stellt. Deshalb verführt sie ihren unglücklichen Gefährten, ihr dabei zu helfen, dieser Erkenntnis habhaft zu werden und – so versichert ihr Satan – Macht über die sie umgebende Welt zu erlangen. Die Folgen sind bekannt: Beide werden aus dem Paradies vertrieben – in ein Leben voll Mühe, Schmerz und Leiden an der menschlichen Existenz.

Ob wir es tatsächlich einer urzeitlichen Eva zu verdanken haben, unser Leben ausgestoßen aus dem Paradies verbringen zu müssen, weiß natürlich niemand. Doch wenn, müssten wir ihr die Initialzündung für eine mittlere medizinische Revolution zuschreiben. Denn Frauen haben die Art, wie viel zu viele Ärzte sie behandeln, im Grunde nie akzeptiert. Berichtet eine Frau zum Beispiel ihrem Internisten, dass ihre Herzrhythmusstörungen durch die Medikamente nicht wie erwartet abgeklungen, sondern im Gegenteil noch stärker geworden sind; oder dass die Schmerzen, die ihren Herzinfarkt begleitet hatten, sich nahezu ausschließlich im Magenbereich zentriert hatten und nicht lehrbuchmäßig in der Brust, dann macht sie oft die Erfahrung, dass sie zurückgewiesen oder gar abgelehnt wird. Ihr hautnahes Erleben im eigenen Körper wird häufig nicht ernst genommen, weil es nicht zum Lehrbuchwissen passt. Schlimmer noch: Oft genug werden die Symptome in falsch verstandener Weise vermuteten psychosomatischen Zusammenhängen zugeschoben.

Wie alles begann

Während meiner Lesereise 1992, als ich mein Labor für einige Zeit verließ, um das Buch »The Female Heart. The Truth About Women and Coronary Artery Disease« vorzustellen, habe ich einige solcher Frauen persönlich kennen gelernt. Das genannte Buch hatte ich zusammen mit der Medizinjournalistin Carol Colman geschrieben[1]*. Während jener zehn Tage sprach ich mit Hunderten von Frauen über ihr Erleben von Herzkranzgefäß-Erkrankungen und konnte erfahren, wie sie diese Krankheit ganz anders als Männer in vergleichbarer Situation erlebt hatten. Es schockierte mich, als ich erfahren musste, wie viele Frauen vom Arzt mit der (Fehl-)Diagnose »Angstattacke« oder »hysterischer Anfall« wieder weggeschickt wurden, obwohl sie mit ernsten Anzeichen eines Herzinfakts zur Untersuchung gekommen waren. Bei jedem Vortrag wurde ich mit einer Flut von schwierigen Fragen konfrontiert, für die ich keine Antworten hatte. Diese zehn Tage zusammen mit jenen Frauen, die so sehr nach Hintergrund-Informationen für ihre ganz speziellen Bedürfnisse und zu ihren jeweiligen Erlebnissen suchten, haben mein Leben verändert. Als ich von dieser Lesereise zurückgekehrt war, konnte ich einfach nicht mehr so weiterarbeiten wie gehabt. Ich drehte meinem Labor den Rücken, verzichtete auf die Zuschüsse meiner Universität und gab den Schlüssel zu treuen Händen an den wissenschaftlichen Kollegen nebenan weiter.*

Auch meine eigenen wissenschaftlichen Untersuchungen zur Arteriosklerose* hatten zu anderen Ergebnissen geführt, als sie das Lehrbuch bereithält. Sie zeigten unzweifelhaft, dass Frauen und Männer ein und dieselbe Krankheit ganz unterschiedlich erfahren. Das hieß auch, dass die gleichen Ursachen durchaus nicht immer die gleichen Symptome hervorrufen. Ich begann mich zu fragen, ob diese Prinzipien auch für andere Krankheiten als die von Herz und Kreislauf zutreffen könnten. Noch fesselnder fand ich schließlich die Überlegung, dass es dann auch Unterschiede im gesunden Organismus geben müsste. Es wäre durchaus denkbar, dass das Geschlecht nicht nur einzelne, bis dato bekannte, sondern sämtliche Basiswerte und Standards beeinflusst, welche die Medizin als »normal« für einen gesunden Menschen ansieht. Aus einem solchem Denkansatz würde sich konsequenterweise auch eine neue Vorgehensweise im Bereich der Vorsorge und vor allem der Behandlung von Krankheiten ergeben. Strategien wären zu entwickeln, die auf einem neuen Bewusstsein von der Verschiedenheit von Mann und Frau gründen würden.

Sex oder Gender – biologisches Geschlecht und Rollenzuteilung

Über die reine Biologie, Chromosomen und Hormone hinaus tragen bekanntlich eine ganze Reihe von Faktoren dazu bei, uns zu Mann oder Frau zu machen. Obwohl die Wissenschaft schon einiges vom komplexen Zusammenspiel der Gene und Hormone verstanden hat, ist das nur ein Bruchteil des Ganzen. Wir Menschen leben in vielfältigen Alltagsbezügen; wie es dem Einzelnen gelingt, sich zu entwickeln und im Leben zu bestehen oder nicht, beruht auf den jeweiligen Angeboten seiner konkreten Gesellschaft und Kultur, die ihn oder sie umgibt. Das biologische Geschlecht wird zweifellos von Einflüssen der Rollenzuschreibungen, von Regeln und Erwartungen der jeweiligen Gesellschaft überlagert. Unsere Gesundheit wird mindestens genauso viel von unserer Umwelt beeinflusst wie von Genen und Geschlechtshormonen. Oft ist es nahezu unmöglich zu unterscheiden, ob es die Biologie oder der individuelle Lebensstil ist, der für bestimmte Erscheinungen verantwortlich zeichnet.

---

* Arteriosklerose ist die Verengung der Arterien durch Verkalkungen. (Anm. d. Übersetzerin)

Beispielsweise erkranken muslimische Frauen seltener als muslimische Männer an Malaria. Wie soll man aber wissen, ob dies auf irgendeine geschlechtsgebundene Besonderheit des Immunsystems zurückzuführen ist, die es den Frauen eher ermöglicht, mit den Parasiten fertig zu werden – oder ob die sozial vermittelte Vorschrift, sich von Kopf bis Fuß in Kleider einzuhüllen, sie vor den Stichen der Malariamücke und der von ihr übertragenen Krankheit schützt? Afrikanerinnen erkranken zum Beispiel häufiger als ihre Männer an der Flussblindheit (Trachom), einer Parasiteninfektion des Auges, welche zu Blindheit führt. Das ist mit großer Wahrscheinlichkeit auf die Sitte zurückzuführen, als Frau den ganzen Tag am Fluss zu verbringen, dort die Wäsche zu waschen und sich mit anderen Frauen zu unterhalten – sich dabei aber dem Risiko auszusetzen, von den Parasiten infiziert zu werden. Solche Unterschiede differenziert herauszuarbeiten ist eine der anspruchsvollsten und schwierigsten künftigen Aufgaben für die moderne Medizin.

Warum bisher nur Männer untersucht wurden

Wahrscheinlich gilt für die meisten Mediziner unabhängig von der Qualität ihrer universitären Ausbildung und ihren später gewählten Schwerpunkten ganz unhinterfragt, dass die Ergebnisse medizinischer, biochemischer und pharmakologischer Forschung für beide Geschlechter zutreffen, selbst wenn die Befunde ausschließlich an Männern erhoben wurden. Diese Annahme wird so gut wie nie in Frage gestellt. In einer eindrucksvollen Monographie[2] stellte die National Academy of Science's Institute of Medicine der USA fest, dass mehr als zwei Drittel aller Krankheiten nur an Männern untersucht worden waren, obwohl sie Männer und Frauen gleichermaßen betreffen können. Deshalb haben wir im Grunde nicht nur männliche Modellvorstellungen von der normalen Funktion des Organismus, sondern auch davon, wie Krankheit sich im Organismus auswirkt und mit welchen Symptomen sie »normalerweise« erlebt wird.

Bis heute ist unsere gesamte biomedizinische Forschung und medizinische Praxis im Wesentlichen von der Annahme geprägt, dass es keine Notwendigkeit zur Forschung an Frauen gibt, da sie den Männern im Grunde gleich seien. Bis vor kurzem hat dieser Irrtum weitgehend die Zielsetzung von Forschungs-Designs, die Gesundheitspolitik und das Gesundheitswesen beeinflusst. Zweifellos hat dies die Gesundheit und das Leben vieler Frauen über die Jahre hinweg mitbestimmt.

Warum es so weit kommen konnte, ist schwer zu sagen. Es hat nicht allein damit zu tun, dass traditionell Männer die Wissenschaft, die Medizin und die Forschung dominieren. Es stimmt auch sicher nicht, dass männliche Wissenschaftler sich etwa nicht um Frauen bemühten oder sie bewusst als Forschungsobjekte vernachlässigt hätten. Eher trifft das Gegenteil zu: Viele jener Vorschriften, welche die Wissenschaft auf die Forschung an ausschließlich männlichen Probanden festlegen, sind zum Schutz von Frauen und anderen gefährdeten Personengruppen gedacht – insbesondere Frauen im gebärfähigen Alter. Nebenbei gesagt, macht man sich kaum je Sorgen um die Fruchtbarkeit von jungen Männern. Die Gesellschaft misst anscheinend noch immer die Männer eher an ihren Leistungen und Frauen vornehmlich an ihrer Fähigkeit, zu empfangen und Kinder zu gebären. Ein Ungeborenes durch eine klinische Studie in Gefahr zu bringen ist aber für die Forscher auch nicht allein eine Frage der Ethik, sondern kann weitreichende rechtliche und ökonomische Folgen nach sich ziehen.

»Wissenschaft« als Gefahr für Leib und Leben

Seit die Gräueltaten der Nazis in den Nürnberger Ärzte-Prozessen 1946 öffentlich wurden, ist bekannt, auf welch entsetzliche Weise Insassen der Konzentrationslager, darunter auch Kinder, im Namen der Wissenschaft für unmenschliche Studien missbraucht wurden. Die Notwendigkeit, das den Wissenschaftlern anvertraute Leben auch im Rahmen ihrer Forschungsarbeit zu schützen, stand seitdem zu Recht im Vordergrund.

Solchermaßen fehlgeleitete Wissenschaft war durchaus nicht auf Außenseiter in der Medizin beschränkt. Sogar die »besten« Ärzte waren damals ohne Skrupel bereit, Hilflose und Schwache auszubeuten. So war einer der in Nürnberg vor Gericht stehenden Ärzte, Dr. Paul Rostock, Dekan der Medizinischen Fakultät der Universität Berlin und Leiter der Abteilung für Chirurgie gewesen. Vor dem Krieg hatte er noch als hoch geschätztes und international anerkanntes Mitglied der wissenschaftlichen Welt gegolten.

Traurig, aber wahr: Die Nazis waren nicht die Einzigen. Auch in den USA gab es Vorkommnisse, welche schärfere Maßnahmen zum Schutz der Schwachen erforderten. 1963 injizierte ein Wissenschaftler alten Patienten des Jewish Chronic Disease Hospital in New York Krebszellen – in den meisten Fällen ohne Wissen der behandelnden Ärzte, in einigen sogar gegen deren Einwand, dass die chronisch kranken und altersgeschwächten Betroffenen doch überhaupt nicht in der Lage seien nachzuvollziehen, zu was sie herhalten sollten[3].

Noch ein anderer Fall, der sich lange vor den Nürnberger Prozessen ereignete, hat schlimme Berühmtheit erlangt: 1932 hatten US-Wissenschaftler in der Tuskegee-Syphilis-Studie 400 schwarzen Männern die Behandlung wider besseres Wissen vorenthalten, damit die Ärzte den natürlichen Verlauf der unbehandelten Krankheit ausführlich studieren konnten – und das, obwohl Penicillin als hinreichend wirksames Medikament zur Verfügung gestanden hätte.

Zwei wahrhafte medizinische Katastrophen haben die vorsichtige Haltung Schwangeren oder jungen Frauen gegenüber, die während einer Studie schwanger werden könnten, noch verstärkt. In den 40er und 50er Jahren wurde das Östrogen Diaethylstilbestrol (DES) häufig dazu verwendet, eine drohende Fehlgeburt abzuwenden – obwohl nach zuverlässigen Studien bekannt war, dass dieses Mittel den gewünschten Effekt gar nicht erzielen kann. In den 70er Jahren wurde dann offenbar, dass die Töchter jener Frauen überzufällig häufig an einer besonders seltenen Form des Scheidenkrebs erkrankten – es war eine Langzeitfolge des DES, das im Körper der noch ungeborenen Kinder zerstörerisch zu wirken begonnen hatte.

Das zweite Unglück wurde durch das Medikament Contergan mit dem chemischen Wirkstoff Thalidomid hervorgerufen. Dieses Mittel war 1958 in den USA und dann weltweit zur Behandlung gegen Übelkeit zugelassen worden. Viele Schwangere erhielten es gegen morgendliche Übelkeit in den ersten Monaten ihrer Schwangerschaft. Wie sich nur wenige Monate später zeigte, waren schreckliche Fehlbildungen bei den Kindern jener Mütter aufgetreten, die es in der Schwangerschaft verwendet hatten.*

Diese menschlichen Tragödien veranlassten den amerikanischen Kongress, 1962 ein Gesetz zum Schutz der Öffentlichkeit im Zusammenhang mit medizinischen Versuchen zu verabschieden[4]. Letztlich führte das zu einem so sorgfältigen Schutz vor allem von Kindern und Frauen, dass sie am Ende aus vielen Studien gänzlich herausgehalten wurden[5].

Auch die Knappheit der Geldmittel für wissenschaftliche Studien begünstigte die Auswahl von ausschließlich männlichen Probanden. Die mit dem Zyklus zusammenhängenden Schwankungen der Hormonspiegel hätten es notwendig gemacht, weit mehr Frauen als Männer zu untersuchen, um überhaupt zuverlässige Mittelwerte und brauchbare Informationen zu gewinnen. Männer gelten in diesem Zusammenhang als eine weit gleichförmigere und stabilere Klientel, wodurch die Forschung Zeit und Geld einsparen kann.

All dies ist heute im Umbruch. Heute ist bekannt, dass die Vorteile, auch Frauen in klinische Studien und Forschungsprojekte aufzunehmen, bei weitem die Nachteile überwiegen. Es ist möglich, Frauen in Studien zu integrieren, ohne sie damit gesundheitlich zu gefährden. Vor allem aber ist die Einsicht gewachsen, wie wichtig es ist, den weiblichen Organismus und seine Unterschiede zum männlichen detaillierter kennen zu lernen. Verschiedene Wege haben zum selben Ziel geführt: einerseits das Wissen um solche Katastrophen wie um das Thalidomid, dann der nachhaltige Einfluss der feministischen Bewegung und nicht zuletzt die umwälzenden Verbesserungen im Bereich der Medizin-Technologie. Hinzu kamen noch bedeutsame gesellschaftliche Faktoren.

---

* Der deutsche Humangenetiker Widukind Lenz aus Münster – dessen Vater übrigens als Humangenetiker ein Rassentheoretiker der Nazis gewesen war – hat den Zusammenhang zwischen alpha-Pthalimidoglutarimid (Thalidomid) und den aufgetretenen Fehlbildungen im Einzelnen 1963 publiziert und die Betroffenen durch seine Gutachten in den Entschädigungsprozessen gegen die Hersteller unterstützt. Die Thalidomid-Missbildungen bestehen hauptsächlich in mehr oder weniger starken Verkrüppelungen der Gliedmaßen. (Anm. d. Übersetzerin)

Der Einfluss des Zweiten Weltkriegs auf die amerikanische Medizin

All jene Faktoren im Detail herauszuarbeiten, welche die moderne medizinische Wissenschaft und den Platz der Frau darin geprägt haben, wäre eine lebenslange Aufgabe. Wichtig ist jedoch, an dieser Stelle wenigstens jenes historische Ereignis zu betrachten, welches anerkanntermaßen den Dreh- und Angelpunkt in dieser Frage bildet: den Zweiten Weltkrieg. Die Verteilung der Arbeitskraft hatte sich in jener Zeit auffällig verlagert. Frauen konnten ohne Probleme auch solche Berufsbereiche besetzen, die ihnen zuvor verschlossen waren. Es ist weniger bekannt, dass dieser Prozess nicht nur in Büros und Fabriken stattfand, sondern auch im Bereich der Medizin. Zum ersten Mal in der Geschichte war es Frauen möglich, sich nach Abschluss ihres Studiums ohne männliche Widerstände zur Chirurgin oder Orthopädin ausbilden zu lassen. Sie stiegen auch in Lehrkrankenhäusern in die höheren Positionen auf. Obwohl sie nach dem Krieg oftmals wieder auf ihre angeblich »ureigenen« Spezialgebiete wie Geburtshilfe und Kinderheilkunde verwiesen wurden, haben Frauen doch nie wieder die alten Beschränkungen und engen Grenzen wie vor dem Krieg akzeptieren wollen.

Eine Folge des Kriegs war ein bis dahin ungekannter Wissenszuwachs für die Allgemeinärzte. Vor dem Krieg standen ihnen kaum wirksame Medikamente und – etwas überspitzt gesagt – oft wenig mehr zur Verfügung als Laudanum (Opiumtinktur) gegen Schmerzen, Schnaps zur Anästhesie und Blutegel zur Anregung des Immunsystems und damit der Selbstheilungskräfte. Angesichts der häufigsten Krankheiten konnten Ärzte allein ihren klinischen Blick für den natürlichen Ablauf der Dinge schulen. Viele wurden so zu ausgezeichneten Diagnostikern, die ganz genau zu sagen wussten, wie eine Krankheit – einmal aufgetreten – ihren weiteren Verlauf nehmen würde. Und so bestand ihre Hauptaufgabe allzu oft nur darin, das Schicksal eines Patienten vorherzusagen: »Am zehnten Tag der Lungenentzündung wird die Patientin entweder versterben, oder ihr Fieber wird zurückgehen, und sie wird wieder gesund.«

All dies wandelte sich unter dem Druck der Kriegsereignisse. Ärzte entdeckten, verfeinerten und nutzten die ersten Antibiotika und entwickelten notgedrungen hilfreiche Methoden zur Trauma- und Schockbehandlung. Sie perfektionierten die plastische Chirurgie und setzten damit die Arbeit von John Converse auf den Schlachtfeldern des ersten Weltkriegs in Frankreich fort. Auch konnte man feststellen, dass ein Virus die Ursache dafür war, dass sich Hepatitis unter den Soldaten verbreitete, wenn ihnen infiziertes Blut übertragen worden war. Und die Feldärzte entwickelten Methoden sicherer Anästhesie während aufwändiger Operationen, auf deren Techniken die moderne Chirurgie noch heute basiert.

Gegen Kriegsende hatten die Amerikaner ein nahezu ehrfürchtiges Verhältnis zur Macht der medizinischen Wissenschaft gewonnen. Auch in Europa sprach man in den Nachkriegsjahren vom »Halbgott in Weiß«. 1944 wurde in den USA auf Initiative der Public Health Service ein Gesetz erlassen, welches die finanziellen Möglichkeiten medizinischer Forschung beträchtlich vermehrte. Zwischen 1955 und 1968 wuchs das National Institute of Health (NIH) unter seinem Leiter Dr. James A. Shannon gewaltig. Seit den 60er Jahren standen die USA mit ihren medizinischen und technologischen Fortschritten an der Weltspitze.

Unter dem Druck der öffentlichen Meinung und dem nachhaltigen Einfluss der Frauenbewegung achtete die amerikanische Regierung seit den 80er Jahren immer intensiver auf die Belange weiblicher Gesundheit. Der Public Health Service gab 1985 einen Bericht zum Thema Frauengesundheit heraus, in welchem der Schluss gezogen wurde, dass »ein historisch bedingter Mangel an Aufmerksamkeit und Forschungsschwerpunkten im Bereich Frauengesundheit sowohl die Qualität der medizinischen Informationen beeinträchtigt, die Frauen zugänglich sind, als auch die Gesundheitsfürsorge überhaupt, die Frauen erhalten«[6]. Ein Jahr später verkündete das NIH, keine Forschungsvorhaben mehr zu bezuschussen, wenn nicht Männer *und* Frauen als Probanden vorgesehen seien.

Doch 1990 stellte sich durch einen Bericht des Rechnungshofes heraus, dass das NIH seinen eigenen Anforderungen nicht genügte. Im Überblick über 50 aktuelle Förderungsmaßnahmen zeigte sich, dass bei 20 Prozent der Vorhaben kein Hinweis auf die Geschlechtszugehörigkeit der Probanden gegeben wurde, über ein Drittel gab zwar an, auch Frauen zu untersuchen, legte aber nicht genau fest, wie hoch deren Anteil sein würde, und mehrere Studien gaben an, nur Männer zu untersuchen – ohne einen nachvollziehbaren Grund dafür anzugeben, warum Frauen ausgeschlossen wurden[7]. Als Reaktion auf diesen Bericht wurde das Office of Research on Women's Health gegründet, eine Institution, der auch das Recht eingeräumt wurde, Gesetzeseingaben zu machen. Und 1993 hat die »Behörde für die Zulassung von Arzneimitteln« neue Richtlinien aufgestellt, die es ermöglichen, auch Frauen vor der Menopause in Studien aufzunehmen und sie dennoch vor schädlichen Folgen zu bewahren.

Kurz gesagt: In den USA hat sich hinsichtlich der Einstellung gegenüber der Beteiligung von Frauen an Forschungsprojekten sehr viel verändert. Eines der neuen Prinzipien findet sich im Belmont Report[8] des NIH verankert, welcher insbesondere die Gleichberechtigung bei der Auswahl von Teilnehmern an klinischen Studien betont. Hier wird hervorgehoben, dass nicht ein Teil der Bevölkerung – zum Beispiel Männer – stellvertretend für alle anderen die Risiken einer klinischen Studie tragen sollte. Wenn Frauen von dem zu beurteilenden neuen Medikament oder der geplanten Behandlungsmethode profitieren können und wollen, müssen sie schon aus Gründen der Gerechtigkeit auch am Sicherheitsrisiko der Prüfphase teilhaben.

Und in Deutschland?

Das Bundesministerium für Familie, Senioren, Frauen und Jugend hat 1996 eine umfangreiche Untersuchung zur gesundheitlichen Situation von Frauen in Deutschland in Auftrag gegeben. Der 2001 erschienene Bericht[9] beschreibt und analysiert geschlechts- und schichtspezifische Unterschiede in Gesundheit und Krankheit – mit einem besonderen Augenmerk auf die Unterschiede zwischen Ost und West. Was diesen über 700 Seiten dicken Bericht so lesenswert macht, ist die detailgenaue Aufschlüsselung der bisher zugänglichen Fakten mit dem Schwerpunkt auf der Gesundheit der Frauen und Vorschlägen zur Verbesserung der Lage. Außerdem wird über verschiedene Vorsorge- und Therapie-Projekte berichtet, die, von unterschiedlichen theoretischen Ansätzen ausgehend, Fraugesundheit praktisch umsetzen.

Die allgemeine Situation ist trotz unterschiedlicher gesellschaftlicher Gegebenheiten vergleichbar mit jener in den USA.

Auch hierzulande hat man erkennen können, wie wichtig es ist, in der Medizin die Unterschiede zwischen den beiden Geschlechtern zu beachten, und welche Vorteile dies für eine angemessene Gesundheitsvorsorge und Lebensgestaltung bietet. Besonders der soziologische Aspekt »Frauenarbeit und Gesundheit« wird in diesem Bericht ausführlich gewürdigt und aufgezeigt, wie sehr sich Frauenwelten von Männerwelten unterscheiden. Einig sind sich die Autorinnen des Berichts mit Marianne Legato auch darin, dass es noch viel zu forschen gibt für die unterschiedlichsten Disziplinen und dass für die Institutionen von Politik, Medizin und Wirtschaft eine Menge zu tun bleibt, um einen lebenswerten Alltag für alle Gruppen der Gesellschaft zu schaffen. Potenzial gibt es jedenfalls genug.*

Die Wissenschaft kann ihre Einsichten in den weiblichen Organismus letztlich nur von den Frauen selbst erhalten; und wenn Frauen von Studien gesundheitlichen Gewinn haben wollen, die – natürlich sorgsam geplant und überwacht – die Besonderheiten des weiblichen Körpers berücksichtigen, müssen sie auch bereit sein, die damit verbundenen Gefahren und Risiken zu tragen.

Wie alle Gruppen der Gesellschaft haben Frauen von der wachsenden medizinischen Fachkenntnis profitieren können. Nicht nur kommen sie heutzutage später in die Wechseljahre; sie leben auch wesentlich länger als noch ihre Mütter. Ein heute geborenes Mädchen hat eine durchschnittliche Lebenserwartung von 86 Jahren; 2015 werden 45 Prozent aller Amerikanerinnen 45 und älter sein – für Europäerinnen liegt der Prozentsatz sogar noch etwas höher. Sie werden ein gutes Drittel ihres Lebens jenseits ihrer körperlich fruchtbaren Lebensphase verbringen. Die Probleme, die sie beschäftigen, werden nicht mehr mit den gesundheitlichen Folgen von Entbindung und Wochenbett – wie bei Frauen früherer Generationen –, sondern mit den körperlichen und psychischen Belastungen der späten Jahre zu tun haben: Herz-Kreislauf-Krankheiten, Osteoporose und Demenz. Diese Frauen, die in den Nachkriegsjahren geboren wurden, bestimmen die heute aktuelle Diskussion über Gesundheitspolitik.

---

* Anm. d. Übersetzerin

Wie baut frau einen neuen Forschungsbereich auf?
Mit meinem ersten Buch über Herzkrankheiten bei Frauen hatte ich großen Erfolg. Doch ich wusste, dass der Ausstieg aus der wissenschaftlichen Universitätskarriere, der ich so viele Jahre gewidmet hatte, ein riskantes Unterfangen war. Ich musste einen Weg finden, nicht nur meinen Abteilungsleiter an der Columbia-Universität zu überzeugen, dass ich einer großen Sache auf der Spur war, sondern auch ganz konkret das Geld auftreiben, um mein Vorhaben zu finanzieren.

Letztlich gelang es, dieses Projekt, das uns mehr über Frauen zeigen sollte, mit der Hilfe von vier Männern auf die Beine zu stellen. Der erste war mein Abteilungsleiter, Dr. Myron Weisfeldt, ein einflussreicher Hochschullehrer, der Präsident der American Heart Association gewesen war und mich über meine Forschungstätigkeit an der Columbia-Universität gut kannte. Ich weiß noch, wie ich mich vor meinem Termin bei Dr. Weisfeldt fühlte: wie Kolumbus, als er auf seine erste Audienz bei König Ferdinand und Königin Isabella wartete – voller Hoffnung, sie davon überzeugen zu können, welche wirtschaftliche Goldgrube es bedeuten würde, wenn seine Hypothese sich bewahrheiten würde: den kürzeren Weg in die Gewürzwälder Indiens zu finden, indem er andersherum um die Erde segelte. Ich erläuterte Dr. Weisfeldt, dass ich sicher sei, die akademische Welt davon überzeugen zu können, dass es nicht nur sinnvoll, sondern unerlässlich sei, wissenschaftliche Studien an Frauen zu unternehmen, um eine bessere Gesundheitsversorgung für beide Geschlechter zu sichern. Trotz allergrößter eigener Skepsis und beträchtlicher Zweifel unter den Kollegen über die ökonomische Durchführbarkeit solcher Studien, stimmte Dr. Weisfeldt doch zu mitzuhelfen. Innerhalb weniger Tage standen mir ein kleines Büro und ein noch kleineres Gehalt zur Verfügung. Doch ich war dadurch auch von meinen erheblichen Lehrverpflichtungen befreit und hatte mehr Raum zum Nachdenken und Atemholen. Meine einzige Aufgabe bestand nun vorübergehend darin, Forschungsgelder einzutreiben, um mein Vorhaben umsetzen zu können: ein Projekt, welches sich mit den physiologischen Unterschieden zwischen Männern und Frauen beschäftigte – in Gesundheit und Krankheit.

Ein mehr als glücklicher Zufall ergab, dass mich T. George Harris, der Begründer der Zeitschrift »Psychology Today«, der uns kurz zu-

vor für das Buch über das weibliche Herz den Blakeslee Award der American Heart Foundation verliehen hatte, anrief und mich fragte, ob ich daran Interesse hätte, für den Großkonzern Procter & Gamble (P&G) als Beraterin für Frauengesundheit tätig zu werden.

P&G begann sich gerade in der pharmazeutischen Industrie zu etablieren und wollte wissen, wie sich das aufkommende Interesse an Frauengesundheit auf die wirtschaftlichen Vorhaben der Firma auswirken könnte. Ich traf mich also mit Craig Wynett, dem Leiter der Abteilung dieses neuen Betriebszweigs bei P&G, mit dem ich mich gleich wahlverwandt fühlte. Mir war klar, dass dies eine reale Chance war, meine Arbeit auf eine solide finanzielle Grundlage zu stellen. Wenn ich mit meiner These Recht hätte, so erläuterte ich Craig, wäre es auch für seine Firma eine einzigartige Gelegenheit, eine ganze Produktpalette von Erzeugnissen speziell für Frauen zu produzieren. Beide waren wir von dieser Idee begeistert.

Innerhalb von wenigen Wochen wurde ich zu einem Arbeitsessen bei John Pepper geladen, dem damaligen Vorstandsvorsitzenden von Procter & Gamble. Er war ein stiller, höflicher Mann, der aber sehr direkt zur Sache kam. Als die Suppe serviert wurde, stellte er seine erste Frage: »Besitzen Sie das Vertrauen Ihrer Universität?« Das sollte heißen: Sind Sie irgendeine verrückte Traumtänzerin, die auf eigene Faust hier ist, bloß weil ein paar meiner Angestellten Ihre Idee toll finden – oder sprechen Sie als seriöses Fakultätsmitglied, das sich der Unterstützung einer der bekanntesten und besten Universitäten Amerikas sicher sein kann? Ich kann mich noch gut erinnern, wie froh ich war, dass ich gerade nur einen Löffel Suppe zu schlucken hatte und nicht etwa ein Stück Brot – als mir nämlich durch den Kopf schoss, dass das »Vertrauen meiner Universität« sich eigentlich allein auf meinen Abteilungsleiter konzentrierte, der zum damaligen Zeitpunkt auch nur zuversichtlich darauf hoffen konnte, dass sich etwas Wichtiges und Reelles aus meiner Idee schaffen ließ. Gegen Ende unseres Essens hatte ich dann aber genug Punkte gesammelt, um die nächste echte Herausforderung bestehen zu können. Ich sollte einen Forschungsantrag stellen, in welchem ich den Wissenschaftlern bei Procter & Gamble – einer Gruppe von über 1500 Ärzten und Professoren – überzeugend klarlegen sollte, dass die Erforschung geschlechtsspezifischer Besonderheiten eine zukunftsweisende Unternehmung werden würde. Der Konzern war natürlich hauptsächlich daran interessiert, neue ge-

schlechtsspezifische Produkte einer breiten Palette zwischen Drogeriewaren, Kosmetika und Medikamenten entwickeln zu können.

Meine lebhafteste Erinnerung an dieses erste Treffen mit Mr. Pepper war allerdings, als er zum Nachtisch wie nebenbei bemerkte: »Ich wünsche mir, in zehn Jahren das Wall Street Journal aufzuschlagen und dort lesen zu können, dass Procter & Gamble mehr für den Fortschritt der Frauengesundheit getan hat als je eine Firma auf der Welt zuvor. Es geht hier nicht allein darum, von irgendwas mehr zu verkaufen!« Anscheinend war diese Firma tatsächlich daran interessiert, etwas für Frauen um ihrer selbst willen zu tun und nicht nur neue Konsumentinnen zu rekrutieren. John Pepper bemühte sich persönlich um den Fortschritt dieses Forschungsvorhabens – sogar über die Grenzen seines eigenen Konzerns hinaus. Nachdem die Columbia-Universität zweieinhalb Millionen Dollar von P&G erhalten hatte, um mit der Arbeit beginnen zu können, brachten mich Mr. Pepper und Craig Wynett persönlich mit der Geschäftsleitung der Konzerne Dow, Nike, Bristol Myers Squibb, Pfizer und Johnson & Johnson zusammen. Wir gründeten einen Verbund, den wir »The Partnership for Women's Health at Columbia University« nannten. Inzwischen arbeiten wir im dritten Jahr an diesem Projekt und haben jetzt schon Dinge erreicht, an die wir nie zu glauben gewagt hätten.*

Eva und der Baum der Erkenntnis

Die geschlechtsorientierte Ausrichtung der Medizin erschließt den Wissenschaftlern immer neue Felder und Facetten der Erkenntnis. Manchmal ist die Arbeit daran so anregend, dass man gar nicht mehr aufhören möchte und am liebsten pausenlos weitermachen wollte. Und wieder und wieder lässt sich wissenschaftlich belegen, was Frauen immer schon gewusst haben: Sie

---

* Solch großzügige Förderung – allerdings auch ihre Forderungen – steht in Europa noch aus. In Deutschland unterstützt das Bundesministerium für Familie, Senioren, Frauen und Jugend den seit 1993 bestehenden Arbeitskreis Frauengesundheit in Medizin, Psychotherapie und Gesellschaft (AKF) seit 2002 mit der Einrichtung einer Koordinierungsstelle Frauengesundheit. Auch Workshops und Kongresse werden finanziell unterstützt. Der Deutsche Ärztinnenbund ist in der Forschung sehr aktiv. Und so wertvoll wie diese Arbeit ist, so vollkommen unzureichend wird sie finanziert. (Anm. d. Übersetzerin)

sind nicht etwa nur eine klein geratene Ausgabe des Mannes. Frauen haben eine einzigartige Biologie – niemand hat allerdings ahnen können, wie groß die Unterschiede bei genauem Hinsehen tatsächlich sind. Diese neue Wissenschaft macht es unübersehbar deutlich, dass das biologische Geschlecht wahrhaftig eine lebensbestimmende Determinante darstellt – nicht nur dafür, wie der Organismus normalerweise und in gesunden Tagen funktioniert, sondern auch dafür, wie wir Krankheiten erfahren und wie sie sich geschlechtsgebunden im Einzelnen ausprägen. Zudem wirft diese Forschung ganz neue Fragen auf – solche, die vielleicht nie gestellt worden wären, wenn heute nicht endlich das Geschlecht als wichtige und grundlegende Variable anerkannt wäre. Einige Beispiele sollen dies verdeutlichen:

- Diabetikerinnen haben ein geringeres Risiko als gesunde Frauen, an Osteoporose zu erkranken. Dieser unerwartete Befund regt dazu an, genauer zu erforschen, wie die Zuckerkrankheit den Knochenstoffwechsel im Einzelnen beeinflusst. Auf der anderen Seite zieht aber die Zuckerkrankheit ein stark erhöhtes Risiko für die koronare Herzkrankheit (KHK) nach sich – auch für Frauen, die noch relativ jung und weit vor den Wechseljahren sind. Die genauen Zusammenhänge sind bisher unbekannt: Während diabetische Männer ein doppelt so hohes Risiko für KHK haben, liegt es für Diabetikerinnen vier bis sechs Mal so hoch wie für gesunde Frauen. Die Vermutung liegt nahe, dass die Zuckerkrankheit das Herz-Kreislauf-System der Frau überschnell altern lässt. Ließe sich hierfür der Auslöser ausmachen, wüsste man wohl auch mehr über die Ursachen der KHK überhaupt. Es ließen sich dann auch gezieltere Behandlungsmethoden für betroffene Männer und Frauen gleichermaßen entwickeln.
- Es ist bekannt, dass der Hormonhaushalt einen beträchtlichen Einfluss auf den Abbau von Medikamenten im Stoffwechsel hat. Beispielsweise erleben epileptische Frauen nicht selten kurz vor oder am ersten Tag ihrer Periodenblutung einen Anfall. Asthmatikerinnen kennen Ähnliches: Wenn sie nicht schon prophylaktisch die Medikamentendosis erhöhen, bekommen sie am ersten Blutungstag oft Asthmaanfälle. Wenn Ärzte diese Erkenntnis genauer berücksichtigen würden,

könnten sie ihren Patientinnen entsprechend angepasste Einnahmepläne für ihre Medikamente mitgeben – anstatt ihnen einzureden, die beobachteten Phänomene seien pure Einbildung.

- Frauen und Männer unterscheiden sich auch in ihrem Immunsystem. Als vor einigen Jahren ein neues Impfpräparat gegen das Herpes-Virus auf den Markt kam, stellte sich heraus, dass der Impfstoff bei Frauen wirkte, bei Männern jedoch nicht. Ein solchermaßen unwirksames oder nur teilweise wirksames Medikament muss natürlich vom Hersteller zurückgenommen werden – mit beträchtlichen Einbußen für die pharmazeutische Firma. Das weist auf die Notwendigkeit hin, alle neuen Medikamente sehr genau daraufhin zu prüfen, ob sie für die gedachte Personengruppe sinnvoll und wirksam sind. Denn die Medikamenten-Charge muss nicht der Grund für eine mangelhafte Wirksamkeit eines Mittels sein, sondern womöglich handelt es sich um eine geschlechtsspezifische Reaktion auf den Wirkstoff.
- Neue Untersuchungen haben gezeigt, dass Frauen und Männer zwar geringe, doch messbare Verschiedenheiten des Gehirns aufzuweisen haben. So produzieren Männer 52 Prozent mehr Serotonin – ein Hormon, das Depression verhindert – als Frauen. Dieses Hormon stellt eine bedeutsame Verbindung dar zwischen dem Alltagserleben und dem Gefühlsleben, was seinerseits wieder eine enorme Tragweite für die Behandlung von Depressionen hat. Gesellschaftlicher Erfolg, wie etwa eine Beförderung, lässt die Konzentration an Serotonin im Hirn ansteigen. Erfolg steigt einem also wortwörtlich zu Kopf! Es ist durchaus denkbar, dass die sozial geringere Rolle der Frauen in vielen Gesellschaften dafür verantwortlich ist, dass sie – alles in allem – doppelt so häufig an Depressionen leiden wie Männer. Statt nun gleich ein Antidepressivum zu verordnen, sollte der Arzt vielleicht besser eine Beratung oder Psychotherapie empfehlen, in der auf die speziellen Lebensbezüge der Frauen eingegangen wird. Es klingt fast zu einfach um wahr zu sein, aber eine neue Arbeitsstelle, an der ein Mensch seinen Begabungen gemäß tätig werden kann und die mehr Unabhängigkeit und Selbstbestimmtheit auch über tägliche Abläufe verschafft, kann die Serotonin-

Spiegel tatsächlich anheben und damit depressive Verstimmungen mildern.* Wenn ihr Serotonin-Spiegel aus irgendwelchen Gründen sinkt, neigen Frauen zum Rückzug nach innen, werden ängstlich und verschlossen. Männer hingegen reagieren als Folge niedriger Serotonin-Spiegel eher mit Stimmungsschwankungen oder Aggressivität und neigen dazu, verstärkt Alkohol zu trinken. Symptome der Depression sehen also bei Frauen ganz anders aus als bei Männern: Während ein Mann möglicherweise stark zu trinken beginnt oder untypisch aufbrausend und beleidigend wird, haben Frauen eher Schwierigkeiten, das Haus zu verlassen, oder erleben Panikattacken im Gedränge eines Kaufhauses. Gerade Angstsymptome sind häufig Hinweise auf eine bis dato unerkannte Depression. Bisher ist jedoch nicht geklärt, was zuerst da ist: der körperlich messbare sinkende Serotonin-Spiegel im Gehirn oder sozialer und innerseelischer Druck, der zu sinkenden Serotonin-Spiegeln führt. Beide zusammen machen letztlich die Symptome der Depression aus.

- Die inzwischen erhöhte Aufmerksamkeit für geschlechtsgebundene Verschiedenheiten hat auch die Sicht auf Schwangerschaft und Geburt und ihren Einfluss auf die ganze Familie verändert. Früher hat man sich in der Geburtshilfe ausschließlich auf die werdende Mutter konzentriert – auf ihre Empfänglichkeit für die Wochenbettdepression und die Veränderung ihres Stoffwechsels nach der Entbindung. Doch gibt es für den werdenden Vater ebenfalls wichtige Veränderungen in seinem Organismus zu durchleben. Dazu gehört die Erkenntnis, dass kurz vor dem Entbindungstermin der Kortisol-Blutspiegel – also der des Stresshormons – beim werdenden Vater ansteigt, um nach der Entbindung rapide abzusinken. Der Stress der Entbindung mit seinen hohen Erwartungen und beträcht-

* Diese Erkenntnis hat sich – zumindest im deutschsprachigen Europa – längst weitgehend durchgesetzt. Gerade in Deutschland ist die Versorgung mit Psychotherapie sehr gut und – im Gegensatz zu den USA – bei entsprechender Indikation auch ohne Probleme kassenfinanziert, wenn ein wissenschaftlich anerkanntes Verfahren wie Tiefenpsychologie oder Verhaltenstherapie gewählt wird. Immer mehr Frauen nutzen inzwischen die vielfältigen Gesprächs-Angebote an Beratungsstellen, in Frauengruppen und bei PsychotherapeutInnen. (Anm. d. Übersetzerin)

lichen seelischen Belastungen geht also auch am Mann nicht spurlos vorbei. Gleichzeitig sinkt auch sein Testosteron-Spiegel und der Östrogenspiegel steigt. Entwicklungsbiologen vermuten, dass dies dazu beiträgt, den Mann mehr an seinem Nachwuchs zu interessieren, und dass es ihn friedlicher macht und mit mehr Verantwortungsgefühl ans Haus bindet, um die junge Mutter und das Baby unterstützen zu können.

Während geschlechtsgebundene Unterschiede in der Medizin sehr viele neue Erkenntnisse erschließen, ist es noch ein weiter Weg zu einer sinnvollen, praktikablen Anwendung dieses Wissens. Ärzte sehen heute, dass es durchaus verschiedenartige Ansätze geben muss, um dieselbe Krankheit bei Mann und Frau zu therapieren. Unglücklicherweise wendet sich dies manchmal zum Nachteil für die Frauen: Frauen erhalten seltener als Männer die angemessen aggressive Therapie gegen Herzleiden, sie stehen hintan bei Nierentransplantationen, und eine bestehende chronisch obstruktive Bronchitis (COPD = chronic obstructive pulmonary diesease) wird bei ihnen häufiger übersehen*. Letztere Krankheit wird vor allem durch Rauchen verursacht, und diese Fehldiagnose ist umso erstaunlicher, als Frauen – jedenfalls in den USA – genauso häufig oder sogar häufiger als Männer rauchen**. Zudem reagiert die Lunge von Frauen empfindlicher auf die Bestandteile des Zigarettenrauchs, und das Risiko, COPD zu entwickeln, ist für Frauen – auch wenn sie nur wenig rauchen – wesentlich höher als für Männer. Diese Krankheit müsste also bei Frauen eigentlich viel häufiger sein als sie real diagnostiziert wird.

---

* Eine chronische Bronchitis liegt vor, wenn Menschen länger als drei Monate und in mindestens zwei aufeinander folgenden Jahren praktisch täglich Husten mit Auswurf haben. Die Hauptursache ist Rauchen, gefolgt von Umweltverschmutzung. Eine Folgeerkrankung ist die dauerhafte Verengung (Obstruktion) der Atemwege, die das Atmen massiv erschwert und entsprechende Sauerstoffmangelversorgung im Organismus nach sich zieht. (Anm. d. Übersetzerin)

** Nach letztem Mikrozensus in 1999 rauchen 35 Prozent der Männer und 22 Prozent der Frauen in Deutschland – allerdings mit beunruhigend steigendem Frauenanteil. Besonders viele rauchen zwischen dem 19ten und 40sten Lebensjahr (41 Prozent), danach sinkt die Zahl der Raucher stufenweise. (Anm. d. Übersetzerin)

Entwertende Vorurteile trüben nach wie vor den Blick mancher Ärzte, wie mir viele Frauen berichten: Nach einem meiner Vorträge über Herz-Krankheiten bei Frauen meldete sich eine Zuhörerin zu Wort. Sie sei mit einem Arzt verheiratet, und ihr Mann habe sie voller Sorge zu einem Kollegen zur Abklärung geschickt, weil sie zunehmend Schmerzen in der Brust verspürte, sobald sie sich anstrengte oder Treppen stieg. Nachdem sie dem empfohlenen Kardiologen von ihren Beschwerden berichtet hatte, meinte er, Frauen »Ihres Alters« – sie war damals 42 Jahre alt – würden grundsätzlich noch keine Herzkrankheiten bekommen, und sagte dann wörtlich: »Wissen Sie was, ich rufe jetzt Ihren Mann an. Der soll mit Ihnen einfach mal über das Wochenende wegfahren, Sie machen es sich gemütlich, und er soll Ihnen das geben, was Sie wirklich brauchen … Dann wird schon alles in Ordnung kommen.« Mit Tränen in den Augen sprach sie weiter: »Einen Monat später hatte ich meinen ersten Herzinfarkt.«

Frauengesundheit wirklich ernst zu nehmen, stellt eine außerordentlich wichtige neue Entwicklung in der Medizin dar. Mit diesem neuen Ansatz wird die besondere Physiologie der Frauen endlich angemessen berücksichtigt. Und wie immer in der Wissenschaft, ist es nicht die Medizin allein, welche neue Erkenntnisse erbringt, sondern der Patient und die Patientin. Bei der konkreten Arbeit mit den Patienten lässt sich am meisten darüber lernen, wie sich die Krankheit anfühlt und was sie bewirkt.

Aus den Angaben der PatientInnen entwickelt sich das Bild der Krankheit, das vom Arzt in ein verständliches Ganzes gebracht werden muss. Niemals kann man sich ganz sicher sein – und es braucht Zeit und genaue Beobachtung, bis Arzt und Patient gemeinsam eine Arbeitshypothese herausgearbeitet haben. Darauf erst lässt sich ein Behandlungskonzept aufbauen. Der schnellste Weg zum falschen Ergebnis allerdings ist sicher der, die Geschichte der PatientInnen als unsinnig oder unwahrscheinlich abzutun. Erst wenn die Medizin in Zukunft ihre mehr als zweifelhafte Tradition ablegen kann, nach der nur die Männer die wahre Geschichte der Krankheit zu erzählen haben, wird ein unvoreingenommener Blick auf Krankheit und ihre Entstehungsbedingungen möglich werden. Das kann Männern und Frauen nur nutzen.

Evas Apfel ist alles andere als eine vergiftete Frucht gewesen, für welche Adam einen schrecklichen Preis zu zahlen hatte. Vielleicht kann man es so sehen: Frauen machen Männern ein Angebot, das nur schwerlich abzulehnen ist, weil es Vorteile bringt. Die Geschlechtszugehörigkeit als eine wichtige Variable in medizinischer Forschung zu nutzen ergibt ganz unerwartete neue Ergebnisse und stellt die gesamte Profession vor interessante Fragen. Die Antworten auf diese Fragen werden wertvoll für die gesamte Gesellschaft sein. Frauen in Studien ebenso ernsthaft zu untersuchen, wie es im Umgang mit Männern immer schon üblich war, ist alles andere als eine Frage »politischer Korrektheit« und heißt auch nicht, sich feministischer Kritik anzubiedern. Es ist schlichtweg eine Frage intellektueller Redlichkeit, ein wissenschaftliches »Muss«. Langfristig werden die neuen Forschungsergebnisse eine bessere Lebensqualität und längere Lebenserwartung für beide Geschlechter nach sich ziehen. Mit etwas Glück könnten sogar die ökonomischen Interessen dieser »neuen Wissenschaft« neue Märkte erschließen. Viele Firmen sind ausgesprochen interessiert daran, effektivere, weil *geschlechtsspezifische* Produkte herzustellen: zum Beispiel Zahnpasta, die – durch Zusatz von Eisen – den Bedürfnissen menstruierender oder schwangerer Frauen besser angepasst ist; oder Medikamente, die den Herzrhythmus von Frauen gezielt stabilisieren ohne die gefährlichen und manchmal tödlichen Nebenwirkungen eines unerwarteten Herzstillstandes (paradoxe Arrythmie) – für welchen Frauen besonders anfällig sind.

Dieses Buch stellt Kapitel für Kapitel, abschnittsweise zu jedem wichtigen Organsystem, das jüngste Wissen über geschlechtsspezifische Unterschiede vor. In der Gesamtsicht wird deutlich, wie verschieden die Biologie von Männern und Frauen ist – nicht allein im Bereich der Sexualität und Fortpflanzung. Diese Wissenschaft ist noch jung, und manche Ergebnisse sind längst nicht in das Standardwissen eingegangen und noch nicht bis in jedes Detail erforscht. Dennoch scheint es sinnvoll, sie frühzeitig einer breiten Leserschaft zugänglich zu machen: als »work in progress«, auf das die Leserinnen reagieren und dessen Wissensstand sie mit erweitern können.

Mit diesem Buch sollen gerade die Betroffenen – also die Frauen selbst – über ihren Organismus Kenntnis erhalten. Das Wissen soll nicht allein medizinischen Kreisen vorbehalten bleiben. So werden Frauen darin unterstützt, mehr Vertrauen in ihre eigenen Erfahrungen und Erlebensweisen zu gewinnen, diese ihren Ärzten gegenüber auch selbstsicher zu vertreten und sie sich nicht mit fadenscheinigen Argumenten ausreden zu lassen.

Zu solchen hochinteressanten und lebenswichtigen Kenntnissen, über die vielleicht nicht einmal Ihr Hausarzt verfügt, gehören zum Beispiel folgende:

- Frauen erholen sich besser und schneller nach einem Schlaganfall als Männer.
- Frauen können als Nebenwirkung einer normalen Dosis von Medikamenten gegen Herzrhythmusstörungen einen tödlichen Herzstillstand erleiden, statt – wie Männer – zu gesunden.
- Die Symptome eines Herzinfarkts können bei Frauen eher wie eine Magenverstimmung erscheinen – völlig »untypisch« für einen Herzanfall. Wenn die Symptome fehldiagnostiziert werden, kann es die Betroffene das Leben kosten.
- Asthma, Arthrose, Epilepsie, Migräne, Diabetes und Depressionen können alle in den Tagen vor der Periode schlimmer werden – durch eine entsprechende Anpassung der Medikamente lässt sich dies vermeiden.
- Rauchen ist für Frauen wesentlich gefährlicher als für Männer. Wenn sie die gleiche Menge Zigaretten rauchen, tragen sie ein um 50 bis 72 Prozent höheres Risiko, Lungenkrebs zu entwickeln.
- Frauen spüren Schmerzen intensiver als Männer, insbesondere Schmerzen durch Druck und elektrische Reizung. Frauen haben auch häufiger Schmerzen in einem dem eigentlich erkrankten Organ entfernteren Körperbereich: so genannte übertragene Schmerzen (referred pain).
- Sexuelle Unlust kann sich bei Männern *und* Frauen gleichermaßen durch eine Testosteron-Behandlung bessern.
- Osteoporose ist nicht ausschließlich eine Erkrankung der älteren Frau. Rückenschmerzen beim älteren Mann sollten jeden verantwortungsvollen Arzt zu einer Knochendichtemessung veranlassen. Die potenziell gefährliche Brüchigkeit der Knochen bei der Osteoporose sollte beim Mann ebenso selbstverständlich ausgeschlossen werden wie bei der Frau.

Wissen ist Macht – wie Eva schon vermutete. Natürlich führt das

Wissen allein nicht unbedingt auch gleich zu einer besseren Lebensqualität. Je weiter solche Informationen aber in der Gesellschaft verbreitet werden, desto mehr Ärzte werden auch dazu angeregt, sich mit geschlechtsspezifischer Medizin zu beschäftigen. Medizinstudenten können dann eine andere Art der Ausbildung erhalten, neue Fachschwerpunkte können entstehen, und die Pharmaindustrie kann sich der Herstellung von geschlechtsspezifisch wirksamen Medikamenten widmen.

Und noch ein bisschen Zukunftsmusik ...

Die Medizin wird in unserem Jahrhundert mit einem ganz neuen Verständnis für die Verschiedenheit von Männern und Frauen betrieben werden können. Statt der aus den Zeiten des Feminismus stammenden Gesundheitszentren ausschließlich für Frauen mit ihrer früher zum Teil militanten Ausgrenzung der Männer könnten in Zukunft Fachpraxen für geschlechtsspezifische Medizin entstehen, die sich nicht nur der Behandlung *eines* Geschlechts widmen. Sie könnten sich sorgsam und mit wissenschaftlicher Genauigkeit mit dem Vergleich der Daten beider Geschlechter beschäftigen. Beispielsweise könnte man sich dort mit Brustkrebs – der häufig unreflektiert als reine Frauenkrankheit verstanden wird, ohne dass man sich detailliert fragt, warum hauptsächlich Frauen betroffen sind – so umfassend auseinander setzen, dass auch die geschlechtsspezifische Besonderheit der Krankheit besser verstanden werden kann. Das wird aber nur gehen, wenn auch die wenigen von Brustkrebs betroffenen Männer – die heute aus den Untersuchungen herausgehalten werden – an Studien teilnehmen, damit man an ihnen exemplarisch die Unterschiede des männlichen zum weiblichen Brustkrebs herausfinden könnte. Das könnte neue Wege für eine bessere Vorbeugung, Behandlung und Heilung für beide Geschlechter erschließen. Dabei können die Betroffenen den Forschern helfen – und damit uns allen.

2 Das Gehirn

Als ich fünf Jahre alt war, fragte ich meinen Vater – er war Chirurg und für mich der Quell allen Wissens –, was das wohl wäre: mein IQ. Nach einer kurzen Pause antwortete er mir in einem einzigen geschliffenen Satz: »Intelligenz ist die Fähigkeit, Einfluss auf deine Umwelt zu nehmen.« Dieser Satz ist mir nachdrücklich im Gedächtnis geblieben.

Wahrscheinlich ist dies eine der interessantesten Fragen in der ganzen menschlichen Physiologie: Wie wir die Welt, in der wir leben, erfassen und wie wir unsere Erfahrung nutzen, um mit den täglichen Herausforderungen erfolgreich umzugehen. Wie aber werden wir so, wie wir dann schließlich sind? Wie funktioniert Erinnerung, wie sortieren wir Eindrücke, lernen neue Fertigkeiten, wachsen an Erfahrung?

Die moderne Neurologie hat uns faszinierende und durchaus provozierende Einblicke in das menschliche Gehirn verschafft. Eine dieser Erkenntnisse ist im Jahr 2000 mit dem Nobelpreis für Medizin geehrt worden: *Erfahrungen verändern tatsächlich die Substanz des Gehirns.* Jeden Augenblick unseres Lebens verändert sich das Nervensystem: Die Form der Nervenzellen (Neurone), die chemischen Botenstoffe (Neurotransmitter), die für den Informationsaustausch zwischen den Neuronen sorgen, und sogar die einzelnen Moleküle, welche die scheinbar so stabile Hirnsubstanz bilden, sind ständig im Fluss. Jede einzelne Erfahrung, die wir machen, wird unseren Hirnzellen vermittelt, stimuliert dort die Bildung neuer Proteine, welche ihrerseits die Verbindung zwischen den Nervenzellen mehren und festigen. Wiederholen sich solche stimulierenden Einflüsse, bilden sich ganze Netzwerke von Neuronen aus, die auf die Erschaffung solcher Verbindungen spezialisiert sind. Diese Fähigkeit des Gehirns, Erfahrungen in Strukturveränderungen der Hirnsubstanz umzusetzen, wird Plastizität* genannt. Die Plastizität des Gehirns ist

---

* Dieser Begriff stammt vom griechischen plastein = formen. Damit ist in diesem Zusammenhang die Formbarkeit und substanzhafte Gestaltungsfähigkeit des Gehirns gemeint. (Anm. d. Übersetzerin)

die Grundlage dafür, wie wir lernen, wie wir Erfahrungen machen und unsere Umwelt verstehen, wie wir ein Gefühl für Zeitlichkeit und Identität entwickeln. Es geht darum, wie wir Weltwissen und Lebensweisheit erwerben: Freude und Zutrauen zu bestimmten Menschen, Umständen und Orten gewinnen, aber auch Angst und Misstrauen vor anderen. Wie seltsam und eigenwillig unsere Gedanken, Einsichten, Gefühle und Affekte auch sein mögen, eins ist klar: Sie sind alle Folgen physisch messbaren Geschehens in unseren Nervenzellen und der biochemischen Kommunikation zwischen ihnen.

Wie läuft dieses Geschehen nun ab? Gibt es Verschiedenheiten in Gehirn und Nervensystem bei Männern und Frauen? Und vor allem: Gibt es entscheidende Unterschiede, die an das jeweilige biologische Geschlecht geknüpft sind?

Geschlecht und Hirnstruktur

Bis vor kurzem ging die Neurologie davon aus, dass die Hirnanatomie bei Frauen und Männern gleich sei – wie man es von nahezu jedem anderen Organ auch annahm. Doch je genauer man hinsieht und je mehr man speziell nach Verschiedenheiten sucht, stellt man immer wieder fest: Es gibt diese Unterschiede, und sie sind geschlechtsgebunden. Das Gehirn bildet diesbezüglich keine Ausnahme.

Form und Größe des Gehirns, die Anzahl seiner Zellen und das Ausmaß ihrer Verknüpfungen unterscheiden sich bei den Geschlechtern. Wissenschaftlich gesprochen: Auch das Gehirn zeigt in seiner Anatomie einen so genannten sexuellen Dimorphismus*.

Bei Tieren und Menschen gleichermaßen findet sich solcher Dimorphismus hinsichtlich der Größe und Form des Gehirns. Männliche Gehirne sind rund 15 bis 20 Prozent größer als die von Frauen, doch enthalten die der Frauen rund 11 Prozent mehr Neurone in einer bestimmten Stirnhirnregion (frontaler Cortex) direkt hinter dem Auge. Diese Region der Hirnrinde ist daran beteiligt, feine Unterschiede in der Klangfarbe von Sprache und Musik zu erkennen. Frauen haben zudem wesentlich dichtere Verbin-

---

* Dimorphismus ist ein wissenschaftliches Kunstwort aus dem Griechischen: di = zwei und morphe = Gestalt. (Anm. d. Übersetzerin)

dungen zwischen den einzelnen Neuronen und auch zwischen den beiden Großhirnhälften. Die rechte Hirnhälfte (Hemisphäre) ist bei Männern größer. Dort sitzen die Fähigkeiten, die Eigenschaften von dreidimensionalen Objekten im Raum erkennen zu können. Die linke Hemisphäre reguliert das Sprachvermögen. Andere Hirnareale unterscheiden sich quasi spiegelverkehrt zwischen den Geschlechtern. Was bei der Frau links stärker repräsentiert ist, ist beim Mann dann auf der anderen Hirnhälfte zu finden. Beispielsweise ist der untere Seitenlappen – dieser Hirnbereich liegt auf Höhe der Ohrspitze – bei Männern links und bei Frauen rechts größer. Der untere Seitenlappen verarbeitet Informationen, die wir über die Sinnesreize Sehen und Berührung aufnehmen.

Im Hypothalamus – jenem Hirnabschnitt, der für die Steuerungshormone zuständig ist, welche die Hormonproduktion im Organismus anregen und bremsen – liegt ein Hirnkern, welcher der sexuell dimorphe Kern genannt wird und beim Mann fast zwei Mal so viel Zellen enthält wie bei der Frau.

Schön und gut, dass uns die Neuro-Wissenschaftler mit so viel Informationen versorgen und eine genaue Kartographie des Gehirns und seiner Einzelbereiche anlegen. Doch haben wir bisher eher dürftige Vorstellungen davon, wie diese Befunde nun mit unserem Verhalten und Erleben zusammenhängen und warum das Gehirn überhaupt solche Unterschiede aufweist. Irgendwie scheint es selbst heute noch wie Puzzlen im Dunkeln zu sein: Die Wissenschaft hat einige Puzzlesteinchen identifiziert, kann sogar ein paar von ihnen zusammenfügen – doch ein Gesamtbild haben wir davon noch lange nicht.

Einige der geschlechtsgebundenen Unterschiede werden schon beim Ungeborenen festgelegt – das weiß man aus der Beobachtung, dass die Verschaltungen zwischen den Neuronen sich unter dem Einfluss von Hormonen nach der Geburt nicht mehr verändern. Bei Tieren können solche vorgeburtlichen Verschiedenheiten durch Kastration von männlichen Feten oder der Verabreichung von Testosteron an weibliche Feten in der frühen Zeit ihrer Entwicklung in der Gebärmutter künstlich erzeugt werden. Andere Unterschiede, die die Größe mancher Hirnareale betreffen, entstehen aber gerade unter dem Einfluss der Hormone während und nach der Pubertät. Oder: Bestimmte Anteile des Hypothalamus sind bei heterosexuellen Männern größer als bei transsexuellen und homosexuellen. Diese Unterschiede sind zum Zeitpunkt der Geburt noch nicht zu beobachten, sondern erst im Alter von etwa vier Jahren, und sie bilden sich zwischen 50 und 60 wieder zurück. Die Vermutung liegt nahe, dass dieser Befund etwas mit dem komplexen Zusammenspiel zwischen Erleben und Hormonen zu tun hat – und diese Phänomene beginnt man wirklich eben erst zu verstehen.

Während die Wissenschaft inzwischen ziemlich genau weiß, dass die strukturellen Unterschiede im männlichen und weiblichen Gehirn beträchtlich sind, ist aber noch so gut wie unbekannt, ob und wie diese Unterschiede sich im Verhalten, in Fähigkeiten oder im Erkenntnisvermögen niederschlagen. Das liegt nicht zuletzt daran, dass die meisten Untersuchungen an Tieren vorgenommen wurden. Im Tierreich ist es ziemlich eindeutig, dass nicht nur die Gesamtstruktur oder die Form einzelner Hirnareale, sondern auch die Verhaltensweisen geschlechtsspezifisch sind. Zum Beispiel unterscheidet sich das Paarungsverhalten mancher Spezies sehr eindrucksvoll. So plustert sich das Männchen beim Südamerikanischen Kuh-Stärling (Molothrus ater) in seinem farbenprächtigen Gefieder für das Weibchen auf und singt sehr laut und melodiös. Das Weibchen hingegen singt selten, und wenn, weder laut noch in komplexen Tonfolgen. Jene Männchen, welche die kompliziertesten Melodien am lautesten singen können, besitzen ein weit größeres so genanntes Vokal-Zentrum im Gehirn als die Weibchen.

Nun sind Menschen keine Singvögel – und die Frage, ob die Unterschiede in ihren Gehirnen auch zu unterschiedlichem Verhalten von Männern und Frauen führen, kann eben nicht so präzise und eindeutig beantwortet werden. Ganz sicher können manche anatomischen Ungleichheiten einzelne Differenzen zwischen den Geschlechtern erklären. So vermutet man, dass die größere Hirnmasse des Mannes damit zusammenhängt, dass das männliche Gehirn geschädigte oder überflüssig gewordene Neurone nicht ausschalten und abbauen kann – und diese Unfähigkeit könnte Männer anfälliger für Hirnschäden machen, weil sie solche defekten Nervenzellen eben noch im Gehirn tragen. Andererseits könnte die geringere Zahl an Neuronen bei der Frau deren Anfälligkeit für Demenz in jüngeren Jahren erklären – denn je weniger Hirnzellen von vornherein vorliegen, desto nachhaltiger müsste sich der Abbau von Zellen auswirken. Im Augenblick sind alle diese Überlegungen jedoch spekulativ – aber nichtsdestoweniger sehr anregende Hypothesen, die es in Zukunft zu überprüfen gilt.

Das Gehirn auf dem Prüfstand

Die Möglichkeiten, die der Wissenschaft heute zur Verfügung stehen, das Gehirn nicht nur anatomisch, sondern auch *funktionell* zu erforschen, sind enorm gewachsen. Die Anatomie des Gehirns ist zwar schon seit einiger Zeit recht gut erforscht, und man wusste auch, welche Folgen in Verhalten und Erleben bestimmte Hirnschäden nach sich ziehen können. Doch das Wissen über das Gehirn wuchs – historisch gesehen – nur langsam, denn um etwas von der Feinstruktur kennen zu lernen, musste erst jemand eine höchst spezifische Hirnschädigung davongetragen haben. Und was letztlich im Einzelfall genau vorlag, wusste man erst dann genau, wenn der Betroffene verstorben war und sein Gehirn vom Pathologen unter dem Mikroskop feinstens aufgearbeitet werden konnte …

Aus Defekten lernen

Ein klassischer Fall in der Geschichte der Hirnanatomie, der von großer historischer Bedeutung für die Fortschritte in der Kartographie des Gehirns war, ist der des Arbeiters Phineas Gage. Im späten 19. Jahrhundert wurde dieser Mann bei einem Arbeitsunfall schwer verletzt: Bei einer Dynamitexplosion drang eine Eisenstange durch seinen Kopf und verletzte sein Gehirn. Er überlebte zwar, was an sich schon unglaublich genug ist – doch war er nie wieder ganz derselbe. Selbst nachdem seine Wunde komplett verheilt war, war er für seine Frau und seine Kollegen nahezu unerträglich. Denn aus dem ruhigen, fleißigen Schwerarbeiter war ein grober, launenhafter Rüpel geworden, der heftige Anfälle von Wut bekommen konnte. Gages Verletzung hatte genau im Bereich des Vorderlappens im Großhirn gelegen – einer Zone, die für die Feinabstimmung von Gefühlen und Affekten verantwortlich ist. Die Stange war vom Kiefer her durch den Kopf gestoßen und ragte beim Vorderlappen heraus! Allerdings wurde sie gleich nach dem Unfall herausgezogen.

Ein weiterer klassischer Fall der Hirnanatomie ist der eines Patienten des berühmten französischen Chirurgen und Anthropologen Paul Broca (1824–1880). Dieser Patient konnte nicht sprechen – bei seiner Autopsie stellte sich heraus, dass er einen Hirndefekt an der Spitze des linken Frontalhirns gehabt hatte. Broca nahm deshalb folgerichtig an, dass jener Hirnbereich für die Fertigkeit des Sprechens zuständig ist – und bis heute heißt jenes Hirnareal Broca'sches Sprachzentrum.

Karl Wernicke (1848–1905), ein berühmter deutscher Psychiater, kam durch Assoziation auf den richtigen Schluss: Er hatte einen Patienten in Behandlung, der zwar sprechen konnte, aber dessen Wortreihung und Verwendung der Worte keinerlei Sinn machte – bis hin zu höchst originellen, aber für niemanden sonst verständlichen Neuschöpfungen von Wörtern (Neologismen). Bei diesem Mann wies Wernicke das entsprechende – in diesem Fall dysfunktionelle – Hirnzentrum nach, das für die Kommunikation durch sinnvolle Verwendung der Worte verantwortlich ist.

Die Neurowissenschaften wären heute ohne die Forschungsarbeiten aus den vergangenen Jahrhunderten längst nicht so weit, wie sie es sind, auch wenn jene Medizinpioniere trotz ihrer bewundernswert scharfsinnigen Beobachtungen angesichts der heutigen Möglichkeiten im Nachhinein fast unbeholfen erscheinen. Denn die moderne Medizintechnik ist in der Lage, am lebenden Menschen Hirnuntersuchungen vorzunehmen, welche die Aktivitäten der unterschiedlichen Hirnareale anschaulich sichtbar machen, während die Versuchspersonen bestimmten Tätigkeiten nachgehen. Vor allem die Magnetresonanz-Tomographie wird für solche Untersuchungen verwendet. Eine spezielle Variante ist die so genannte funktionelle Kernspin-Tomographie (funktionelles MRT).* Mit dieser Technik ist es möglich, genau

* Das MRT (Magnet-Resonanz-Tomographie oder Kernspin-Tomographie) ist eine spezialisierte Technik, bei der hochenergetische Magnetfelder genutzt werden, um den Körper schichtweise zu »durchleuchten« – anders als die Computer-Tomographie arbeiten die Schichtaufnahmen nicht mit Röntgenstrahlen, sondern mittels Magnetfeld. Das funktionelle MRT macht die aktiven Zonen im Gehirn auf Grund ihrer erhöhten Stoffwechselaktivität in Echtzeit als Bildschirmaufzeichnung farbig sichtbar. (Anm. d. Übersetzerin)

jene Hirnareale aktiv bei der Arbeit zu beobachten, die beispielsweise für verständliches Sprechen oder die emotionale Reaktion auf einen gegebenen Reiz verantwortlich sind. Eine der wichtigsten Einsichten, die uns diese Technik vermittelt hat, ist, dass nicht ein einzelnes Hirnareal so komplexe Fähigkeiten wie das Sprechen kontrolliert, sondern dass immer mehrere Hirnbereiche zusammenarbeiten. Und was in unserem Zusammenhang besonders aufregend ist: Je nach Geschlecht sind daran vielfach völlig unterschiedliche Bereiche beteiligt!

Die zur Zeit bedeutendsten Forscher auf diesem Gebiet, Sally und Bennett Shaywitz von der Yale-Universität, benutzen das funktionelle MRT, um den Unterschieden der Gehirnfunktion von Männern und Frauen auf die Spur zu kommen. Ihre Untersuchungen haben zum ersten Mal gezeigt, dass bei einzelnen Denkprozessen Männer und Frauen tatsächlich unterschiedliche Hirnbereiche aktivieren. In ihrem Versuch sollten die Probanden entscheiden, ob verschiedene, ohne Sinnzusammenhang genannte Silben sich reimten. Die untersuchten Männer nutzten ausschließlich einen kleinen Anteil des Broca'schen Sprachzentrums für diese Denkübung – Frauen hingegen schalteten einen Hirnbereich auf der rechten Hirnseite hinzu. In Ergänzung dieser Studie stellte Sandra Witelson von der McMaster-Universität in Hamilton, Ontario fest, dass jene Hirnzone auf der rechten Hemisphäre bei Frauen größer ist als bei Männern. Mit der gleichen Untersuchungstechnik, wie sie die Shaywitz nutzten, bewies Ruben Gur von der Medizinischen Hochschule Pennsylvania, dass die Gehirne von Männern und Frauen sogar im Ruhezustand verschieden arbeiten. Das limbische System* der Männer war in den Bereichen stärker aktiv, die Motorik und Aktivität vermitteln – das der Frauen hingegen war aktiver in den evolutionsgeschichtlich jüngeren Arealen, die für das Verstehen von Mimik und Sprache verantwortlich zeichnen.

---

* Das limbische System ist das wichtigste Integrationszentrum des Gehirns, das bei allen unwillkürlichen Reaktionen, bei der Vermittlung von Emotionen, Affekten, Sexualität und Antriebsverhalten, aber auch bei der Gedächtnisbildung aktiv wird. Es liegt unterhalb der Großhirnrinde inmitten des Gehirns. (Anm. d. Übersetzerin)

Warum nun diese Unterschiede bestehen und welche Tragweite sie für unsere Einsicht in menschliches Verhalten – von Männern und Frauen gleichermaßen – haben werden, ist heute noch vollkommen unklar. Aber eins ist klar: Unser Wissen um die geschlechtsspezifischen Unterschiede in Gehirn und Nervensystem und seine Entwicklung wächst ständig.

Wie das Gehirn sich männlich oder weiblich ausprägt

Ganz zu Beginn seiner Entwicklung ist der Embryo weder eindeutig männlich noch weiblich – erst nach der siebten Lebenswoche entwickeln sich die Geschlechter unterschiedlich. Beim männlichen Fetus beginnt die Festlegung früh: Ab der siebten Lebenswoche aktiviert das Y-Chromosom die Ausprägung von Hoden (Testes) aus den frühen, indifferenten Keimanlagen. In den Hoden werden anschließend die männlichen Geschlechtshormone, die Androgene, gebildet – zum Beispiel das Testosteron. Dieses Hormon unterdrückt die weiblichen Anlagen im Embryo und fördert die männlichen – und damit die Ausprägung der männlichen Geschlechtsorgane. Beim weiblichen Fetus läuft der Entwicklungsprozess vergleichsweise langsamer ab. Weil kein Y-Chromosom Einfluss nimmt, kann sich einer der in jedem Embryo vorliegenden Anteile der Keimanlagen, der so genannte Müller'sche Gang, in die frühen Anlagen der weiblichen Geschlechtsorgane umwandeln: in Gebärmutter, Eierstöcke und einen Teil der Scheide. Diese Entwicklung beginnt um die zehnte Lebenswoche und zieht sich bis zur sechzehnten Woche hin. Erst dann beginnt die Produktion weiblicher Geschlechtshormone*.

Dieser Ausflug in die Embryonalgeschichte ist deshalb wichtig, weil er die Unterschiede zwischen männlichem und weiblichem Gehirn erklärt. Das Gehirn wird nämlich in einer so genannten kritischen Phase – einem kurzen, besonders sensiblen Zeitabschnitt seiner Entwicklung – von den Geschlechtshormonen intensiv beeinflusst.

---

* Testosteron gibt es nicht allein im männlichen Organismus; auch die Eierstöcke bilden geringe Mengen dieses Hormons. Und umgekehrt ist es ebenso: Auch die Hoden bilden Östrogene, wenn auch recht wenig. Die relative Menge dieser Hormone im Organismus ist entscheidend: Frauen bilden *mehr* Östrogen, Männer *mehr* Testosteron. Doch beide Geschlechter besitzen lebenslang beide Arten von Hormonen.

Hormone wirken allerdings nicht so direkt auf das Gehirn ein, wie man meinen könnte. Testosteron allein vermännlicht das fetale Gehirn nicht – es dringt jedoch aus dem Blutkreislauf in die Hirnzellen ein und wird dort von einem Enzym* – der Aromatase – in Östrogen umgewandelt. Es scheint paradox: Die männliche Prägung der Gehirnzellen ist die Folge von hohen Östrogenspiegeln innerhalb der Zellen, zu denen es erst durch die Umwandlung des ausschließlich außerhalb der Zellen vorliegenden Testosterons kommt. Ohne Testosteron gibt es – wenngleich auf den beschriebenen Umwegen – nicht ausreichend Anschub für die Umwandlung der Hirnzellen zum Männlichen hin. Mütterliches Östrogen kann keinen Einfluss auf das sich entwickelnde Gehirn nehmen, obwohl es in beträchtlichen Konzentrationen auch im fetalen Blutkreislauf vorhanden ist. Der Fetus scheint offenbar gegen das mütterliche Östrogen abgeschirmt zu sein**. Selbst das eigene Östrogen dringt nicht sonderlich gut in die Zellen ein. Und ohne hohe intrazelluläre Östrogenkonzentrationen prägt sich das Gehirn weiblich.

Manche Wissenschaftler gehen davon aus, das weibliche Gehirn sei »neutral«, ein im Grunde fehlerhaftes Ergebnis aus einem Entwicklungsschema, das keine hormonelle Beeinflussung anerkennt. Andere meinen, das weibliche Gehirn sei durchaus hormonell beeinflusst, nur dass weit geringere Mengen an Hormonen nötig sind als beim männlichen, um seine Geschlechtszuordnung zu erlangen. Wie dem auch sei – die enge Liaison von Genetik und Hormonproduktion sorgt jedenfalls dafür, dass das Gehirn schon lange vor der Geburt seine eindeutige Prägung erhält.

Wie es nach der Geburt weitergeht

Die geschlechtsspezifischen Unterschiede tragen wir unser Leben lang mit uns, und sie halten sich unter dem Einfluss der Hormone unverändert – bis ins hohe Alter. Erst dann gleichen sich die Gehirne von Männern und Frauen wieder an. Man könnte fast

* Enzyme sind Eiweißstoffe, welche biochemische Abläufe im Stoffwechsel beeinflussen, ohne selbst in diesem Prozess mitverändert zu werden. Sie initiieren, beschleunigen, bremsen oder verhindern Reaktionen.

** Das könnte deshalb sinnvoll sein, weil sonst jeder Fetus männlich ausgeprägt würde: Hohe intrazelluläre Östrogenkonzentrationen lösen dies wie beschrieben aus. (Anm. d. Übersetzerin)

sagen, das Gehirn sei eine Art Geschlechtsorgan – ähnlich den Eierstöcken und Hoden.

Zum Zeitpunkt der Geburt und während der ersten Lebensjahre durchläuft das Gehirn viele Phasen schubweiser Neubildungen von Zellen und Zellformationen. Doch im Laufe der Entwicklung werden viele dieser Zellen wieder abgebaut und verschwinden. Solche Wachstumsschübe stellen sich in unterschiedlichen Zeiträumen ein und laufen in unterschiedlichen Hirnregionen ab. Entscheidend sind wahrscheinlich sensible Phasen, in denen das Gehirn auf einströmende Reize in besonders empfindsamer Weise reagieren kann und sich die Eindrücke auch intensiv halten können. Wenn kleine Kätzchen beispielsweise in den ersten drei Lebensmonaten durch künstlichen Verschluss ihrer Augenlider keine Sehreize aufnehmen können, erblinden sie und bestimmte Hirnareale bleiben unterentwickelt. Unterzieht man erwachsene Katzen solchen Versuchen, geschieht ihnen nichts dergleichen Folgenreiches, denn sie haben die sensible Phase, in der die Sehfähigkeit sich prägt, bereits durchgemacht. Aller Wahrscheinlichkeit nach durchlaufen Menschen vielfach solche sensiblen Prägungen im Verlauf einer normalen kindlichen Entwicklung. So können besondere Begabungen oder Fähigkeiten recht plötzlich auftauchen: Von Mathematikern weiß man, dass ihr besonderes Talent sehr früh im Leben hervortritt und innerhalb kurzer Zeit sehr hoch entwickelt ist. Ein an Anregungen reiches Umfeld scheint für die schlummernden Möglichkeiten und Begabungen eines Kindes förderlich zu sein, doch kann die Wissenschaft heute noch nicht sagen, wann genau was und wie einem Kind nahe gebracht werden sollte, um es maximal zu fördern. Sicherlich leiden Kinder, denen in einer reizarmen oder verwahrlosten Umgebung nichts an Anregung geboten wurde, später oft an Verhaltensstörungen und Intelligenzdefiziten. Doch ist es tröstlich zu wissen, dass die Entwicklung eines Kindes weit weniger von der Umwelt abhängt als viele meinen: Die meisten Kinder wachsen stetig und stabil heran – ziemlich unbeeindruckt von der Ärmlichkeit oder Fülle ihrer Umgebung. Die umfangreichen psychologischen Studien von Daniel Stern und Mitarbeitern[10] – und überdies die Alltagserfahrung – haben im Übrigen auch gezeigt, dass Kinder sich aktiv Anregungen zur Entfaltung ihrer Kompetenzen suchen, schon von Geburt an.

Jungen haben bei der Geburt größere Gehirne als Mädchen, doch sind sie weit empfänglicher für Entwicklungsstörungen des Gehirns, wie zum Beispiel geistige Behinderung, Störungen des Sprachverständnisses, für Stottern, Autismus, das Tourette-Syndrom*, Ticks, Hyperaktivität (Aufmerksamkeits-Defizit/Hyperaktivitäts-Störung)** und Bettnässen. Emese Nagy und seine Mitarbeiter von der University of Texas in Houston versuchen diesen Befund mit dem so genannten Geschlechter-Paradox zu erklären. Sie weisen darauf hin, dass neugeborene Jungen zwar ein größeres Gehirn als Mädchen mit auf die Welt bringen, aber gleichzeitig auch eine niedrigere Stoffwechselaktivität aufweisen. Herzschlag und Körpertemperatur beispielsweise sind bei männlichen Neugeborenen niedriger als bei weiblichen. Das könnte bedeuten, dass ihre Gehirne deutlich mehr Sauerstoff und Nährstoffe bräuchten, diese aber wegen ihres langsamen Stoffwechsels nicht bereitstellen können. Diese paradoxe Situation könnte für die weit häufigeren Hirnfunktionsstörungen bei Knaben verantwortlich sein[11].

Mann und Frau: zwei Verstandeswelten?

Was althergebrachte Vorurteile uns über den Verstand von Männern und Frauen weismachen wollen, kennen wir alle – doch gibt es nun wirklich intellektuelle Unterschiede zwischen den Geschlechtern? Und wenn es sie gibt, sind sie tatsächlich darauf zurückzuführen, dass die Gehirnstruktur unterschiedlich ist? Dieses wichtige Thema ist emotional so sehr aufgeladen, dass sich Wissenschaftler damit bedauerlicherweise nur ungern beschäfti-

---

* Das Gilles-de-la-Tourette-Syndrom ist eine komplexe, in ihren Ursachen noch ungeklärte Verhaltensstörung mit zahlreichen motorischen und sprachlichen Zwangshandlungen – ähnlich wie bei einfacheren so genannten Ticks, die allein durch das Auftreten bestimmter zwanghafter Bewegungs- und Verlautungsmuster gekennzeichnet sind, beispielsweise Zucken, Treten, Husten, Räuspern etc. (Anm. d. Übersetzerin)

** Hyperaktivität ist eine bis heute noch nicht letztlich in ihren Ursachen aufgeklärte Verhaltensstörung mit typischer Unruhe, Konzentrationsstörungen und psychischer Instabilität. Heute wird diskutiert, ob diese Störung nicht nur wie bisher vermutet das Kindesalter betrifft, sondern der Vorläufer von psychischen Krankheiten des Erwachsenen, zum Beispiel der so genannten Borderline-Störung ist. (Anm. d. Übersetzerin)

gen – und wenn, dann nur mit größter Vorsicht. Aktuelle Ergebnisse der Forschung zeigen uns jedoch: Auch wenn es keine Unterschiede zu geben scheint, was die Intelligenz, die Denkfähigkeit und den Verstand ganz allgemein angeht, finden sich doch zwar kleine, aber nachweisliche Unterschiede bezüglich einzelner intellektueller Fähigkeiten und geistiger Begabungen. Ob diese nun erlernt oder von der Natur in Form speziell ausgeprägter Hirnsubstanz mitgegeben sind, ist äußerst schwierig zu sagen. Die meisten Untersuchungen in diesem Bereich wurden an Tieren vorgenommen – doch gibt es erstaunlicherweise überraschende Ähnlichkeiten in Denkmustern von Ratten, Affen und Menschen. Jene Wissenschaftler, die 2001 für die National Academy of Science's Institute of Medicine[12] der USA eine grundlegende Monographie herausgaben, in der sie Bezugswerte zu geschlechtsspezifischen Unterschieden zusammengestellt haben, weisen auf folgende Besonderheiten hin:

- Was die intellektuellen Fähigkeiten von Männern und Frauen im Allgemeinen angeht, sind sich die Geschlechter weitgehend gleich. Unterschiede gibt es – und zwar im Bereich der Extreme, also unter der Gruppe der Hochbegabten und nicht in der breiten Masse. Zum Beispiel sind die meisten Künstler von Weltgeltung Männer, wenngleich sie doch insgesamt gesehen Ausnahmen in der Bevölkerung sind. Unter den Expressionisten beispielsweise gab es nur Mary Cassatt, die als Künstlerin Großes schuf. Diese herausgehobene Stellung der Männer trifft auch auf berühmte Komponisten und Dirigenten zu.
- Wenn Mittelwerte bezüglich einer speziellen intellektuellen Fähigkeit berechnet werden, stellen sich immer signifikante Unterschiede zwischen Männern und Frauen heraus – doch sind sie kleiner als die Unterschiede zwischen den hoch und minder Begabten des gleichen Geschlechts.
- Bei manchen Fähigkeiten können Verschiedenheiten unter den Geschlechtern nur während bestimmter Lebensalter gefunden werden und später nicht mehr.
- Die wissenschaftliche Methode, mit der spezielle Fähigkeiten erfasst werden, kann das Ergebnis hinsichtlich des Geschlechtsunterschieds beeinflussen. Jüngst zeigte eine Studie, dass Frauen räumliche Tests weniger gut bestehen, wenn sie sich beispielsweise durch ein Labyrinth hindurchfinden müs-

sen, das als Computer-Simulation dargestellt wird – ähnlich wie es für die Ausbildung von Astronauten verwendet wird. Doch mögen zusätzliche Faktoren, die heute noch nicht bekannt sind, diese Fähigkeiten beeinflussen.

Das Hirn auf der Waagschale – harte Fakten zum Geschlechtsunterschied

Es gibt Differenzen zwischen Männern und Frauen ... aber auch tatsächlich messbare Unterschiede in den *generellen* intellektuellen Fähigkeiten beider Geschlechter:

- Frauen verfügen über bessere *verbale Fähigkeiten*, das heißt, sie können besser buchstabieren, sprechen flüssiger, beherrschen die Grammatik, den Wortschatz und das Schreiben besser, sie haben größeres Sprachverständnis und können sich in Sprache und Sprechen leichter einfühlen. Zwar können sie nicht in allen Teilbereichen mit der Sprache besser umgehen, doch im Bereich sprachlicher Hochbegabung schneiden Frauen immer am besten ab.
- Frauen haben ein besseres *Erinnerungsvermögen* als Männer: Das gilt allgemein hinsichtlich der gesprochenen Sprache, aber auch für nonverbale Mitteilungen. So können sich Frauen Telefonnummern viel besser merken. Sie nutzen, wenn sie unterwegs sind, auch sehr geschickt alles Mögliche als Marksteine und Gedächtnisstütze, um wieder ihren Weg zurückzufinden.
- Frauen sind geschickter im Ausführen von *feinmotorischen Bewegungen*, und sie können sogar Zungenbrecher flüssiger und genauer nachsprechen als Männer.
- Jungen sind wesentlich und ganz eindeutig besser als Mädchen, wenn es um *Mathematik* geht. Im amerikanischen Schultest (Scholastic Aptitude Test, SAT) für Mathematik kommen bei über 500 Punkten zwei Jungen auf ein Mädchen, bei über 600 Punkten schon fünf auf eins und bei 700 oder mehr Punkten liegen die Jungen mit 17 auf ein Mädchen weit voraus. Einige Kritiker betonen, dass aber gerade mathematische Fähigkeiten sehr stark auf Erfahrung und Übung gründen und dass mehr Knaben als Mädchen in der Schule Leistungskurse in Mathematik wählen – und dort eben mehr lernen. Wenn man diese Variable aus den Untersuchungen herausrechnet, sind die Unterschiede zwischen den Geschlechtern tatsäch-

lich geringer – dennoch sind die Jungen den Mädchen voraus. Es sieht so aus, als wählten die Geschlechter unterschiedliche Strategien, um sich einem mathematischen Problem zu nähern. Jungen sind besonders gut darin, räumliche Beziehungen und Abkürzungen zu nutzen, oder sie finden gleich mehrere Lösungswege heraus, um das Problem zu bewältigen. Mädchen können ihre Stärken bei Textaufgaben ausspielen oder wenn sich die Aufgaben mit Hilfe von Auswendiglernen und Informationen aus dem Unterricht lösen lassen. Mädchen erinnern und verstehen den Unterricht auch besser als Jungen. Möglicherweise hat also die größere Kompetenz der Männer im Mathematischen ihre Ursachen darin, dass sie mit mehr gedanklicher Flexibilität Strategien und Entscheidungen finden können.

- Frauen und Männer haben unterschiedliche Fähigkeiten darin, sich ihre *Kindheit wieder lebendig vor Augen* zu führen. Frauen können viel eher Ereignisse und Erlebnisse der frühen Jahre wachrufen. Das gelingt ihnen ganz besonders intensiv, wenn diese mit Gefühlen verknüpft sind – seien es eigene Empfindungen oder die Erinnerung an die Gefühle anderer in jenen Situationen.
- Frauen reagieren empfindsamer und einfühlsamer auf den *Gesichtsausdruck* ihrer Mitmenschen.
- Männer können die *Bewegungen dreidimensionaler Objekte* im Raum besser einschätzen und sich vergegenwärtigen. Wenn beispielsweise Frauen und Männer in einem bestimmten Test danach befragt werden, was wohl mit der Wasseroberfläche geschehen wird, wenn man das Glas kippt, können die meisten Männer, aber nur jede zweite Frau, korrekt benennen, dass die Wasseroberfläche wegen der Erdanziehungskräfte parallel zur Erdoberfläche bleiben wird. Ratten wurden bestimmten Tests ausgesetzt, um ihr räumliches Verständnis zu überprüfen – und sind den Menschen in diesem Punkt jedenfalls erstaunlich ähnlich: Die Rättinnen nutzen erkennbare Hinweise aus ihrer Umgebung, um einen neu beschrittenen Weg zu erinnern, wohingegen die männlichen Ratten selbst vorhandene Hinweise ignorierten oder einfach nicht nutzten. *(So wie meine Tochter ihrer Freundin den Weg zu einer gemeinsamen Freundin beschrieb: »Du gehst die Madison Avenue*

runter bis Prada, und dann links.«) Und noch etwas ist wirklich spannend: Mit der Kernspin-Tomographie konnte nachgewiesen werden, dass Frauen und Männer bei der Lösung bestimmter Aufgaben mit unterschiedlichen Hirnseiten denken. Sie sollten in einem computersimulierten Labyrinth ihren Weg hinaus finden: Männer nutzten dazu die rechte Hirnhälfte, deren Schwerpunktaufgabe räumliches Denken ist, Frauen hingegen die linke Hemisphäre, die »Sprachhälfte«[13].

- Einzelne Untersuchungen haben nachgewiesen, dass die Fähigkeiten von Frauen, sich *räumlich zurechtzufinden*, mit dem Periodenzyklus schwankt. Während der Menstruation, wenn also die Östrogenspiegel am niedrigsten sind, ist die räumliche Vorstellungskraft am größten. Ebenso konnte festgestellt werden, dass Frauen mit angeborenen überhöhten Testosteronspiegeln solche räumlichen Herausforderungen auch besonders gut bewältigen konnten. Und: Wenn bei Männern das Testosteron aus irgendwelchen Gründen sinkt, verlieren sie einiges von ihrer räumlichen Vorstellungskraft.

Erlernt oder angeboren?

Viele Frauen wollen nichts davon wissen, dass ihr Gehirn anders sein soll als das der Männer. Es hat schließlich Jahrhunderte gebraucht, bis wir Frauen endlich – gesellschaftlich gesehen – mit den Männern Schritt halten und gleiche Chancen genießen können. Meine Tochter könnte heute Hirnchirurgin werden, wenn sie es denn wollte. Immerhin habe ich schon studieren können, aber auf die Idee, Chirurgin zu werden, wäre ich nie gekommen – Neurochirurgie war ganz eindeutig Männersache.

Sind nun die Unterschiede zwischen den Geschlechtern substanzgebunden und bringen wir sie schon mit auf die Welt, oder sind sie doch Folge der Zuschreibungen und Rollenvorgaben der Gesellschaft? Diese Frage zieht weitere nach sich, und es ist wichtig, sie detailliert zu überprüfen: Wie viel Erlerntes steht welchem Anteil unveränderlich Ererbtem gegenüber; ob die angebliche Mütterlichkeit der Mädchen womöglich mehr mit ihrem Spielzeug zu tun hat; ob Mädchen körperlich nicht so robust und bewegungsaktiv wie Jungen sind, weil sie zur »Damenhaftigkeit« erzogen werden … Aber dann gibt es seit kurzem auch das

Rollenmodell des toughen »girlie« und seit Jahren schon gesellschaftliche Ideale in der Kindererziehung, die mehr robustes Durchsetzungsvermögen und weniger einfühlsame Rücksichtnahme vermitteln möchten.

Und dennoch – meine Tochter musste neulich folgende Szene mit anschauen: Eine Mutter und ihr etwa vierjähriger Sohn standen an einer Straßenecke in New York – der Kleine mit Tränen in den Augen und ganz offensichtlich aufgewühlt. Und die Mutter schimpfte mit ihm: »Jungen weinen nicht! Ich sag's dir jetzt und nicht noch mal – merk dir das ein und für alle Mal.«

Wenn erwachsene Männer dann später nicht über ihre Gefühle sprechen, dann deshalb, weil man es ihnen so beigebracht hat – oder tragen sie doch eine gewisse Gefühllosigkeit als Erbteil in ihrer Hirnsubstanz?

Einer meiner Kollegen, der Kinderarzt George Lazarus, ist der Meinung, dass Jungen und Mädchen von Anfang an verschieden sind – ganz gleich, wie wir uns auch bei ihrer Erziehung bemühen mögen. Er erzählte mir die Geschichte von einem Elternpaar, das sich fest vorgenommen hatte, seine Kinder gleich zu erziehen. Denn sie wollten der Tochter alle denkbaren Möglichkeiten erschließen und verhindern, dass etwa bestimmte Neigungen durch geschlechtsspezifische Voreingenommenheit zu kurz kämen. Also kauften sie ihrem Töchterchen vier Spielzeuglastwagen, und sie freute sich auch sehr darüber. Eines Tages aber war sie mitsamt ihren Autos verschwunden. Die Mutter fand sie schließlich in ihrem Schlafzimmer. Da lagen die vier Lastwagen einer neben dem anderen sorgfältig zugedeckt auf den Kissen: »Leise, Mami! Sie schlafen ...«

Jungen und Mädchen werden verschieden gesehen; da macht wohl keine Gesellschaft eine Ausnahme. Sie werden anders wertgeschätzt und behandelt, und man erwartet von ihnen, dass sie spezifische Rollen einnehmen und ganz unterschiedliche Lebensziele anstreben. Eine komplette Persönlichkeit erwächst natürlich aus vielen Aspekten: Aus dem, was die Biologie mitgibt, ergänzt durch die Erfahrungen, mit denen wir lebenslang konfrontiert werden. Niemand kann den Vorgaben seiner Umwelt entkommen. Die schlichte Tatsache, dass man entweder männlich oder weiblich ist, wird überlagert von vielen Schichten gesellschaftlicher Konventionen, Erwartungen und Pflichten. Deshalb ist es in wissenschaftlichen Studien oft schier unmöglich, die ererbten von den erworbenen Eigenschaften der Geschlechter treffsicher, reproduzierbar und korrekt zu differenzieren. Dennoch werden die Ergebnisse der Wissenschaft mit den wachsenden technischen Untersuchungsmöglichkeiten genauer, und das lässt auf mehr Aufklärung hoffen.

Eins sein mit dem eigenen Geschlecht

Die Erkenntnis, dass das Gehirn zumindest anatomisch gesehen schon früh in seiner Entwicklung männlich oder weiblich geprägt ist, hat sehr viel Spekulation, aber auch kritisches Nachdenken nach sich gezogen. Es stellt sich die Frage, ob das Gefühl sexueller Identität und die Wahl des Sexualpartners etwa unveränderlich angeboren sind und ob unter solchen Voraussetzungen Ärzte und Eltern von Hermaphroditen, also Neugeborenen mit uneindeutigem oder zweideutigem Geschlecht, einfach nach Augenschein dem Kind ein Geschlecht zuschreiben dürfen. Ein Urologe des John Hopkins Children's Center in Baltimore, William Reiner, hat in einer Untersuchung 27 Kinder beschrieben, die mit einem normalen männlichen Chromosomensatz (XY) und normalen Hoden, doch ohne Penis zur Welt kamen. Das Vorhandensein von Hoden deutet, wie oben beschrieben, auf eine ganz normale Einwirkung von Testosteron im Mutterleib hin. Bis auf zwei wurden all diesen Kindern kurz nach der Geburt die Hoden entfernt, um sie als Mädchen großzuziehen. Doch trotz dieser eingreifenden Maßnahmen verhielten sich alle wie Jungen, besonders in ihrer Art, wild zu spielen und zu toben. Und 14 dieser kastrierten Kinder erspürten tatsächlich wider alle Zuschreibung der Umwelt ihr »eigentliches« Geschlecht und empfanden sich als Jungen – eines der Kinder sogar schon mit fünf Jahren. Die beiden Kinder, die als Jungen erzogen worden waren, lebten psychologisch gesehen wesentlich ausgeglichener und wurden von ihren männlichen Altersgenossen ohne Schwierigkeiten auch als Jungen akzeptiert. Diese Studie legt nahe, dass schon die Geschlechtsprägung des Gehirns im Mutterleib ein Empfinden für das eigene Geschlecht im Menschen verankert und dass sich dieses trotz gegensätzlicher gesellschaftlicher Zuschreibungen letztlich durchsetzt. Anscheinend kann nicht einmal ein so radikaler Eingriff wie eine Kastration nach der Geburt mit all ihren Folgen für den Hormonhaushalt das innere Erleben von Männlichkeit »umpolen« – die Geschlechtsorientierung bringen wir in unsere Hirnzellen eingeprägt mit auf die Welt.

Es gibt noch mehr Beobachtungen, die diese Hypothese stützen. Das so genannte kongenitale Adrenogenitale Syndrom (AGS)* beispielsweise lässt bei betroffenen Mädchen die Spiegel von männlichen Hormonen stark ansteigen. Wegen des zugrunde liegenden Enzymdefekts entstehen vermehrt Vorstufen von Kortisol, die einen stark vermännlichenden Einfluss auf das ungeborene Kind haben. Wenn nicht schon das Ungeborene entsprechend therapiert wird, kann der Hormonhaushalt derart entgleisen, dass die Klitoris der Mädchen sich stark vergrößert und beim Neugeborenen wie ein Penis aussieht – und das Mädchen entsprechend als Junge erscheint. In der Pubertät beginnen dann aber die vorhandenen Eierstöcke Östrogen zu bilden, die Brüste wachsen, und die erste Monatsblutung tritt auf. Dennoch haben die Betroffenen im Mutterleib als Folge der erhöhten Nebennierenhormone im Gehirn einen Prozess der Vermännlichung durchgemacht. Und so verhalten sich diese Mädchen, die sich durchaus als weiblich ansehen, eher wie Jungen, interessieren sich für deren typische Beschäftigungen und Aktivitäten und wirken burschikos und herb auf ihre Mitmenschen. Viele der Betroffenen interessieren sich als Erwachsene auch wider Erwarten überhaupt nicht für Kinder und deren Erziehung und wollen keinesfalls selbst schwanger werden.

Und noch eine weitere Entwicklungsstörung stützt die These von der Geschlechtsprägung auf das Gehirn. Bei einer sehr seltenen Form des Scheinzwittertums** haben die Betroffenen einen

* Das kongenitale AGS ist ein angeborener und vererbbarer Enzymdefekt, der zur verminderten Bildung von Kortisol führt. Als Reaktion darauf vergrößert sich die Nebennierenrinde, um vermehrt Kortisol ausschütten zu können, produziert dabei aber auch wesentlich erhöhte Mengen an männlichen Hormonen. (Anm. d. Übersetzerin)

** Diese medizinisch als Pseudo-Hermaphroditismus masculinus (Scheinzwitter mit männlichem Erscheinungsbild) oder testikuläre Feminisierung (Verweiblichung trotz Hoden) bezeichnete Störung ist auf eine in

ganz normal männlichen Chromosomensatz (XY), und sie bilden in ihren Hoden auch reguläre Mengen von Testosteron. Sie besitzen aber keine Rezeptoren, also Andockstellen, für die männlichen Hormone in den Körperzellen. Deshalb bleiben die vorhandenen Hormone wirkungslos. Die Betroffenen entwickeln sich körperlich zu vollkommen normal aussehenden Frauen, weil die vorhandenen Hoden eben auch Östrogene bilden – wenngleich in relativ geringen Mengen. In der Pubertät bekommen die Betroffenen Brüste und erleben Lust und Sexualität wie jede Frau ihres Alters – mit einem Unterschied: Sie bekommen keine Periodenblutung, weil die Gebärmutter natürlich nicht vorhanden ist. Da das Gehirn vor der Geburt nicht männlich geprägt werden konnte, sieht eine Betroffene nicht nur aus wie eine Frau, sondern fühlt sich auch so – obwohl sie chromosomal gesehen männlich ist. Das weist darauf hin, dass unabhängig von der männlichen oder weiblichen genetischen Ausstattung die Hormone und ihr vorgeburtlicher Einfluss prägend für das sich entwickelnde Gehirn des Kindes sind und entscheidend für das spätere Lebensgefühl als Frau oder Mann.

Transsexuelle Menschen leben in einer besonderen psychischen Situation. Sie haben eine für ihr jeweiliges Geschlecht normale genetische Ausstattung mit entsprechenden körperlichen Merkmalen und Hormonspiegeln. Dennoch tragen sie das tief liegende Gefühl in sich, dem jeweils anderen Geschlecht anzugehören. Denkbar wäre, dass bei ihnen die sensible Phase für das Geschlechtsempfinden während ihrer Gehirnentwicklung irgendwie gestört wurde: durch Fehl- oder Mangelernährung der Mutter, massive Stressbelastung der Mutter oder die Einwirkung von Drogen, Medikamenten oder Umweltgiften. Einzelne Wissenschaftler meinen, dass auch Homosexualität auf eine Veränderung in der normalen Geschlechtsprägung des Gehirns zurückzuführen wäre. Die Ergebnisse einiger Studien deuten tatsächlich darauf hin, dass es zumindest für einzelne Personen zutreffen könnte.

Unter dem Eindruck der vielfältigen Studienergebnisse haben sich die Vorstellungen in Wissenschaft und Gesellschaft inzwi-

---

einzelnen Familien gehäuft auftretende, erbliche Gen-Anomalie zurückzuführen. (Anm. d. Übersetzerin)

schen verändert: Das Geschlecht ist nicht so unveränderlich festgelegt, wie man einst glaubte. Das Kerngeschlecht mit den Geschlechtschromosomen XX für Frauen und XY für Männer ist nur ein Teilaspekt und weniger bedeutsam – wichtiger ist der Einfluss der Hormone, die letztlich eine unveränderliche Prägung der Geschlechtsidentität hinterlassen. Das ist aus den, wenn man so sagen will, »Experimenten« der Natur erkennbar, die durch Mangel an Testosteron-Rezeptoren oder überschießende Mengen an Androgenen die beschriebenen Effekte bei den Betroffenen nach sich ziehen.

Die Zuordnung zur Männlichkeit oder Weiblichkeit ist bei anderen Spezies ohnehin viel flexibler als beim Menschen. Verschiedene Fischarten können sogar ihr Geschlecht komplett wechseln – je nachdem, in welcher Position sie in der Hackordnung ihrer Gruppe stehen. Wenn beispielsweise das Männchen in einem Schwarm blauköpfiger Lippfische (Thalassoma bifasciatum), einer Art Korallenfische, stirbt, beginnt sich das größte Weibchen im Schwarm augenblicklich wie ein Männchen zu verhalten und verwandelt sich innerhalb von Tagen mitsamt seiner Geschlechtsdrüsen (Gonaden) in einen männlichen Fisch*. Andere Fischarten sind Hermaphroditen: Sie haben zwei komplette Reproduktionssysteme und sind in der Lage, ihr Geschlecht innerhalb von Sekunden zu wechseln. Sie wechseln sich sogar dabei ab, ihre Eier gegenseitig zu befruchten. Was die Fische angeht, scheint vor allem die Größe ein konditionierender Faktor für das männliche Geschlecht zu sein.

Auch Menschen besitzen bekanntlich ein breites Spektrum von Gefühlen und männliche und weibliche Seiten in sich – obwohl ihr Geschlecht doch so festgelegt erscheint. Und im Übrigen kann sich auch die Neigung, sich eher dem einen oder dem anderen Geschlecht zugehörig zu fühlen, im Lauf der persönlichen Entwicklung ändern – abhängig vom Einfluss der Hormone nicht nur vorgeburtlich, sondern auch in späteren Entwicklungsphasen. Außerdem spielen natürlich die Einflüsse der Umwelt und der Lebensumstände eine sehr wichtige Rolle. So genannte männliche Eigenschaften wie die Übernahme von Verantwor-

* Man nennt dieses geschlechtsumgewandelte Weibchen dann mit dem biologischen Fachbegriff »super-male«! (Anm. d. Übersetzerin)

tung, das Zusammenführen von widerstreitenden Kräften in Gruppen, um wirkungsvolle Teams zu bilden, der Entwurf von Lösungsstrategien für komplexe Probleme und Erfolgsstreben ganz allgemein können auch von Frauen übernommen und entfaltet werden, wenn in der sozialen Gruppe die Männer ausfallen – wie beispielsweise zu Kriegszeiten, wenn die Männer nicht zu Hause und Frauen gezwungen sind, deren Aufgaben zu übernehmen*. So können auch so genannte weibliche Eigenschaften, wie die Neigung, sich um die Ernährung, den Schutz, die Entfaltung und das Wohlergehen von Schwächeren und Abhängigen zu kümmern, in Männern geweckt werden, wenn es die Umstände erfordern. Und so ist es sicher im Leben hilfreich, Fertigkeiten von beiden Polen zu entwickeln, dem männlichen und dem weiblichen. Wenn es zum Beispiel um die Versorgung von Patienten geht, ist es unerlässlich, dazu in der Lage zu sein, Befunde in ihrer Bedeutung und Wichtigkeit beurteilen, zügig und bedacht Entscheidungen fällen und angemessene Therapien auswählen und festlegen zu können. Es braucht aber nicht nur diese Fertigkeiten, um den ärztlichen Beruf erfolgreich auszuüben, sondern auch ein fein geschärftes Empfinden für die individuellen Bedürfnisse der Patienten nach Zuwendung und Sicherheit.

Was bleibt nun für jede Einzelne von diesen Erkenntnissen über das Gehirn, die Hormone und das Geschlecht Verwertbares zurück? Die Wissenschaft sucht nach Möglichkeiten, diese Einsichten in allen möglichen Lebensbereichen praktisch umzusetzen, doch vorerst nutzen sie vor allem im Verstehen und in der Behandlung von Krankheiten des Nervensystems. In Zukunft wird sich sicher das Spektrum möglicher Vorsorge- und Frühbehandlungs-Maßnahmen erweitern und vielleicht auch irgendwann die Möglichkeit auftun, manche dieser Krankheiten ganz zum Verschwinden zu bringen.

---

* Aus psychologischen Untersuchungen ist längst bekannt, dass Frauen gerade in den genannten sozialen Fertigkeiten zum Teil ohnehin besser ausgestattet sind. Man kann sogar diese Fertigkeiten in direkter Reihe als Fortführung der benannten »weiblichen« Eigenschaften ansehen. In unterschiedlich »konservativen« oder »liberalen« Gesellschaftsstrukturen mögen die Ansichten und Vorannahmen darüber – welche auch die nur scheinbar objektiven wissenschaftlichen Hypothesen bekanntlich nicht unberührt lassen – aber durchaus differieren. (Anm. d. Übersetzerin)

Östrogen und das Gehirn

Östrogen ist weit mehr als ein Fruchtbarkeitshormon – vor allem spielt es eine wichtige Rolle bei allen Wachstumsprozessen und der körpereigenen Zellreparatur, für Frauen und Männer gleichermaßen. Aus diesem Wissen resultiert auch die Überlegung, Östrogen als Anti-Aging-Hormon einzusetzen, um Alterungsprozesse im gesamten Organismus zu bremsen. Vor allem sollen altersbedingte Gedächtnisschwächen durch Östrogen aufgehalten werden können. Östrogen bindet sich an spezielle Östrogen-Rezeptoren, um seine Wirkung zu erzielen, und zwar sowohl auf der Oberfläche der Zellmembran, als auch im Inneren der Zelle. Im Zellinneren geschieht dies vor allem an Rezeptoren, die direkt auf dem Zellkern sitzen, in welchem die Chromosomen mit den in ihnen enthaltenen Genen als so genanntes genetisches Material enthalten sind. Der Zellkern reguliert mit Hilfe dieser Gene die unterschiedlichen Zellfunktionen, die diversen Wachstumsprozesse und alle Reparaturmechanismen des Körpers. In Zusammenwirken mit anderen Faktoren sorgt dort am Zellkern das Östrogen für die Bildung von Eiweißstoffen, die dann innerhalb der Zelle selbst oder an anderen Zellen als Aufbaumaterial, Botenstoff oder Enzym wirksam werden können.

Die umfangreichen und differenzierten Wirkungen des Östrogens im gesamten Organismus lassen sich auf Unterschiede an den Östrogenrezeptoren zurückführen. Hinzu kommen die Wirkungen so genannter Co-Faktoren, diverser Eiweißstoffe, die mit Östrogen zusammenwirken, seine Wirkung verstärken oder vermindern. Co-Faktoren treten während bestimmter Lebensalter in Aktion – das nennt man Alters-Spezifität –, und außerdem sind sie spezifisch für bestimmte Zielorgane und -gewebe.

Die Plastizität des Gehirns ist auf den Einfluss von Östrogen zurückzuführen. Wie beschrieben, wird jedes kleinste Stück Information von der Außenwelt als Substanz in das Gehirn aufgenommen, denn sobald der jeweilige Eindruck vom Organismus wahrgenommen wird, beginnt eine Gruppe von Nervenzellen sich mit dieser Information zu beschäftigen und verankert sie letztlich über ein jeweils neu gestaltetes Netzwerk von Neuronen im Gehirn. Ist der Informationsweg einmal festgelegt, kann er immer neu genutzt werden, und somit hat sich ein »Gedächtnis« für diese Information gebildet. Auf diesem Mechanismus beruht die Tatsache, dass es tatsächlich möglich ist, bestimmte Hirnareale zu vergrößern, indem für neue Sinneseindrücke immer neue Zellen für die Gedächtnisarbeit herangezogen und aktiviert werden. So können beispielsweise Musiker das Volumen desjenigen Hirnareals, das für das Darbieten von Musik zuständig ist, durch intensives Üben um bis zu 25 Prozent vergrößern. Und Östrogen ist für die Vermittlung und Erleichterung dieses Prozesses unerlässlich.

Östrogen-Rezeptoren finden sich in vielen Bereichen des Gehirns von Erwachsenen, und das Hormon hat ganz spezifische Wirkungen auf die Neuronen. So kann Östrogen die Anzahl der so genannten Dendriten erhöhen – dies sind verästelte Fortsätze an der Oberfläche der Nervenzelle. Sie verbinden sich über ihre jeweiligen Endplatten mit den Dendriten von anderen Nervenzellen. Über den schmalen Spalt zwischen den Endplatten, die so genannte Synapse, hinweg tauschen die Zellen mit der Hilfe von Überträgerstoffen (Neurotransmittern) Informationen aus oder leiten sie weiter.

Östrogen wirkt zudem als ein bedeutsamer Regulator vieler Hirnfunktionen. So ist es in der Lage, den Blutfluss zum Gehirn zu steigern und dem Gehirn die optimale Ausnutzung des Zuckers aus dem Blut zu ermöglichen – Glucose ist die wichtigste Energiequelle für das Gehirn. So ist zum Beispiel der Zuckerstoffwechsel in der Hirnrinde von Frauen vor den Wechseljahren um 19 Prozent aktiver als der von Männern im gleichen Alter.

Bessere Gedächtnisleistung mit Hormonen?

Vor dem Hintergrund der beschriebenen Beobachtungen ist es nur zu verständlich, dass die Rolle des Östrogens bei Frauen in den Wechseljahren besonderes Interesse auf sich zieht, da in diesem Lebensabschnitt bekanntlich die Östrogenspiegel im Organismus sinken. Studien mit Tieren haben gezeigt, dass Ratten unter echtem Östrogenmangel keine neuen Informationen aufnehmen und behalten können. Die Nervenzellen dieser Ratten haben auffallend weniger Dendriten als die von Ratten mit normalen Östrogenspiegeln. Aus solchen Studienergebnissen heraus kam die Empfehlung auf, Frauen in der Menopause, die an Konzentrationsstörungen und mangelnder Merkfähigkeit zu leiden hatten, mit einer Hormonersatztherapie zu behandeln. Frauen in den Jahren um die Menopause mit solchen Gedächtnisproblemen können unter einer Hormonersatztherapie tatsächlich besser lernen und klarer denken – zumindest vorübergehend. Doch ein jüngst herausgegebener Überblick über alle Studien, die sich bisher mit dem Erfolg von Hormonersatztherapien für die Hirnfunktionen beschäftigt haben, zeigt letztlich ziemlich enttäuschende Ergebnisse. Vor allem hinsichtlich der Alzheimer-Krankheit* haben sie keine langfristigen Besserungen erbringen können. Auch hat sich gezeigt, dass die Einnahme von Östrogenen die Wahrscheinlichkeit, an Alzheimer zu erkranken, nicht beeinflusst – mit Östrogenen lässt sich also nicht vorbeugen, wie es einige Zeit propagiert wurde.

Männer haben interessanterweise ihr ganzes Leben lang höhere Östrogenspiegel im Blut, als Frauen sie jenseits der Menopause natürlicherweise haben. Möglicherweise ist das der Grund für die Unterschiede, die sich bei den an Alzheimer erkrankten Männern und Frauen finden. Bei Frauen lassen nämlich die Gedächtnisfunktionen und die Sprachfertigkeit schneller und stärker nach als bei Männern – selbst bei gleich schwerer allgemeiner Störung der Aufmerksamkeit und des Denkvermögens. Auch die psychischen Symptome unterscheiden sich: Männer neigen eher zu aggressiven Gefühlsausbrüchen, Frauen hingegen ziehen sich niedergeschlagen, depressiv und emotional labil in sich zurück. In einer Studie von B. R. Ott und Kollegen konnte an Hand der Untersuchung des Blutflusses im Gehirn mittels SPECT-Untersuchungen** festgestellt werden, dass der Blutfluss Betroffener unterschiedlich gebremst war: bei Männern im gesamten Gehirn, bei Frauen häufiger ausschließlich auf der linken Seite[14]. Die

* Die Alzheimer-Krankheit ist eine über Jahre fortschreitende, in ihren Ursachen noch nicht vollständig aufgeklärte Hirnzerfallskrankheit, die vor allem Gedächtnis, Sprache, Denkvermögen, Erkennen und Handhabung von Dingen und das örtliche und zeitliche Orientierungsvermögen beeinträchtigt. Als Folge verändern sich auch die Beziehungen zu den Mitmenschen, die Vorstellung von sich selbst und die Fähigkeit, einen regulären Alltag zu gestalten. (Anm. d. Übersetzerin)

** SPECT ist die Abkürzung für Single Photon Emission Computed Tomography – eine Schichtuntersuchung des Gehirns, bei der an Hand des Blutflusses auf die Stoffwechselaktivität des Gehirns geschlossen werden kann. (Anm. d. Übersetzerin)

Gründe hierfür sind noch völlig unklar, es könnte jedoch möglicherweise mit der unterschiedlichen Verteilung von Östrogen-Rezeptoren im Gehirn von Männern und Frauen zu tun haben.

»Designer-Östrogene« und ihre Komplikationen

Nachdem Östrogene als Arzneimittel früher durch Extraktion aus Harn von Stuten oder Eierstöcken von Schweinen gewonnen wurden, war die pharmazeutische Herstellung von chemisch strukturgleichen Stoffen schon ein großer Fortschritt in der Medizin. Heute gibt es synthetische Östrogene, die den natürlichen nicht mehr einfach »nachgebaut« sind, sondern ihnen in ihren Funktionen gleichen. Diese so genannten Designer-Östrogene können gewünschte Östrogenwirkungen nachahmen, unerwünschte aber vermeiden. So besetzt beispielsweise das synthetische Hormon Tamoxifen die Östrogen-Rezeptoren im Brustdrüsengewebe und hindert damit das natürliche Östrogen daran, das Gewebe stimulierend zu beeinflussen. Dieses Medikament wird vor allem von Frauen verwendet, die Brustkrebstumore entwickelt hatten, die auf Östrogen reagieren. Das Mittel besetzt die Rezeptoren, und so kann das Gewebe von dem im Körper vorhandenen Östrogen nicht zu erneutem Krebswachstum angeregt werden. Ein weiteres Medikament, das Raloxifen, ist in der Lage, Osteoporose vorzubeugen. Werden diese Mittel hinsichtlich dieser besonderen Indikationen angewendet, sind sie hilfreich. Bisher weiß man allerdings noch nicht genau, welche Wirkungen sie auf das Gehirn ausüben können. Damit kennt man auch möglicherweise weitreichende Nebenwirkungen noch nicht. Denn diese so genannten Östrogen-Analoga könnten im schlimmsten Fall die für alle Körperzellen wichtige Reparatur- und Aufbauwirkung des Östrogens blockieren. Die ersten Studien an Frauen, die diese Präparate drei Jahre lang eingenommen hatten, haben bisher jedoch keine weitreichenden Nebenwirkungen hinsichtlich ihrer Hirnfunktionen und intellektuellen Fähigkeiten gezeigt.

Schlaganfall bei Männern und Frauen

Männer erleiden häufiger als Frauen einen Schlaganfall (cerebrovaskulärer Insult) – bei Frauen geht das Ereignis jedoch häufiger tödlich aus, denn sie werden meist in höherem Alter getroffen. Eine Studie zeigt auf, dass bis zu 25 Prozent der von einem

Schlaganfall betroffenen Frauen daran verstarben; bei Männern waren es nur 14 Prozent. Unter den Überlebenden ging es den Frauen jedoch deutlich schlechter als den Männern: Ihre intellektuellen Fähigkeiten hatten gelitten, sie waren weniger gut in der Lage, sich selbst zu versorgen und wiesen zudem noch eine höhere Suizidrate auf. In einer Studie an über 37.000 Schlaganfallpatienten war die Suizidrate unter den Frauen zwei Mal so hoch wie unter den Männern – mit einem Schwerpunkt bei den jüngeren Frauen.

Das Risiko, einen Schlaganfall zu erleiden, ist für Raucherinnen mit 20 Prozent deutlich erhöht. Hormonelle Verhütung, insbesondere mit der »Pille«, lässt das Risiko ebenfalls ansteigen – doch seit es die neueren »Pillen« mit niedrigen Östrogendosierungen gibt, ist das Risiko unter die früheren Werte gesunken. Östrogen verstärkt – ganz besonders bei Frauen, die wegen Gerinnungsstörungen ein erhöhtes Risiko dafür haben – die Gerinnungsfähigkeit des Blutes: Denn es können sich Gerinnsel bilden, die als Embolien* die Gefäße verstopfen. Besonders gefährlich ist dies für diejenigen, die schon Probleme mit Krampfadern oder Thrombosen hatten oder gar schon eine Embolie im Lungengefäßsystem (Lungenembolie). Diese Frauen sollten keinesfalls – egal in welcher Form – Östrogene anwenden. Das dreifach erhöhte Risiko von Pillenbenutzerinnen, einen Schlaganfall zu erleiden, ist nahezu ausschließlich auf die Kombination von »Pille« und Rauchen oder die Anwendung hormoneller Verhütung trotz hohem Blutdruck oder Migräne zurückzuführen. Bluthochdruck stellt übrigens schon für sich genommen einen Risikofaktor für Schlaganfall dar.

Die körperliche Seite der Depression

Wenn die Geschlechtshormone zu einer erkennbaren strukturellen Differenz im Gehirn von Männern und Frauen führen, liegt die Vermutung nahe, dass sie auch das Gefühlsleben und Verhalten hormonell zu beeinflussen vermögen. Schon unsere Alltags-

* Eine Embolie (von griechisch ballein = werfen) ist der Verschluss eines arteriellen Blutgefäßes durch ein aus dem venösen System fortgeschlepptes Blutgerinnsel – mit entsprechenden Durchblutungsstörungen (Schlaganfall) und nachfolgendem Zellzerfall. (Anm. d. Übersetzerin)

erfahrung weist daraufhin: Stimmungsschwankungen, trübe Gedanken und Mühe, klare Gedanken zu fassen, kennzeichnen für nicht wenige Frauen zum Beispiel die »Tage vor den Tagen«.

Wie Hormone nun die Stimmung genau beeinflussen, ist bis heute nicht klar, dass sie es tun, aber durchaus. Eine wachsende Zahl an Forschern ist inzwischen der Ansicht, dass die Vernetzung der Nervenzellen durch die Geschlechtshormone beeinflusst wird. Wie oben beschrieben, kommunizieren die Neuronen über Botenstoffe miteinander, die von einer Zelle abgegeben und von der Nachbarzelle aufgenommen werden. In diesen Prozess des Informationsaustauschs sind mehrere, biochemisch verschiedene Stoffe einbezogen. Dazu gehören Serotonin, Acetylcholin, Beta-Endorphine, Dopamin, Norepinephrin und andere. Die genannten Stoffe spielen bei der Gefühlsregulation alle eine Rolle, wobei ihre Konzentrationen und die Verteilung der Botenstoffe in den Gehirnen von Männern und Frauen ganz verschieden sein können, abhängig auch vom Alter. Bei Tieren beeinflusst Östrogen die Menge des gebildeten Botenstoffes und seine Konzentration im Synapsenspalt – doch sind seine Wirkungen nachweislich abhängig vom Geschlecht des Tieres. So fördert eine Östrogenbehandlung bei Ratten die Lernfähigkeit der Weibchen, hat jedoch keinen Einfluss auf die Männchen, für die Schilddrüsenhormone günstiger sind.

Beim Menschen jedoch fördert das Östrogen die Empfindlichkeit und Intensität, mit der Nervenzellen auf Serotonin reagieren. Ebenso ist es mit Norepinephrin. Auch steigert das Östrogen die Anzahl der Rezeptoren für Norepinephrin im Gehirn.

Depressionen machen sich bei den Betroffenen in ganz unterschiedlicher Weise bemerkbar. Manche Depressive weinen häufig und erscheinen sehr traurig und bedrückt. Andere wirken eher nörglig, klagsam oder gereizt, und wieder andere ziehen sich derart zurück, dass sie die meiste Zeit schlafen, fast gar nicht auf ihre Umwelt reagieren und nicht mit ihr Kontakt halten. Depressive Frauen sind – ohne für andere ersichtliche Gründe – weit häufiger als depressive Männer voller Angst und innerer Spannung. Das kann so weit gehen, dass die Betroffenen sich nicht mehr aus dem Haus trauen. Wieder andere Frauen leiden unter Panikattacken, während derer sie sich wie gelähmt fühlen und den Eindruck haben, die ganze Welt sei von einem ungreifbaren Entsetzen erfüllt –

bis hin zu ausgesprochener Todesangst. Depressive Männer hingegen reagieren viel eher aggressiv auf ihre belastende innere Situation und suchen die Spannung in Alkohol zu ertränken oder brechen in Wutanfälle aus.

Die Frage nach der Erblichkeit von Depressionen ist inzwischen eindeutig beantwortet. Studien an eineiigen Zwillingen zeigen, dass selbst wenn die Kinder nach der Geburt beispielsweise durch Adoption getrennt wurden – der Umweltfaktor somit ausgeschlossen wurde –, der andere Zwilling ein signifikant höheres Risiko trägt, wenn einer an einer schwereren Depression erkrankt. Dabei spielt allem Anschein nach das Geschlecht eine Rolle: Gegengeschlechtliche haben ein geringeres Risiko als gleichgeschlechtliche ein- oder zweieiige Zwillinge. Bisher ist jedoch nicht geklärt, wie das Geschlecht auf die Anfälligkeit für Depressionen Einfluss nimmt; nicht einmal ob das X-Chromosom dabei eine Rolle spielt.

Zweifellos sind Depressionen bei Frauen doppelt so häufig wie bei Männern. Dieser Unterschied taucht in der Mitte der Adoleszenz auf, was viele Wissenschaftler zu der Annahme geführt hat, dass zumindest ein Teil dieses Phänomens kulturelle Wurzeln hat. Die Einflüsse der Gesellschaft, ihre Vorstellungen von Weiblichkeit und die Art, wie Frauen behandelt werden, beeinflussen das sich erst entwickelnde und noch fragile Selbstwertgefühl junger Frauen. Bei manchen ziehen sie ein Gefühl von Bedrücktheit und Wertlosigkeit nach sich. Andere Studien wieder behaupten, dass allein die biologische Tatsache, weiblich zu sein, schon ausschlaggebend sei: Die Häufigkeit von Depressionen bei Frauen ist in allen Ländern der Welt identisch – außer in Indien*. Natürlich ziehen die einzelnen gesellschaftlichen Faktoren Frau-

* Niemand weiß wirklich, warum gerade in Indien die Depression seltener ist als im Rest der Welt. Indische Frauen vermuten selbst, es sei auf ihre häuslichen, familiären Strukturen zurückzuführen. Denn mehrere Generationen von Frauen leben dort in einem Haushalt zusammen, teilen die Verantwortung und stützen sich gegenseitig in ihrem fest gewebten sozialen Kontext. Interessanterweise nähert sich die Häufigkeit (Inzidenz) des Auftretens von Depressionen bei Hausmännern, die an das Haus gebunden sind und für Kinder und Haushalt sorgen, der von Frauen. Möglicherweise liegt es also doch am sozialen Kontext und nicht an der biologischen Ausstattung der Frauen!

en und Männer auf ganz unterschiedliche Weise in Mitleidenschaft. So haben verheiratete Männer seltener als verheiratete Frauen mit Depressionen zu kämpfen – obwohl der Ehestand allgemein für eine bessere körperliche Gesundheit sorgt, als sie Unverheiratete genießen. Das Leben mit Kindern – besonders mit drei und mehr Kindern – nimmt keinen Einfluss auf die Depressionsrate bei Männern. Ganz anders bei Frauen – mit einer Ausnahme: Frauen in Mittelmeerländern leiden bei höherer Kinderzahl nicht verstärkt an Depressionen. Man vermutet, es habe mit der sozialen Wertschätzung dieser Gesellschaften für Kinderreichtum zu tun*. Um ihre Stimmung stabil zu halten und nicht in Depressionen zu verfallen, hilft es vielen Frauen, ihre Erwerbsarbeit wieder aufzunehmen – besonders wenn sie noch eher kleine Kinder haben. Frauen, die mit Kind auch außer Haus arbeiten, haben nachweislich seltener Depressionen als Frauen mit geringerem Kontakt zu Erwachsenen.

Hormone als Stimmungsmacher

Die Hormone des Eierstocks – ob natürlicherweise vorhanden oder als Medikamente eingenommen – haben bei Frauen einen direkten Einfluss auf die Stimmung. Frauen, die prämenstruell stark an Stimmungsschwankungen leiden, geht es meist besser, wenn sie ein hormonhaltiges Verhütungsmittel wie die »Pille« einnehmen, welches den Eisprung unterdrückt. Allgemein gesehen heben Östrogene die Stimmung und vermitteln ein Gefühl von Wohlbefinden. Gestagene hingegen – insbesondere erhöhte Progesteron-Spiegel im Blut – führen eher zu Missbefindlichkeiten**. Die Beeinflussbarkeit der Stimmung durch Hormone ist bei jenen Frauen, die Hormone zur Verhütung oder gegen Wech-

---

* Interessant in diesem Zusammenhang ist, dass Italien inzwischen mit 1,2 und Spanien mit 1,15 Kindern pro Frau zu den Ländern mit der geringsten Geburtenrate in Europa gehören – und das auf Wunsch der Frauen. Zum Vergleich: Deutschland 1,3, Österreich 1,41, Schweiz 1,47, Frankreich 1,71, USA 1,9 (Deutsches Statistisches Bundesamt 2002). (Anm. d. Übersetzerin)

** Progesteron ist jenes Hormon, das in der zweiten Zyklushälfte vom Gelbkörper gebildet wird, der nach dem Eisprung übrig gebliebenen Eihülle. Progesteron sorgt für die Einnistung eines befruchteten Eis und den Erhalt der frühen Schwangerschaft. (Anm. d. Übersetzerin)

seljahresbeschwerden einnehmen, besonders auffallend, wobei einzelne der künstlichen Gestagene in den Präparaten die Befindlichkeit mancher Anwenderinnen besonders gravierend stören. Wenn beispielsweise während der zweiten Zyklushälfte unter Einnahme einer »Pille« die Stimmung stark schwankt oder geradezu in den Keller fällt, kann der Wechsel auf eine »Pille« mit einem chemisch anderen Gestagen-Anteil sehr hilfreich sein.

Ebenso kann es Frauen gehen, die gegen Wechseljahresbeschwerden Hormone anwenden. Auch ihre Stimmung kann sich deutlich bessern, wenn sie auf ein anderes Kombinationspräparat umstellen oder zu den fast immer als stabilisierend und aufhellend empfundenen Östrogen-Pflastern ein neues Gestagenpräparat hinzunehmen. Einzelne Frauen vertragen Progesteron überhaupt nicht, jedenfalls nicht, wenn es über Tabletten, Pflaster oder gar Spritzen in den Blutkreislauf gerät. Für sie gibt es neuerdings Progesteron als Scheidenzäpfchen – die äußerst bequem und wirkungsvoll anzuwenden sind – oder als hormonaktiver Bestandteil in speziellen Intrauterin-Spiralen.

Interessanterweise binden sich Gestagene und bestimmte Beruhigungsmittel (Tranquilizer) an denselben Stellen an der Hirnzelle an. Das bedeutet, dass selbst starke Beruhigungsmittel wie etwa Valium® (Diazepam) keinen beruhigenden Effekt erzielen können, wenn die zuständigen Rezeptoren von Gestagenen blockiert sind – im Gegenteil: Die belastende Gereiztheit kann noch zunehmen. Zudem können Gestagene auf den Serotoninstoffwechsel einwirken. Deshalb sind bestimmte Antidepressiva*, die die Serotoninspiegel im Synapsenspalt anheben, nach den Ergebnissen einiger Studien so wirkungsvoll gegen prämenstruelle Beschwerden. Inzwischen werden sie – zumindest in den USA – als geeignete Medikation gegen das prämenstruelle Syndrom**

---

* Diese Medikamente heißen pharmakologisch selektive Serotonin-Wiederaufnahme-Hemmer (SSRI = selective serotonin-reuptake inhibitors). Prozac gehört als bekanntestes Medikament – in Europa unter dem Namen Fluctin angeboten – zur Gruppe dieser Mittel. (Anm. d. Übersetzerin)

** Das prämenstruelle Syndrom (PMS) ist eine Bündelung von über 200 Einzelsymptomen, die alle in Zusammenhang mit der Menstruation auftreten sollen. PMS gilt in den deutschsprachigen Ländern Europas nicht als eine ausschließlich psychiatrische Erkrankung. Je nach ärztlicher

angesehen, welches die American Psychiatric Association als eine psychische Erkrankung namens *premenstrual dysphoric disorder* und damit eine Untergruppe der Depressionen klassifiziert.

Wochenbettdepression: Wenn der Baby-Blues zum Problem wird

Bei kaum einer Störung ist der stabilisierende und destabilisierende Einfluss der Hormone auf Stimmung und Wohlbefinden so eindrucksvoll, wenngleich bedrückend erlebbar wie bei einer Depression im Wochenbett. Eine Wochenbettdepression trifft nach neuesten europäischen Zahlen etwa jede fünfte junge Mutter – je nach Studie zwischen acht und 14 Prozent der Entbundenen. Dieser abrupte Stimmungsabfall ist auf das starke Absinken der Östrogene und Gestagene innerhalb der ersten zwei Tage nach der Geburt des Kindes zurückzuführen. Alle Frauen kennen dieses Phänomen in milder Form: Die Stimmung wird labil, Zweifel tauchen auf, Unsicherheit, Reizbarkeit bis hin zur Niedergeschlagenheit. Der Baby-Blues hat begonnen. Normalerweise vergeht er innerhalb der ersten Woche nach der Entbindung.

Die echte Wochenbettdepression ist eine sehr ernst zu nehmende psychische Erkrankung, die nicht einfach von selbst wieder vergeht. Oftmals ist die medikamentöse, psychotherapeutische und soziotherapeutische Behandlung in einer psychiatrischen Klinik notwendig – es gibt in Deutschland und Österreich inzwischen einige wenige Kliniken mit spezialisierten Abteilungen, die Mutter und Kind zur Behandlung aufnehmen. Dort wird den Frauen auch ein Teil der ihnen als kaum zu bewältigen erscheinenden Versorgung des Kindes abgenommen, und sie werden behutsam und Schritt für Schritt in die neue Lebenssituation begleitet.

Fachrichtung wird PMS anders gesehen: Gynäkologen stufen es eher als reine Hormonstörung ein; Vitaminmangelzustände und Genussmittel-Missbrauch werden von Internisten diskutiert; von Psychiatern wird es als Hirnstoffwechselstörung und von Psychosomatikern eher als ein Zusammenwirken psychosozialer und kultureller Belastungsfaktoren angesehen. Letztere These wird von vielen psychosomatisch denkenden Gynäkologen heute weitgehend anerkannt. (Anm. d. Übersetzerin)

Betroffene Frauen haben ein dreihundertfach erhöhtes Risiko im Vergleich zu anderen Frauen, bei einer weiteren Entbindung erneut depressiv zu reagieren. Nicht nur die Mutter leidet jedoch an allen Zeichen der Depression, auch das Baby ist betroffen, das einerseits still und verschlossen ist, andererseits übererregbar und schwer zu beruhigen. Viele Kinder erkranken selbst später an Depressionen. In ganz seltenen Fällen können die Verzweiflung und überwältigende Gefühle der Sinnlosigkeit die Mutter in einen Zustand von Realitätsverkennung (Psychose) versetzen, und es kann sogar zur Kindstötung kommen. Solche außergewöhnlichen Ereignisse sind im Übrigen in den meisten westlichen Ländern durchaus als schwere psychische Erkrankung anerkannt – außer in den USA! Dort werden die betroffenen Frauen nicht wie medizinisch angemessen in einer psychiatrischen Klinik betreut, sondern tatsächlich als Kriminelle ins Gefängnis geschickt.

Stimmungswechsel Wechseljahre

Die Wechseljahre sind keineswegs eine Zeit der Depression – schwere psychiatrisch zu behandelnde Depressionen kommen nicht etwa wegen der Wechseljahre in diesem Lebensalter häufiger vor. Allerdings kann der sinkende Östrogenspiegel seine Auswirkungen haben – auch auf die Stimmung. Es wird diskutiert, dass eine Hormonersatztherapie bei anfälligen Frauen möglicherweise den Ausbruch einer Depression verhindern könnte, die sie sonst rund zehn Jahre nach der Menopause ereilt hätte. Andere Studien haben gezeigt, dass Östrogen die Wirksamkeit der SSRI-Medikamente (Serotonin-Wiederaufnahmehemmer) gegen Depression verstärken kann.

Bei älteren Frauen mit einem tatsächlich bestehenden Östrogenmangel können sich Demenz und Depression überlappen. So kann das Gefühl, nur mit Mühe klar denken zu können, sowohl auf eine Depression als auch auf eine beginnende Demenz zurückzuführen sein. Und umgekehrt zeigen rund 30 Prozent der von fortschreitender Demenz Betroffenen auch alle Anzeichen einer schweren Depression. Dies trifft allerdings nicht auf Jüngere zu. Ob nun aber eine Hormonersatztherapie tatsächlich die Wahrscheinlichkeit, an einer Depression zu erkranken, senkt, wird unter Experten kontrovers diskutiert. Immerhin weiß man, dass Ältere die so genannten trizyklischen Antidepressiva, wie beispielsweise Amitryptilin, besser vertragen als SSRI. Bei Jüngeren wieder ist es genau umgekehrt: Jungen Frauen mit Depressionen ist mit SSRI besser geholfen als mit Trizyklika.

Stress und Hormone

Jede stressige Situation, die einen unter Druck bringt – gleich ob in belastende Hektik oder freudige Aufregung –, sorgt für den Ausstoß von Stresshormonen aus der Nebennierenrinde, den so genannten Adreno-Kortikoiden. Die Spiegel dieser Hormone werden durch ein hoch differenziertes Netzwerk von Rückkoppelungsmechanismen kontrolliert und gesteuert. Im Gehirn ist hierzu eine bestimmte Hirnregion unterhalb der Großhirnrinde, der Hippocampus, zuständig, sowie die Hirnanhangsdrüse und die Nebennierenrinde. Ähnlich wie es bei den Geschlechtshormonen der Fall ist, wirken die Nebennierenhormone direkt auf das Gehirn ein.

Die Stressregulierung verläuft in charakteristischer Weise unterschiedlich bei Männern und Frauen. Erlebt eine Frau eine ihr unangenehme und belastende Situation, verstärkt und verlängert das Östrogen im Blut noch die Stressreaktion der Nebennierenrinde – mit entsprechendem Hormonausstoß. In einer Studie wurde jungen Männern kurzfristig Östrogen verabreicht und ihre Stressreaktion getestet: Auch bei ihnen kam es zur beschriebenen Intensivierung der Stressreaktion. Diese Verbindung zwischen Stressreaktion und Östrogenhaushalt könnte vielleicht erklären, warum junge Mädchen so viel stärker auf belastende und stresserfüllte Lebenssituationen wie die Pubertät reagieren. Und diese Lebensphase ist die gleiche, in der eine erste statistische Häufung an Depressionen beim weiblichen Geschlecht nachweisbar ist. Umgekehrt könnte sich so auch die Reaktion vieler Frauen erklären, welche die Wechseljahre als eine Phase von emotionaler Beruhigung und größerer innerer Stabilität erleben. Denn in den Wechseljahren verschwinden die zyklusbedingten Schwankungen der Östrogene und Gestagene, um sich auf einem ruhigeren Niveau einzupendeln. Einige Experten führen die vergleichsweise größere Häufigkeit von Krankheiten, die mit emotionalen Belastungen einhergehen oder von ihnen ausgelöst werden, wie zum Beispiel posttraumatische Belastungsstörungen* oder Autoimmunkrankheiten**, auf diese enge Vernetzung zwischen den Sexualhormonen und der Stressreaktion bei Frauen zurück.

Was Frauenmedizin für Gehirn und Nervensystem leisten kann

Wie die Ausführungen in diesem Kapitel gezeigt haben, steckt die geschlechtsspezifische Forschung an Gehirn und Nervensystem noch in den Kinderschuhen. Die bisher bekannten Ergebnisse sind zwar auf der theoretischen Ebene sehr faszinierend, aber noch kaum wirkungsvoll in die Praxis umzusetzen. Vor allem, weil es nur schwer möglich ist, die biologischen Faktoren von den psychischen und sozialen abzugrenzen – sie wirken eng vernetzt und beeinflussen einander. Was die Interaktionen zwischen Geschlechtshormonen und Nervensystem angeht, gibt es inzwischen durchaus Möglichkeiten, mit Medikamenten einzugreifen und Beschwerden zumindest zu modulieren, wenn nicht sogar zu heilen.

Stimmungsschwankungen in den Wechseljahren

In den Wechseljahren treten bei vielen Frauen typische Symptome auf, die eindeutig auf die schwankenden Hormonspiegel zurückzuführen sind. Dazu gehören die vorwiegend psychisch belastenden Probleme Schlafstörungen, Stimmungsschwankungen und Konzentrationsstörungen. Diese lassen sich oft schon mit einer ganz normalen »Pille« zur Verhütung regulieren.

Es ist jedoch sehr wichtig, die Kontraindikationen und möglichen Nebenwirkungen der »Pille« zu beachten. Das heißt, dass Frauen, die an Bluthochdruck leiden, eine Thrombose oder Embolie erlebt haben oder rauchen, die »Pille« wegen des damit ver-

---

* Die posttraumatische Belastungsstörung ist eine Störung der seelischen Befindlichkeit, die durch ein bedrohliches oder katastrophales Ereignis ausgelöst wird. Bei den Betroffenen führt dieses Erlebnis zu dauerhaften Nachhall-Erinnerungen (*flash-backs*) und Angst davor, dass es sich wiederholen könnte. (Anm. d. Übersetzerin)

** Autoimmunkrankheiten sind allergische und letztlich zerstörerische Reaktionen des Organismus auf sich selbst. Bei diesen Krankheiten entstehen Antikörper gegen körpereigene Zellen oder Gewebe, welche dann zerstört werden. (Anm. d. Übersetzerin)

bundenen Risikos für einen Schlaganfall keinesfalls nehmen dürfen. Frauen, die an einer östrogensensiblen Krebsart erkrankt sind, beispielsweise Brust- oder Gebärmutterkrebs, müssen eine eventuelle Hormontherapie unbedingt ausführlich auf die möglichen Risiken hin ärztlich abklären lassen.

Die so genannten Designer-Östrogene können bei der richtigen Indikation, zum Beispiel bei Osteoporose, sehr hilfreich sein. Während einer solchen Therapie sollten aber möglicherweise auftretende Nebenwirkungen genau beachtet werden – vor allem solche, die auf eine Beeinträchtigung des Gehirns schließen lassen, wie Konzentrationsstörungen, Merkschwächen oder Stimmungsschwankungen. Das Risiko von Nebenwirkungen der Designer-Östrogene ist noch unzureichend erforscht.

Stimmungsschwankungen bei PMS

Die psychischen Begleiterscheinungen eines PMS – starke Stimmungsschwankungen – können medikamentös behandelt werden. Hierzu lassen sich die Antidepressiva SSRI einsetzen. Manchen Frauen ist allerdings schon mit einer »Pille« gedient, denn sie unterbricht den natürlichen Zyklus mit seinen Hormonwechseln, nimmt den Stimmungsschwankungen damit die Spitze und lässt die Hormonwerte sich auf einem mittleren Niveau einpendeln.

Natürliche Hilfen gegen PMS

Viel sinnvoller kann es allerdings als erster Versuch sein, die schwankenden Hormonwerte auf natürlichem Weg zu beeinflussen. Durch regelmäßigen Ausdauersport, zum Beispiel Walken oder Joggen, pendelt sich der gesamte Stoffwechsel auf stabilere Werte ein – das Netzwerk der Interaktion zwischen den verschiedenen Hormonsystemen und nicht nur ausschließlich die Sexualhormone werden angeregt. Die Wirkung solcher Maßnahmen ist allerdings nicht so schnell zu erwarten wie die Verwendung von Tabletten – aber nachweislich anhaltender und vor allem ohne potenziell risikoreiche Nebenwirkungen erkauft. Zudem stabilisiert Ausdauersport das Wohlbefinden und fördert ganz allgemein das Vertrauen in den eigenen Körper.

Stimmungswechsel bei jungen Mädchen

Versuche, das Selbstvertrauen zu stärken, können auch für die meist von starken Stimmungswechseln und Selbstwertzweifeln geplagten Jugendlichen hilfreich sein. Vor allem Mädchen brauchen in dieser Lebensphase die Unterstützung ihrer Mütter – so schwer es oft auch fällt, die verschlossene, abweisende oder sogar aggressive Haltung der Töchter zu überwinden. Für manche Jugendliche kann auch eine psychotherapeutische Beratung in Frage kommen, wenn etwa Selbstzweifel und Unsicherheit zu groß werden.

Depressionen im Wochenbett

Die Wochenbettdepression ist eine nicht zu unterschätzende psychische Krankheit, die bei acht bis 14 Prozent der Frischentbundenen auftritt. Der für alle Frauen typische Baby-Blues in den ersten Tagen nach der Entbindung hat damit nichts zu tun – wenngleich beide Störungen auf die nach der Geburt des Kindes radikal sinkenden Hormonspiegel zurückzuführen sind. Die Wochenbettdepression ist eindeutig ein biochemisches Ungleichgewicht im Hormonstoffwechsel mit schweren Wirkungen auf Gehirn und Psyche. Sie wiederholt sich mit großer Wahrscheinlichkeit bei jeder Entbindung, deshalb sollten Frauen, die sie bereits einmal erlebt haben, im Vorfeld schon dafür sorgen, dass sie nach der Entbindung tatkräftige Hilfe zur Seite haben und vor allem bei Symptomen einer Depression, wie anhaltende Niedergeschlagenheit oder selbstschädigende oder destruktive Impulse dem Baby gegenüber, sich sofort ärztlich behandeln lassen. Depressionen sind behandlungsbedürftige Erkrankungen und dürfen nicht abgetan werden. Es gibt auch keinen Grund, sich ihrer zu schämen – selbst wenn andere aus Unverstand schlecht und entwertend über Menschen mit psychischen Krankheiten sprechen.

Die Therapie einer schwereren Depression sollte zweigleisig ablaufen: einerseits mit den entsprechend wirksamen Medikamenten, zum Beispiel SSRI – die bei Frauen besser wirken im Gegensatz zu den trizyklischen Antidepressiva, die für Männer günstiger sind –, und andererseits mit psychotherapeutischen Gesprächen und handfesten Hilfen zur Entlastung und Lebensgestaltung. Bei der Wochenbettdepression ist eine Klinikbehandlung häufig unumgänglich, aber auch gerade zur Unterstützung der Mutter besonders wichtig.

Depressionen in den Wechseljahren

Depressionen sind in den Wechseljahren statistisch gesehen nicht häufiger als in jedem anderen Lebensalter. Bei einer familiären Neigung zur Depression oder früher schon durchgemachten depressiven Erkrankungen kann es jedoch mit einer Latenz von rund zehn Jahren nach der Menopause zum Beginn einer depressiven Erkrankung kommen. Frauen mit den beschriebenen Risikofaktoren sollten deshalb in den Wechseljahren zumindest mit ihrer Ärztin oder ihrem Arzt überlegen, ob eine Hormonersatztherapie nicht sinnvoll wäre. Denn durch diese kann möglicherweise vorgebeugt werden. Auch wenn es später tatsächlich zur Depression kommt, kann vor einem Antidepressivum zunächst eine Hormonersatztherapie versucht werden – sie ist allem Anschein nach in diesem Fall ebenso wirksam wie SSRI.

Frauen sollten unbedingt darauf achten, neben Haus und Kindern sinnvolle und persönlich befriedigende Tätigkeiten zu finden – sei es Erwerbsarbeit, Ehrenamt oder persönliche Interessen. Das reduziert die Wahrscheinlichkeit, depressiv zu werden, und hilft oft ebenso gut wie Medikamente. Depressionen äußern sich bei Frauen oft auch in Ängsten, zum Beispiel der Agoraphobie – der Angst vor freien Räumen – oder der Klaustrophobie – der Angst in beengten Räumen und unter vielen Menschen. In diesen Fällen sollte an Medikamenten immer zunächst ein Antidepressivum versucht und kein Beruhigungsmittel genommen werden. Denn Letztere wirken oft nur in Bezug auf das Symptom und nicht auf die zugrunde liegende Krankheit, ziehen in jedem Fall körperliche und psychische Abhängigkeit nach sich, und beim Absetzen entsteht vielfach ein starker Rückfall in die Ängste – ohne dass sich an der Depression irgendetwas geändert hätte. Antidepressiva machen übrigens auch bei längerer Einnahme nicht abhängig.

3 Arzneimittel-Wirkungen

An der Verarbeitung eines Arzneimittels im Stoffwechsel sind zahlreiche Faktoren beteiligt, und verschiedene Patienten reagieren auf ein und denselben Stoff oft recht unterschiedlich. Deshalb sollte es ärztliche Grundregel sein, außergewöhnliche Arzneimittelreaktionen, von denen die Patienten berichten, ernst zu nehmen und zu registrieren*. Es ist für Ärzte allerdings schwierig, ihr Standardwissen einem ungewöhnlichen Phänomen gegenüber zu hinterfragen. Aber sicher ist es ein großer Fehler, die Erfahrungen der Patienten abzutun und nicht als wertvolle Rückmeldung anzuerkennen.

Meine Patientin Jane berichtet, dass sie nicht einmal die geringste Dosis der Medizin vertrage, die ich ihr verschrieben habe. Ich hatte ihr die flüssige Form des Arzneimittels verordnet, die man bei Kindern anwendet, sodass sie die Einnahme mit wenigen Tropfen beginnen konnte. Doch sogar diese geringe Dosis mache sie unerträglich schläfrig, meint Jane. Der Patient Harry andererseits schluckt eine weit größere Dosis desselben Mittels und erzählt, dass er nicht die geringste Wirkung spürte. Erst nach Verdoppelung der gewöhnlichen Dosis berichtet er von einem Effekt. Jane bildet sich nicht bloß ein, dass sie so empfindlich reagiert. Und auch Harry ist kein Simulant. Also liegt es an mir als Arzt aufzudecken, was denn die unterschiedliche Reaktion der beiden auf dasselbe Arzneimittel hervorruft.

Das klingt einfacher, als es ist. Zwar gibt es offensichtliche Unterschiede in Gewicht und Körperbau zwischen den beiden – Jane wiegt ungefähr 60 Kilo und Harry 80 –, aber andererseits hätte die sehr unterschiedliche Dosierung den Gewichtsunterschied mehr als ausgleichen müssen.

Der wichtigste Anhaltspunkt könnte in diesem Fall der Geschlechtsunterschied sein: Klinische Versuche, welche die wirk-

* In Deutschland werden solche ungewöhnlichen Wirkungen und Nebenwirkungen von der Kassenärztlichen Bundesvereinigung gesammelt – wöchentlich liegt dem Deutschen Ärzteblatt ein entsprechendes Meldeformular bei. (Anm. d. Übersetzerin)

samste und zugleich sicherste Dosis dieses Arzneimittels ermitteln sollten, wurden nur an Männern durchgeführt. Jeder, der an den Tests und der Zulassung des Arzneimittels beteiligt war, nahm an, dass die Daten der Männer auch für die Frauen gelten würden. Warum das nicht unbedingt der Fall sein muss, können die nachfolgenden Überlegungen zeigen.

Wie der Körper Medikamente verarbeitet

Meist denkt man, dass die Medizin, die man nimmt, so wirken wird, wie es die Verordnung anstrebt oder der Beipackzettel beschreibt: Aspirin wird Kopfweh lindern, Antibiotika werden eine Infektion heilen, und eine Schlaftablette wird eine friedliche Nacht bereiten. In Wirklichkeit bestimmen viele verschiedene Faktoren, wie ein Körper auf Arzneimittel reagiert. So beeinflusst schon die Art, wie das Arzneimittel in unseren Körper gelangt, die Entfaltung seiner Wirkung. Zum Beispiel wirkt ein Medikament, das geschluckt wird, langsamer und weniger verlässlich als eine Injektion des Mittels direkt in den Blutstrom. Im Allgemeinen ist Zeit genug für eine langsamere Wirkung, und deshalb genügt es, das Medikament einzunehmen. Ein Notfall aber rechtfertigt die zusätzlichen Unannehmlichkeiten einer Injektion: In kritischeren Situationen kann sie buchstäblich lebensrettend sein.

Die Art und Weise, wie der Körper ein Arzneimittel aufnimmt, es im Gewebe verteilt und abbaut, wenn es nicht länger gebraucht wird, wird Pharmakokinetik genannt. Unterschiede in der Pharmakokinetik eines Arzneimittels resultieren daraus, wie viel davon und wie rasch es vom Körper aufgenommen wird, ob es fett- oder wasserlöslich ist, welcher Anteil davon sich an Trägerproteine im Blut bindet, sowie daraus, wie effizient die Leber den Stoff verarbeitet und die Abfallprodukte zur Ausscheidung an die Nieren oder die Lungen liefert.

Unterschiede in der Arzneimittelverarbeitung können aus individuellen Eigenschaften resultieren, sich aber auch aus generellen Umständen ergeben. So kann das Arzneimittel etwa eine Wechselwirkung mit anderen Medikamenten eingehen. Auch der Säuregrad im Magen, die Enzyme im Verdauungstrakt oder der genetische Fingerabdruck, der die angeborene Empfänglichkeit und Verfassung bestimmt, sowie der Körperbau mit dem individuellen Verhältnis zwischen Muskelmasse und Fett beeinflussen die Wirksamkeit der Arzneimittel. Einige körperliche Voraussetzungen und Krankheiten, zum Beispiel Diabetes, haben einen signifikanten Einfluss auf die Fähigkeit des Körpers, Arzneimittel zu verarbeiten. Viele Unterschiede in der Pharmakokinetik hängen direkt oder indirekt aber auch mit dem Geschlecht des Kranken zusammen. Ein kurzer Überblick über die Pharmakokinetik kann die geschlechtsspezifischen Charakteristika verdeutlichen.

Wie der Körper Medikamente aufnimmt

Die Wirksamkeit eingenommener Arzneimittel hängt davon ab, wie Magen und Darm sie aufnehmen und in den Blutstrom abgeben, der sie zu demjenigen Gewebe transportiert, in dem sie wirken sollen. Manchmal verbinden sich Bestandteile der Nahrung oder Wirkstoffe anderer eingenommener Medikamente mit dem Arzneimittel. Diese können es sogar zerstören, bevor es überhaupt eine Chance hat, aufgenommen zu werden. So gehen zum Beispiel Eisen und das in säurebindenden Mitteln (Antazida) vorhandene Aluminium im Magen mit dem Antibiotikum Tetrazyklin eine feste Verbindung ein, und sie hindern es daran, die Wand der Verdauungsorgane zu durchdringen und bis in den Blutstrom zu gelangen: Es wird auf diese Weise unwirksam. Andere Arzneimittel wiederum benötigen Magensäure, um sich auflösen zu können. Wenn man diese Mittel zusammen mit Medikamenten einnimmt, welche die Säurebildung blockieren (H2-Blocker), können sie vom Organismus nicht aufgenommen werden. Ein wichtiges Beispiel dafür ist Östrogen: Am besten wirkt es, wenn es nach einer Mahlzeit eingenommen wird, weil dann die Säureproduktion ein Maximum erreicht und seine Aufnahme im Körper erleichtert.

Manche Stoffe unterscheiden sich in der Art, wie sie bei Männern und Frauen vom Darm aus in den Blutstrom eintreten. So wird etwa Eisen von Mädchen leichter aufgenommen als von Jungen. Möglicherweise ist das eine Erklärung dafür, warum Eisenmangel im Alter zwischen elf und 15 häufiger bei Jungen als bei Mädchen auftritt. Der menschliche Verdauungstrakt funktioniert je nach Geschlecht unterschiedlich: Frauen haben im Allgemeinen weniger Magensäure, und ihr Magen entleert sich in einem langsameren Rhythmus als der von Männern – außer in der Mitte ihres Menstruationszyklus, dann nimmt die Entleerungsgeschwindigkeit des Magens zu. Die Verzögerung kann die Zeitspanne verlängern, in der ein Arzneimittel im weiblichen Magen verbleibt, und dadurch vielleicht seine Wirksamkeit steigern.

Seit einiger Zeit ist bekannt, dass Frauen und Männer Alkohol in ihrem Stoffwechsel unterschiedlich verarbeiten, und zwar abhängig davon, *wie* dieser in den Körper gelangt. Wenn schwer Alkoholkranke in ein Entzugsdelirium geraten, wird üblicherweise mit dem Medikamentenwirkstoff Clomethiazol behandelt. Doch die langsame Verabreichung einer Alkoholinfusion ist ebenso möglich. Das widerspricht natürlich dem eigentlichen Entzugsgedanken, ist aber sehr wirkungsvoll. Die Menge an Alkohol wird dabei nur allmählich verringert, um es nicht wieder zu den lebensgefährlichen Entzugserscheinungen kommen zu lassen. Dabei ist die gleiche Dosis bei beiden Geschlechtern gleich wirksam: Frauen und Männer haben exakt den gleichen Blutalkoholspiegel, wenn man den Alkohol als Infusion direkt ins Blut verabreicht. Wenn der Alkohol aber getrunken wird, ist der Alkoholspiegel im Blut bei Frauen höher als bei Männern. Jeder kennt das von geselligen Stunden: Die Männer trinken mehr als ihre Begleiterinnen, aber die Frauen sind schneller beschwipst. Woran liegt das? Neben dem geringeren Körpergewicht und dem höheren Fettanteil des weiblichen Körpers liegt es an Enzymen: In der weiblichen Leber befindet sich im Vergleich zu der der Männer nur etwa ein Fünftel der Enzyme (Alkohol-Dehydrogenase), die den Alkohol abbauen. Und so hat schon ein Zehntelliter Alkohol bei Frauen einen beträchtlich größeren Effekt als bei Männern – vorausgesetzt, er wird getrunken.

Obwohl dieses Phänomen zur Zeit noch nicht ausführlich erforscht ist, bieten diese Unterschiede bereits heute wertvolle Anhaltspunkte für geschlechtsspezifische Therapien.

Wie Medikamente im Körper zum richtigen Wirk-Ort gelangen

Was geschieht mit Medikamenten, nachdem sie vom Blut aufgenommen wurden? Vom Serum, dem flüssigen Teil des Blutes, weitertransportiert, gelangen sie durch die Zirkulation zu den Geweben, in denen sie ihre Wirkung entfalten. Auf dieser Reise kann sich ein Teil des Arzneimittels an eines der drei speziellen

Eiweiße, die so genannten Träger- oder Bindungsproteine, heften. Normalerweise kann nur die freie Form des Arzneimittels vom Körper genutzt werden, deshalb verringern Proteinbindungen die verfügbaren Mengen des Mittels.

Östrogene verringern die Konzentration eines bestimmten Trägerproteins, des Alpha-4-Glykoproteins. Die Konzentration einer anderen Gruppe von Trägerproteinen, der Lipoproteine, kann je nach Geschlecht variieren. Das Gleiche gilt für die Globuline, welche die Sexualhormone oder Kortikosteroide binden. Einige Medikamente können selbständig und ohne Hilfe eines Trägers ihr Ziel erreichen.

Ärzte und Pharmazeuten müssen der Wechselwirkung von Medikamenten unter anderem auch deshalb Beachtung schenken, weil einige Arzneimittel um ein und dasselbe Trägerprotein konkurrieren. So binden sich beispielsweise Hormonpillen zur Verhütung oft an die selben Trägerproteine, die auch verschiedene andere Arzneimittel binden. Doch die Menge des gebundenen Arzneistoffes hat Einfluss auf die Höhe der Dosis, die der Patient letztlich benötigt, um den angestrebten Effekt zu verspüren. Als ob das alles nicht kompliziert genug wäre, beeinflussen viele andere Faktoren die Menge des Arzneimittels, das sich an die Serumproteine bindet: Alter, Rauchen, Übergewicht. Ja, die Affinität zwischen dem Arzneimittel und seinen Trägerproteinen ist sogar täglichen zyklischen Veränderungen unterworfen. So kann zum Beispiel ein Mittel anders wirken, wenn man es am Abend statt am Morgen einnimmt.

Woher »weiß« ein Arzneimittel nun, in welchem Gewebe oder in welcher Zelle es wirken soll, wenn es einmal unterwegs ist? Woher weiß beispielsweise eine Aspirin-Tablette, die man gegen Kopfweh einnimmt, an welcher Stelle des Körpers sie wirken soll, um den Schmerz zu mildern? Das Ziel geben die Rezeptoren an, speziell geschneiderte Andockstellen für die Moleküle des eingenommenen Arzneimittels. Diese spezialisierten Proteine (siehe auch Kap. 2, »Das Gehirn«), die sich in den Zellmembranen befinden, sind wie »Schlösser« gestaltet, in welche gleichsam als »Schlüssel« ausschließlich die Moleküle des Arzneimittels passen. Sind die Rezeptoren einmal geöffnet, verändert das eingedrungene Arzneimittel die Funktion der Zelle und erzeugt den erwünschten Effekt. Dieser kann – wie etwa bei Antibiotika – so intensiv sein, dass die attackierte Bakterienzelle abgetötet wird; oder es können Krebsmittel so zerstörerisch wirken, dass die sich schnell vermehrenden Krebszellen – und leider aber auch gesunde Zellen, die sich rasch teilen – zugrunde gehen. Der gewünschte Effekt kann aber einfach auch darin liegen, nur einige Schritte im Lebensprozess der Zelle so zu verändern, dass diese effizienter arbeitet. So kann zum Beispiel das Herzmedikament Digitalis die Fähigkeit der Herzzelle, sich zusammenzuziehen, verbessern. Wandert das Arzneimittel durch Gewebe, die keinen entsprechenden Rezeptor haben, bewirkt es in diesen keinen Effekt.

In Zukunft sind neue Arzneimittel gefragt, Moleküle, die so genau in Rezeptoren von Bakterien oder körpereigenen Zellen passen, dass nur diese Zielzellen ihren Stoffwechsel ändern und daher so wenig Nebenwirkungen wie nur möglich in gesunden und unbeteiligten Geweben hervorgerufen werden.

Die Zeit, die ein Arzneimittel benötigt, um seine Wirkung zu entfalten, kann stark variieren. Manche Arzneimittel erreichen ihre Rezeptorstelle umgehend, wie etwa Phenytoin, ein Stoff, der gegen epileptische Krampfanfälle eingesetzt wird. Andere Mittel, wie das Digitalis, brauchen bis zu acht Stunden, um eine Wirkung zu erzielen, weil die Veränderungen im Stoffwechsel der Herzzelle nach der Bindung des Arzneimittels an die Rezeptoren so langsam vor sich gehen.

Wie der Körper Medikamente ausscheidet

Wenn der Körper ein Medikament nicht mehr benötigt, muss es wieder ausgeschieden werden. Wie lange und wie stark ein Mittel wirkt, hängt im Wesentlichen davon ab, wie schnell es verarbeitet und von der Niere eliminiert wird. Die Nierenfunktion wird indirekt vom Geschlecht mitbestimmt: Denn im Allgemeinen filtern und reinigen die Nieren das Blut bei Personen mit höherem Körpergewicht rascher. Im Durchschnitt ist die Filtriergeschwindigkeit bei Frauen deshalb niedriger als bei Männern – mit Ausnahme der Schwangerschaft, dann erhöht sich die Geschwindigkeit. Manche Medikamente aber – wie etwa Schmerzmittel mit dem Stoff Alfentanil* – werden von den Nieren in den

---

* In Deutschland sind keine Medikamente mit diesem Wirkstoff zugelassen. (Anm. d. Übersetzerin)

Tagen vor der Regelblutung rascher ausgeschieden. Mit dem Alter nehmen diese Unterschiede ab, und nach dem 50. Lebensjahr sind sie praktisch verschwunden*.

Das Hygienezentrum des Körpers: das P-450-System

Die Leber und der Darmtrakt haben neben ihren Aufgaben bei der Verdauung und der Aufnahme von Wertstoffen besondere Funktionen bei der Ausscheidung schädlicher und unverwertbarer Stoffe im Organismus.

Die Leber und der Darmtrakt enthalten eine Klasse von Proteinen oder Enzymen, die Zytochrom-P-450-System genannt wird. Ihre Aufgabe ist es, die Moleküle von Stoffen – also auch von Arzneimitteln – aufzuspalten und so zu verändern, dass sie von der Leber aufgenommen und schließlich ausgeschieden werden können.

Die wichtigsten Angehörigen dieser Familie sind die CYP 3A4-Enzyme, die für 60 Prozent des Arzneimittelstoffwechsels verantwortlich sind. Dies umfasst zum Beispiel auch den Stoffwechsel von Sexualhormonen – körpereigener wie synthetisch erzeugter –, die zur Hormonersatztherapie oder zur Verhütung eingesetzt werden.

Eine wichtige Untergruppe von CYP 3A4 sind die CYP 1A-Enzyme, welche die Stoffe Acetaminophen (Schmerzmittel), Theophyllin (Bronchialschleimlöser), Tamoxifen (Antiöstrogen) und Warfarin (Gerinnungshemmer) umwandeln. Koffeinhaltige Getränke und Rauchen beeinflussen die Einwirkung der CYP 1A-Enzymfamilie auf Arzneitherapien. CYP 2C-Enzyme kontrollieren den Stoffwechsel von Diazepam (Beruhigungsmittel) und Phenytoin (Antiepileptikum). Die CYP 2D6-Unterfamilie verarbeitet viele der Arzneimittel, die gegen Stimmungsschwankungen und psychische Krankheiten verschrieben werden, wie die Antipsychosemittel Haloperidol und Clozapin, die Antidepressiva Amitryptylin, Imipramin und Nortriptylin und die blutdrucksenkenden Beta-Blocker Propanolol und Timolol.

Manche Medikamente, unter anderem die Antiepileptika Phenobarbital und Phenytoin, sowie Alkohol stimulieren die Pro-

* Allerdings sinkt die Filtriergeschwindigkeit mit dem Alter: Ältere Menschen scheiden Medikamente langsamer aus als jüngere. (Anm. d. Übersetzerin)

duktion dieser verschiedenen Enzyme in der Leber. Daher beschleunigen diese Stoffe die Umwandlung der genannten Arzneimittel und können deren Wirksamkeit verringern. Diese Stoffe können auch die Konzentrationen manch anderer Arzneimittel im Körper verändern, etwa der Kortisone, der Gerinnungshemmer, der »Pillen« zur Verhütung und einiger Antibiotika.

Die genetische Mitgift bedingt die Anzahl der Enzyme, die ein Individuum hat, und daher die Geschwindigkeit und die individuelle Weise, mit der ein Arzneimittel abgebaut wird. Das hat Einfluss auf den Grad, in dem eine Person individuell fähig ist, ein Medikament im Stoffwechsel umzuwandeln: Er kann um ein Zehnfaches oder mehr variieren.

Die Standarddosis ist für Frauen häufig falsch

Etwa zwei Drittel aller Medikamente werden für Frauen verschrieben. Schlafmittel, Psychopharmaka, Präparate gegen Kopfschmerzen und niedrigen Blutdruck werden sogar fast ausnahmslos von Frauen geschluckt – und bisher trotzdem zu selten an Frauen getestet, obwohl einige dieser Stoffe bei Frauen anders wirken als bei Männern.

Frauen leiden etwa doppelt so häufig an Nebenwirkungen wie Männer. Beispiel Propanolol, das Migräne-Attacken vorbeugen soll: Da bei Frauen die Aufnahme im Blut um 80 Prozent besser funktioniert, leiden Frauen, die dieses Mittel in der Standarddosierung einnehmen, häufiger an Nebenwirkungen wie Müdigkeit oder verlangsamtem Puls. Insgesamt sind besonders viele Frauen im Alter zwischen 20 und 40 Jahren von unerwünschten Wirkungen betroffen – es ist diejenige Altersgruppe, die zum Schutz möglicher Schwangerschaften von der Erprobung neuer Arzneimittel ausgeschlossen wird.

Warum Männer und Frauen auf Medikamente unterschiedlich reagieren

Bei Männern und Frauen bestehen starke Unterschiede im Typ, in der Konzentration und der Aktionsstärke der P-450-Enzyme, und das ist eine der Ursachen für die unterschiedliche Reaktion der beiden Geschlechter auf manche Medikamente: Der Stoffwechsel im männlichen und im weiblichen Körper verarbeitet diese Stoffe auf verschiedene Weise. Wissenschafter vermuten, dass die geschlechtsspezifischen Muster des Arzneimittelstoffwechsels auf die Unterschiede in der Ausschüttung der Wachstumshormone zurückzuführen sind, die von der Entwicklung des Gehirns bestimmt werden. Testosteron legt das Muster bei Männern fest, welches aus sich abwechselnden Perioden von stärkerer und geringerer Hormonproduktion besteht. Bei Frauen dagegen ist die Rate der Wachstumshormonproduktion konstant. Somatostatin, welches vom Gehirn gebildet wird, ist der Gegenspieler des Wachstumshormons Somatotropin (STH) und hemmt dessen Produktion. Damit »verweiblicht« es sozusagen bei Männern den Arzneimittelstoffwechsel. Insulin hingegen hat wichtige stabilisierende Effekte auf Wachstumshormone*, deshalb haben Menschen mit Diabetes, die an chronischem Insulinmangel leiden, oft Probleme, Arzneimittel im Stoffwechsel umzusetzen. Insulinersatztherapie kann ihn wieder normalisieren, weil so der Tag-Nacht-Rhythmus der Hormone wiederhergestellt wird.

Neueste Tierstudien haben geholfen, ein überraschendes Charakteristikum des P-450-Systems zu verstehen: Die dünne Fettschicht in der Leberzelle, in welche die Enzyme eingebettet sind, ist beim männlichen und weiblichen Geschlecht verschieden. Werden die männlichen Enzyme isoliert und in eine weibliche Fettschicht eingebettet, wird das Muster des Arzneimittelstoffwechsels tatsächlich verweiblicht. Diese wichtige Entdeckung gibt die Richtung für weitere Forschung am Menschen vor.

Welche Medikamente von Frauen anders abgebaut werden

Frauen haben ein aktiveres CYP 3A4-System als Männer. Diese Gruppe von Enzymen ist für den Stoffwechsel von mehr als 60 Prozent aller Arzneimittel verantwortlich: Sie entwickelt bei Frauen bis zu 40 Prozent mehr Aktivität als bei Männern. Wissenschaftler schreiben diese Unterschiede dem höheren Progesteronspiegel zu, denn in Laborstudien hat sich gezeigt, dass Progesteron dieses System aktiviert.

---

* Niedrige Insulinspiegel fördern die Bildung von Wachstumshormonen (STH) – üblicherweise liegt besonders in den frühen Morgenstunden diese Konstellation vor. (Anm. d. Übersetzerin)

Einige Medikamente, die durch das CYP 3A4-System verarbeitet werden, werden vom weiblichen Körper schneller ausgeschieden als vom männlichen und haben daher eine kürzere Wirkzeit. Zu diesen gehören das Antibiotikum Erythromycin, das Kortison Prednisolon, das Beruhigungsmittel Diazepam und der Kalzium-Blocker Verapamil, der bei Herzerkrankungen und Bluthochdruck eingesetzt wird.

Wie Hormone den Medikamentenstoffwechsel beeinflussen

Bis 1993 wurden in den USA Frauen im gebärfähigen Alter ausdrücklich von der Arzneimittel-Forschung ausgeschlossen. Dies geschah nicht böswillig oder aus chauvinistischen Gründen – sondern zum Schutz von Frauen und Ungeborenen. Allgemein nahm man an – und hoffte es –, dass die Unterschiede zwischen Männern und Frauen so gering seien, dass die für Männer erhobenen Sicherheits- und Wirksamkeitsdaten auch für Frauen zutreffen würden. Als zusehends mehr über die besondere Physiologie der Frau bekannt wurde, erkannte die Forschung, wie schwer dieser Irrtum wog: Manche Arzneimittel, die für Männer durchaus sicher waren, erwiesen sich als für Frauen gefährlich, ja sogar tödlich (siehe auch Kap. 5, »Das Herz-Kreislauf-System«). Es ist noch ein großer Forschungsaufwand bei vielen Arzneimitteln nötig, um deren Wirksamkeit und Sicherheit für Frauen richtig einschätzen zu können.

Weil die Hormone Östrogen und Progesteron durch das P-450-Zytochromsystem in der Leber umgewandelt werden, ist zu erwarten, dass sich alle Medikamente, die von diesem System verarbeitet werden, bei Frauen anders im Stoffwechsel umsetzen als bei Männern. Das bedeutet, dass Frauen unter bestimmter Medikation sehr genau beobachtet werden müssen – und sich selbst beobachten müssen –, ob bei ihnen die Mittel nicht eine geringere Wirksamkeit oder andere Nebeneffekte entwickeln. Wenn Frauen bestimmte Medikamente zur Behandlung von Pilzinfekten über eine längere Zeit hinweg einnehmen müssen, könnte es zum Beispiel ratsam sein, zusätzlich Östrogen in niedriger Dosis einzunehmen. Auf der anderen Seite stimulieren manche Medikamente, wie etwa das Antiepileptikum Phenytoin oder das Tuberkulosemittel Rifampicin, die Produktion einiger der Komponenten des P-450-Systems. Frauen, die solche Medikamente nehmen, müssten die Östrogendosis heraufsetzen, um die Wirkung ihrer Hormonersatztherapie aufrechtzuerhalten.

Auch wenn die Dosis eines Medikaments, die Einnahme zu einer bestimmten Tageszeit und der Abstand zu Mahlzeiten gleich bleibt, müssen Frauen dessen gewahr sein, dass zyklische Hormonveränderungen in ihrem Körper einen signifikanten Einfluss auf den Stoffwechsel der eingenommenen Arzneimittel haben können. Wie bereits beschrieben, steigt der Östrogenspiegel während der ersten Hälfte des Menstruationszyklus und erreicht seinen Höchststand um die Mitte des Zyklus. Nach der Ovulation beginnt der Progesteronspiegel zu steigen, und er ist kurz vor der Menstruation am höchsten – im Gegensatz zum Östrogenspiegel, der dann bedeutend abgesunken ist. Manche Frauen, die an Epilepsie leiden und deshalb Dauermedikamente einnehmen müssen, können verstärkt kurz vor oder während des ersten Teils der Menstruation Anfälle erleiden: Dieses Phänomen wird Menstruations-Epilepsie (katameniale Epilepsie) genannt. Es beruht wahrscheinlich auf dem durch Progesteron herbeigeführten Anstieg der CYP 3A4-Aktivität, denn diese Enzymgruppe verarbeitet Dilantin und andere antiepileptische Arzneimittel. Während einer Schwangerschaft kann wegen des erhöhten Progesteronspiegels das Gleiche passieren. Deshalb benötigen viele Frauen in der Zeit der Schwangerschaft eine höhere Medikamentendosis, um die Anfälle in Schach zu halten.

Auch das Asthma- und Allergiemittel Methylprednisolon wird in den verschiedenen Phasen des Menstruationszyklus unterschiedlich umgewandelt: Es scheint, dass Östrogen Frauen für die Behandlung empfänglicher macht. Allerdings führt Östrogen auch dazu, dass das Arzneimittel schneller verarbeitet wird, also gibt es keinen Grund, die Dosis des Methylprednisolon im Lauf des Zyklus zu ändern. Offenbar heben die beiden Effekte einander gegenseitig auf.

Sechs Krankheiten prägen sich bei manchen Frauen in der Zeit vor der Menstruation deutlich stärker aus – davon war in anderen Kapiteln bereits die Rede. Es sind dies Asthma, Arthritis, Migräne, Diabetes, Depression und Epilepsie. Wenn eine Frau, die eine dieser Krankheiten hat, ihre Symptome genau beobachtet und dabei vor der Regelblutung Veränderungen bemerkt, sollte sie in diesen Tagen achtsam alle auslösenden Faktoren vermeiden. Möglicherweise muss während dieser Zeiten die übliche Dosis ihrer Medikamente erhöht oder die Ovulation (Eisprung) mit Hilfe von hormonellen Verhütungsmitteln unterdrückt werden.

Es kann auch sein, dass die Menopause einen Einfluss darauf hat, wie Medikamente im Frauenkörper verarbeiten werden; die notwendige Dosis und sogar die Arzneimittelreaktion könnten sich ändern, weil die zurückgehende Hormonproduktion im Eierstock das P-450-System beeinflusst. Leider liegen bis jetzt sehr wenig Daten über den Einfluss der Menopause auf den Arzneimittelstoffwechsel vor, und noch weniger über die Veränderungen, die eine Hormonersatztherapie auslösen könnte.

Es gibt noch weitere geschlechtsspezifische Faktoren, welche nicht die Leber betreffen. Frauen, die das gerinnungshemmende Arzneimittel Warfarin einnehmen, sollten ihre Reaktion auf Östrogen sorgfältig überwachen lassen. Denn Östrogen und Warfarin konkurrieren um die Bindung an dasselbe Plasmaprotein – theoretisch könnte Östrogen deshalb die Bindung von Warfarin verringern, sodass der Gerinnungshemmer stärker wirkt. Dieser Effekt könnte aber durch die natürliche gerinnungsfördernde Tendenz des Östrogen wieder aufgehoben werden. Frauen, die Gerinnungshemmer erhalten und zusätzlich hormonelle Verhütungsmittel einnehmen oder eine Hormonersatztherapie erhalten, sollten sehr sorgfältig ärztlich beobachtet werden. Bei ihnen bedarf es nicht selten häufigerer Labortests, um die ideal ausbalancierte Dosis von Warfarin und Östrogen herauszufinden.

Drogenmissbrauch

Wie Drogen ihre Wirkung entfalten

Heute ist die Lage der Rezeptoren für alle wichtigen Stoffe, die als Drogen missbraucht werden, bekannt, und man weiß auch genau, wie jeder dieser Stoffe auf das Gehirn wirkt. Eines ist allen Drogen gemeinsam: Sie alle regen die Ausschüttung des Botenstoffes (Neurotransmitters) Dopamin in ein bestimmtes System von Nervenverbindungen an, das VTA-NA- oder Belohnungs-System, eine Rückkopplungsschleife, die Gefühle wie Wohlbehagen und Befriedigung hervorruft. Dopamin erzeugt also jene anregenden Erlebnisse, nach denen Abhängige streben.

Arzneimittel können die Funktion des VTA-NA-Systems über

verschiedene Wege beeinflussen. Man teilt sie in drei Hauptgruppen ein:

Stimulantien wie Kokain, Nikotin und Amphetamine erhöhen die Konzentration des Botenstoffes Dopamin in den Synapsen*.

Sedativa wie Alkohol, Benzodiazepine und Barbiturate unterdrücken Nervenerregung, indem sie die Aktivität des Botenstoffes GABA** fördern. Dieser wiederum setzt die Erregung der Nervenzellen im VTA-NA-System herab.

Opiate wie Heroin und Morphium wirken auf Teile des VTA-NA-Systems, wobei sie Euphorie und ein Gefühl äußersten Wohlbehagens auslösen. Doch sie verändern auch die Reaktionsweise von anregenden Nervenzellen, die als Botenstoff Norepinephrin verwenden. Im Normalfall sind diese Nervenzellen konstant gehemmt, aber ein chronischer Missbrauch von Opiaten macht sie hypersensibel. Wird die Einnahme der Opiate gestoppt, produziert deshalb ein gewaltiger Schwall anregender Stoffe schwere Entzugserscheinungen.

Drogenmissbrauch bei Männern und Frauen

Interessanterweise nutzen Frauen und Männer Suchtmittel verschieden, und die Mittel wirken sich auch unterschiedlich aus.

- 22 Prozent mehr Männer als Frauen greifen nach illegalen Drogen. Frauen dagegen haben ein höheres Risiko, von ärztlich verschriebenen Arzneimitteln, etwa Schlaf- und Beruhigungsmitteln, abhängig zu werden. Es mag daran liegen, dass Frauen mehr unter Angstgefühlen leiden als Männer und nach entsprechenden Pharmaka fragen.
- Wie Drogenkarrieren üblicherweise verlaufen, ist gut dokumentiert: Bei Männern ist meist allein der Alkohol Einstieg zum Gebrauch illegaler Drogen. Bei Frauen haben zusätzlich Zigaretten große Bedeutung.

---

* Synapsen werden die Umschaltstellen genannt, über die Impulse von einer Nervenzelle zur anderen übertragen werden. (Anm. d. Übersetzerin)

** GABA ist die Abkürzung für Gamma-Amino-Buttersäure. Dieser wichtigste aller Neurotransmitter im zentralen Nervensystem soll an über 30 Prozent aller Synapsen im Gehirn als Überträger fungieren; im Rückenmark vermittelt er die Hemmung an den Stellen vor den Synapsen. (Anm. d. Übersetzerin)

- Die erste illegale Droge, die Männer und Frauen ausprobieren, ist meistens Haschisch.
- Drogenabhängige Frauen haben oft mehr Kinder als Nicht-Abhängige – wahrscheinlich weil sie nur unzuverlässig verhüten und ihre Schwangerschaften oft erst sehr spät bemerken.
- Auch die Abhängigkeit vom Rauchen ist unterschiedlich bei beiden Geschlechtern: Frauen haben damit mehr zu kämpfen als Männer. Es könnte verschiedene Gründe dafür geben. Bei Frauen hat das Rauchen wahrscheinlich nicht allein mit der Nikotinabhängigkeit zu tun, wie es wohl bei Männern ist. Möglicherweise schätzen Frauen auch sensorische und soziale Faktoren am Rauchen mehr als Männer, denn sie sprechen auf eine Behandlung mit Nikotinersatz weniger gut an. Frauen haben größere Probleme mit dem Aufhören, nehmen danach mehr an Gewicht zu und erleben schwerere Entzugserscheinungen als Männer.
- Eine weitere geschlechtsspezifische Anfälligkeit gegenüber Nikotin könnte in der Gebärmutter ihren Ursprung haben: Töchter – nicht aber Söhne – von Frauen, die während der Schwangerschaft geraucht haben, beginnen als Jugendliche vier Mal häufiger zu rauchen als Töchter von Nichtraucherinnen. Die Plazenta (Mutterkuchen) schützt den Fötus im Mutterleib vor gefährlichen Substanzen. Doch Nikotin überwindet die Plazentabarriere und wirkt auf das Ungeborene ein – möglicherweise kann das Nikotin selektiv auf die Entwicklung des Gehirnes nur der weiblichen Föten Einfluss nehmen.
- Alkohol, Kokain, Opiate und andere Sucht erzeugende Drogen stören den Menstruationszyklus und verringern die Fruchtbarkeit der Frau.
- Bei abhängigen Männern werden eher als bei Frauen Schlaganfälle und Herzrhythmusstörungen beobachtet, die von gefäßverengenden Effekten des Kokains auf Gehirn und Herz verursacht werden. Möglicherweise schützt ihr höherer Östrogenspiegel jüngere Frauen vor diesen Effekten.
- Frauen nehmen von der Mitte ihres Zyklus an geringere Mengen von Kokain ins Blut auf und reagieren auch schwächer darauf. Dagegen ist die Reaktion der Männer auf Kokain immer gleich.

- Es scheint, dass Frauen, die versucht haben, von der Droge loszukommen, auf Grund von schlechten emotionalen Erfahrungen und belastenden Gefühlen einen Rückfall erleiden. Männer jedoch beschreiben eher Hochgefühle – die Vorstellung, ihr Wohlbefinden durch Drogen noch steigern zu können – als Motiv für den Rückfall. Auf der anderen Seite scheinen Frauen weniger häufig rückfällig zu werden als Männer, vielleicht weil sie überhaupt eher eine Entzugstherapie aufsuchen und die Beratung letztlich erfolgreicher nützen.

Psychopharmaka

Depressionen mit Medikamenten zu behandeln ist schwierig, denn diese können individuell sehr unterschiedlich wirken. Heute steht zwar eine gute Auswahl an wirksamen Mitteln zur Verfügung, doch für jeden Betroffenen muss ausprobiert werden, welches das im Einzelfall am besten passende Mittel ist. Oft ist das nur mit der Methode »Versuch und Irrtum« möglich: Bei manchem Mittel können die Nebenwirkungen unerträglich, bei anderen wieder die Wirkungen zu schwach sein. Ein drittes Mittel wiederum kann dagegen genau passen und ausreichend wirken, um dem kranken Menschen wieder ein annähernd normales Leben zu ermöglichen. Es kann sogar vorkommen, dass ein Arzneimittel für eine lange Zeitspanne gut gewirkt hat, plötzlich aber seine Wirksamkeit nachlässt. Dann muss entweder die Dosis geändert oder ein anderes Präparat für die Behandlung gewählt werden.

Psychopharmaka sind sehr wirkungsvolle und relativ neue chemische Stoffe, die eingesetzt werden, um die Gemütslage positiv zu beeinflussen und Psychosen zu behandeln. Obwohl das Wissen über sie schon recht umfangreich ist, gibt es immer noch neue Details zu entdecken. Doch dank sorgfältiger Beobachtungen lassen sich einige generelle Feststellungen über die geschlechtsspezifischen Reaktionen auf diese Arzneimittel machen:

- Junge Frauen scheinen beispielsweise sensibler auf den Einfluss von Psychopharmaka zu reagieren; sogar wenn die Dosis genau für die Körpermasse der Frauen berechnet wird, wirken die Mittel doch relativ stärker. Das bedeutet leider auch, dass sie mehr unter den unangenehmen oder ungewollten Nebeneffekten zu leiden haben als Männer. Einige Forscher glauben zwar, dass diese frauenspezifischen Reaktionen auf das Einwirken von Östrogen auf das Gehirn zurückgeführt werden können, doch sie könnten auch auf Unterschieden in der Pharmakokinetik (Verarbeitung der Arzneimittel im Körper) beruhen, die bis jetzt noch nicht exakt einzuschätzen sind. So scheint der männliche Körper beispielsweise das Arzneimittel Fluphenazin, ein Neuroleptikum, das zur Behandlung von Schizophrenie dient, schneller zu verarbeiten und auszuscheiden als der weibliche.

- Ein anderer interessanter Unterschied ist, dass Männer, die unter Angstattacken leiden, besser auf das Antidepressivum Imipramin reagieren als Frauen. Trizyklische Antidepressiva wie zum Beispiel Amitryptilin sind sehr erfolgreich bei der Behandlung depressiver Männer mit Panikattacken, aber Frauen mit denselben Störungen reagieren besser auf so genannte Monoamin-Oxidase-Hemmer (MOA-Hemmer) wie Moclobemid.
- Ein Antidepressivum, der Wirkstoff Paroxetin, wirkt dadurch, dass es die Verweilzeit des Serotonin in der Schaltstelle zwischen den Nervenzellen hinauszögert. Dieser Stoff ist bei Frauen wirkungsvoller. Das könnte an einem fundamentalen Unterschied in der Art liegen, wie sich Serotonin an Gehirnzellen bindet. Es gibt auch Serotoninrezeptoren an den gerinnungsfördernden Blutplättchen, einer Gruppe von Blutzellen. Die Blutplättchen der Männer besitzen weniger solcher Bindungsstellen für Serotonin als die der Frauen.

Arzneimittel-Wirkungen im Verlauf von Zyklus und Schwangerschaft

Weil Frauen im gebärfähigen Alter so selten in Arzneimittelversuche eingeschlossen wurden, ist sehr wenig über den Einfluss der natürlichen Hormonzyklen auf die Pharmakokinetik (die Verarbeitung der Mittel im Organismus) und auf die Pharmakodynamik (die Wirkung der Mittel) bekannt. Nur wenige Untersuchungen über einzelne Medikamente wurden mit Frauen gemacht, und bei dieser ohnehin schon geringen Anzahl von Frauen auch noch für höchstens zwei Zyklen. Zusätzliche Verwirrung stiftet die Tatsache, dass Wissenschafter den Menstruationszyklus unterschiedlich gliedern – sie teilen ihn eher nach Belieben in zwei bis fünf Abschnitte ein. Viele Untersucher verwenden keine standardisierten und damit relativ fehlersicheren Parameter, um zu messen, wann – oder ob überhaupt – eine Menstruation stattgefunden hat. Kein Zweifel, dass es bei diesen Bedingungen schwierig ist festzuhalten, welche Effekte der monatliche Zyklus auf die Aufnahme, die Umwandlung, die Nebeneffekte und die Wirksamkeit der Arzneimittel hat – wenn es sie denn gibt. Hier wie anderswo braucht es eine bedeutende Anzahl an Studien an einer bedeutenden Anzahl von Frauen, die mit anerkannten, standardisierten Methoden untersucht werden. Deshalb empfiehlt es sich für Frauen, ein Medikamententagebuch zu führen, in dem sie sorgfältig jede Besonderheit in der Reaktion auf die Medikamente, die sie einnehmen, notieren. Speziell zu Beginn einer neuen Behandlung sowie über die Zeitspanne von mindestens drei oder vier Menstruationszyklen hinweg sollten diese Informationen gesammelt und die behandelnden Ärzte über diese Beobachtungen auf dem Laufenden gehalten werden. Dieses Vorgehen ist auch in der Zeit sinnvoll, in der empfängnisverhütende Medikamente oder eine Hormonersatztherapie genutzt werden. Besondere Aufmerksamkeit sollte der Verträglichkeit des Medikaments zu Beginn und im Verlauf einer neuen Therapie gewidmet werden, wenn Östrogen und Progesteron als zyklusangepasstes Kombinationspräparat genommen werden.

Arzneimitteltests bei Frauen

Die amerikanische Behörde für die Zulassung von Arzneimitteln (FDA) hat eine der weltweit sorgfältigsten Überprüfungsprozeduren dafür entwickelt, ob ein neues Medikament in der Anwendung für Patienten einerseits wirksam ist, dabei andererseits aber auch als weitgehend sicher gelten kann. Nahezu die gleichen Regeln gelten bislang auch in Europa. Bevor ein neuer Wirkstoff eine Zulassung erhält, muss jedes Arzneimittel bislang Tests in mehreren festgelegten Schritten erfolgreich durchlaufen:

- Präklinische Studien: Diese sind die ersten Schritte der Tests und werden meistens an Zellkulturen oder an Tieren vorgenommen. Präklinische Studien sind so gestaltet, dass sie eine Aussage über die Wirkung des Arzneimittels am Tier erlauben: Ob es am Versuchstier sicher scheint; wie es im Tierkörper verarbeitet wird (Pharmakokinetik); und schließlich wie es tatsächlich wirkt (Pharmakodynamik).

- Phase I: Dann wird das Arzneimittel an 80 bis 100 freiwilligen Menschen getestet; es wird die richtige Dosierung ermittelt, und die Pharmakokinetik und Pharmakodynamik beim Menschen werden dokumentiert.
- Phase II: Eine größere Gruppe – etwa 100 bis 200 – von zuvor schon gründlich untersuchten Menschen mit jenen Krankheiten, für deren Behandlung das Arzneimittel eingesetzt werden soll, wird getestet. Es wird die Sicherheit und Effektivität des Arzneimittels geprüft und die richtige Dosis ermittelt. Jede unerwünschte Nebenwirkung wird sorgfältig notiert und auf ihre möglichen Gründe hin untersucht.
- Phase III: Diese viel größere Studie schließt einige hundert bis mehrere tausend Patienten ein. Es werden dieselben Eigenschaften wie in Phase II getestet. In manchen Fällen kann Phase III auch zur gleichen Zeit durchgeführt werden wie Phase II.
- Phase IV: Nachdem das Arzneimittel vorläufig zugelassen wurde, wird nun die Wirkung auf Patienten beobachtet, die das Arzneimittel über eine längere Zeitspanne hinweg nehmen.

Viele der Arzneimittel, die heute im Gebrauch sind, sind fast ausschließlich an Männern getestet worden. Bis 1988, als die FDA neue, anspruchsvollere Richtlinien festsetzte, wurden Frauen nur in annähernd die Hälfte der Studien miteinbezogen. Doch es gab selten eine ausreichende Zahl an weiblichen Teilnehmerinnen, die es Forschern ermöglicht hätte, aus den Beobachtungen haltbare Schlussfolgerungen über Geschlechtsunterschiede zu ziehen. Dazu kommt, dass meist nur Frauen jenseits der Wechseljahre in die Studien miteinbezogen wurden, sodass es nicht möglich war, Arzneimittelwirkungen im Verlauf der hormonell gesteuerten Menstruationszyklen zu beobachten. Viele Frauen fürchteten ebenso wie die sie betreuenden Ärzte, dass eine noch nicht gründlich geprüfte medizinische Behandlung ihre Gebärfähigkeit oder sogar ihre ungeborenen Kinder beeinträchtigen könnte. Diese vorsichtige Einstellung besteht auch heute noch, und wohl zu Recht. Denn eine junge, gesunde Frau oder eine, die an ihrer Krankheit nicht ausgesprochen leidet, ist für gewöhnlich nicht bereit, sich freiwillig an einer klinischen Untersuchung eines neuen Arzneimittels zu beteiligen. Auch die Pharmafirmen ziehen es vor, junge Frauen im gebärfähigen Alter nicht in die

Testreihen miteinzubeziehen – die Erinnerung an die schrecklichen Folgen von Contergan ist noch zu lebendig. Diese verständliche Vorsicht hat einen gravierenden Nachteil: Das Wissen über Arzneimittelwirkungen bei Frauen stammte aus Beobachtungen an Frauen, die an einer bestimmten Krankheit litten und deshalb mit einem Arzneimittel behandelt wurden.

1988 ordnete die FDA an, dass Arzneimittel, die von Frauen verwendet werden sollen, auch an Frauen getestet werden müssen, bevor Vertrieb und Verkauf genehmigt werden können. Diese Vorschrift war ein Meilenstein in der Entwicklung und Zulassung neuer Arzneimittel. Allerdings wurde sie sehr zögerlich umgesetzt, und erst 1993 gab die FDA spezifische Richtlinien für geschlechtsspezifische Evaluierungsmethoden bei Arzneimitteln heraus.* Es hat auch noch lange gedauert, bis diese Forderungen anerkannt und richtig umgesetzt wurden, aber heutzutage enthält fast jeder Antrag für ein neues Arzneimittel zumindest einleitende Daten über beide Geschlechter**.

Die Wissenschafter haben trotzdem noch einen weiten Weg vor sich: Eine kürzlich durchgeführte Analyse hat bei 28 Prozent der noch nicht veröffentlichten Arzneimittel-Studien Geschlechtsunterschiede bis zu 50 Prozent festgestellt[15]. Anders gesagt: Mindestens jede vierte der gegenwärtig laufenden Studien liefert Daten mit Werten, die zwischen Männern und Frauen um das Zweifache variieren.

Doch es reicht nicht aus, Daten zu erheben; Wissenschaftler und Ärzte müssen sie verstehen lernen und das Wissen vernünftig umsetzen. Um Frauen ausreichend zu schützen, müssen Mediziner bei den klinischen Tests viel wachsamer sein; nicht nur was die grundlegenden Daten betrifft, sondern auch die Überwachung aller Phasen der klinischen Tests. Wie die amerikanische Forscherin Dr. Janice Schwartz in ihrem kürzlich erstellten Über-

---

* Auch die amerikanische Gesundheitsbehörde NIH verlangt inzwischen, dass Frauen in Tests einbezogen werden. In Deutschland und Österreich fehlen bislang solche Vorschriften. (Anm. d. Übersetzerin)

** Im letzten Jahrzehnt haben in den USA jedoch nur bei jedem vierten Medikamententest tatsächlich Frauen teilgenommen, und die Daten wurden nicht immer auf geschlechtsspezifische Unterschiede hin ausgewertet. (Anm. d. Übersetzerin; Quelle: Amica 05/2002: 104)

blick erhoben hat, lässt die Tauglichkeitsprüfung von Medikamenten für Frauen zu wünschen übrig.[16]

Zum Beispiel zeigten die Daten zweier erst vor kurzem zurückgezogenen Arzneimittel – Cerivastatin zur Senkung hoher Cholesterinspiegel und Mibefradil zur Behandlung von Angina pectoris – geschlechtsspezifische Effekte, die – zum Schaden der Frauen – übersehen oder ignoriert worden waren. Im Fall des Wirkstoffs Cerivastatin fand sich im Blut der Frauen nach einer einzigen Dosis eine um 12 Prozent höhere Konzentration des Mittels als bei Männern. Als das Medikament allgemein verschrieben wurde, stellte sich auch heraus, dass als Nebenwirkung unakzeptabel häufig und eher bei Frauen – insbesondere bei älteren Frauen – Muskelzerfall auftrat, was besonders fatal ist, wenn der Herzmuskel betroffen ist. Dieses Risiko war auch der Grund, warum das Mittel wieder zurückgezogen werden musste. Ähnlich lag der Fall beim Wirkstoff Mibefradil, der aus den gleichen Gründen vom Markt genommen wurde.

Verdeckte Risiken

Zur Behandlung der schmerzhaften Anfälle einer Angina pectoris werden unter anderem so genannte Kalziumantagonisten eingesetzt, und als Mittel einer »neuen Generation« wurden 1997 in Deutschland Medikamente mit dem Wirkstoff Mibefradil – Cerate und Posicor – zugelassen. Ungeklärte Todesfälle und auffallend häufige Wechselwirkungen gaben bereits bei der Einführung des Mittels in den USA Anlass zu Bedenken: Mibefradil hemmt das P-450-System und damit den Abbau vieler Arzneimittel. Dies war der Grund, warum Schweden als einziges EU-Land Mibefradil die Zulassung versagte. Nur knapp ein Jahr nach der Einführung wurde es auch am deutschen Markt gestoppt: Eine groß angelegte Studie hatte ergeben, dass unter dieser neuen Behandlung mehr Patienten starben als unter Scheinmedikamenten[17].

Große Umsätze erzielte in Deutschland das Medikament Lipobay (ein CSE-Hemmer mit dem Wirkstoff Cerivastatin). Das Mittel wurde von vielen Ärzten in Kombination mit fettstoffsenkenden Mitteln verschrieben, obwohl bekannt war, dass bei gleichzeitiger Einnahme CSE-Hemmer das Risiko von lebensbedrohlichen Muskelerkrankungen mit sich bringen. Als sich im Sommer 2001 Meldungen von tödlichen Zwischenfällen mehrten, gingen Wellen der Empörung durch die Medien, und Lipobay wurde vom Markt genommen.

Für Ärzte und ihre Patientinnen listet Dr. Schwartz folgende wichtige Informationen in Hinblick auf die Verschreibung von Medikamenten auf:

- Zur Wirkung von Medikamenten, die vor dem Jahr 1990 zugelassen worden sind, fehlen jegliche geschlechtsspezifische Informationen.
- Für Arzneimittel, die nach 1993 zugelassen wurden, sollten einige geschlechtsspezifische Daten verfügbar sein – falls die Mittel in den Tests tatsächlich in dieser Hinsicht überprüft wurden.
- Unter Umständen könnte die geringe Anzahl der in Zulassungsstudien einbezogenen Frauen jedoch nicht ausreichen, um Sicherheit und Effizienz des Mittels beziehungsweise die richtige Dosierung bei Frauen zu garantieren.
- Sehr wenige schwangere Frauen waren und werden in Arzneimitteltests einbezogen.
- Ärzte müssen bei Patientinnen auf unerwartete Reaktionen und unerwünschte Nebenwirkungen eines Medikaments besonders achten.

Diese Richtlinien sind nur ein Anfang. Es braucht ein Umdenken in der Medizin – und dazu müssen die Fakten bekannt sein.

Was Frauenmedizin in der Verschreibungspraxis bedeutet

Koronare Herzerkrankungen

Arzneimittelwirkstoffe vom Typ der Statine wirken auf die Cholesterin-Synthese in der Leber, und sie unterstützen die Leberzellen darin, das schädliche Cholesterin (LDL) aus dem Blutstrom zu entfernen. Es sind wichtige neue Arzneimittel, um koronaren Herzerkrankungen vorzubeugen und sie zu lindern. Die Statine verringern nicht nur das »schlechte« Cholesterin, sie heben zugleich den Spiegel des »guten« Cholesterins (HDL) im Blut an. Niedrige HDL-Werte unter 35 sind als Risikofaktor für Frauen schwerwiegender als für Männer. HDL ist für Frauen daher der wichtigste Schutz vor Herzerkrankungen (siehe auch Kap. 5, »Das Herz-Kreislauf-System«). Um die HDL-Spiegel anzuheben, standen in der Vergangenheit nur Östrogen und der Wirkstoff Niacin zur Verfügung. Beide Mittel können starke und zum Teil gefährliche Nebenwirkungen haben.

Statine sind für Frauen sicher, wirken insgesamt gut, haben wenige unerwünschte Wirkungen und sind die vergleichsweise nützlichsten Mittel zur Korrektur der Cholesterinspiegel – wenn fettreduzierte Ernährung und ausreichend Bewegung zum Abbau eventuellen Übergewichts nicht ausreichen.

- Statine haben eine größere Wirkung und werden besser toleriert als andere Mittel.
- In mehreren Statine-Studien war eine große Zahl von Frauen einbezogen, und es wurde bewiesen, dass Frauen genauso viel wie Männer von diesen Medikamenten profitieren.
- Einige Daten weisen darauf hin, dass Patienten, die Statinmittel anwenden, seltener Knochenbrüche erleiden als andere.
- Es wurden keine Wechselwirkungen von Statinen mit Verhütungsmitteln zum Einnehmen oder Hormonersatztherapien beobachtet. Es gibt Hinweise darauf, dass Östrogen die Wirkung von Statinen verstärkt.
- Bei Frauen über 60 treten unter dieser Behandlung als Nebenwirkung eher Muskelschmerzen auf als bei jüngeren Frauen oder Männern.
- Es sollte dem Arzt sofort berichtet werden, wenn dieses Problem auftritt. In diesem Fall sollten im Verlauf der Therapie die Blutwerte regelmäßig und sorgfältig überprüft werden.

Epilepsie

Vor der Menstruation steigen die Progesteronspiegel an und beschleunigen den Abbau des Mittels Dilantin, das gegen Epilepsie eingenommen wird. In dieser Zeit verringert sich die Menge der dem Körper zu Verfügung stehenden Arznei, und es kann zu epileptischen Anfällen kommen. Das kann vermieden werden, wenn die Dosis in den Tagen vor der Monatsblutung erhöht wird.

Chronisches Vorhofflimmern

Der Gerinnungshemmer Warfarin (Cumarin) wird bei chronischem Vorhofflimmern eingesetzt, um die bei dieser Krankheit vermehrt auftretenden Blutverklumpungen (Thromben) im Vorhof des Herzens, aus denen tödliche Lungenembolien entstehen können, zu verhindern. Warfarin verlängert die Gerinnungszeit des Blutes. Empfängnisverhütende »Pillen« können seine Wirkung beeinflussen, denn Warfarin und Östrogen rivalisieren um dieselben Bindungs-Proteine im Blutserum. Das Problem kann durch eine Dosisverringerung von Warfarin gelöst werden.

Herzrhythmusstörungen

Manchmal berichten Frauen, die ihres unregelmäßigen Pulsschlags (Arrhythmie) wegen Medikamente erhalten, dass sie sich unter der Behandlung schlechter fühlen und der Puls noch häufiger schlägt als ohne Medizin. Es kann am falschen Mittel liegen, denn manchmal reagieren Frauen paradox auf Mittel, die in klinischen Studien eine das Herz stabilisierende Wirkung gezeigt hatten. Die normale Herzfunktion der Frauen unterscheidet sich wesentlich von jener der Männer, deshalb kann bei manchen Frauen dieser unerwartete und als Herzflimmern potenziell tödliche Effekt auftreten (siehe auch Kap. 5, »Das Herz-Kreislauf-System«). In einem solchen Fall sollte der Arzt umgehend davon in Kenntnis gesetzt werden. Ignoriert er diese Warnsignale, sollten betroffene Frauen sich zu einem Herzspezialisten (Kardiologen) überweisen lassen, der über diesen geschlechtsspezifischen Unterschied Bescheid weiß.

Unruhe

Das Beruhigungsmittel Diazepam kann – wegen seines hohen Suchtpotenzials nur vorübergehend eingesetzt – den Nachtschlaf fördern, doch seine Wirkung ist bei Frauen schlechter als bei Männern. Diazepam wird vom weiblichen Körper rascher verarbeitet und schneller ausgeschieden, weil die Leberenzyme, die es umwandeln, im weiblichen Körper um 40 Prozent aktiver sind als im männlichen. Frauen brauchen deshalb eine höhere Dosierung, um den gleichen Effekt zu erzielen.

Angstzustände

Angstzustände können bei Männern besser mit einem trizyklischen Antidepressivum wie dem Wirkstoff Amitryptilin behandelt werden, während Frauen eher auf einen SSRI (selektiver Serotoninaufnahme-Inhibitor) wie den Wirkstoff Fluoxetin ansprechen, weil die Nervenzellen in ihrem zentralen Nervensystem mehr Rezeptoren für Serotonin besitzen.

Schmerzzustände

Die Wirkung mancher Schmerzmittel verändert sich im Verlauf des Regelzyklus: Progesteron hemmt die Aufnahme mancher schmerzlindernder Medikamente im weiblichen Magen. Da der Progesteron-Spiegel in der zweiten Hälfte des Menstruationszyklus ansteigt und dieses Hormon den Transport des Speisebreis durch den Verdauungstrakt verlangsamt, kann es in dieser Zeit die schmerzlindernde Wirkung verringern. Durch Abstimmung der Dosis auf den Zyklusverlauf kann dies ausgeglichen werden.

Medikamentenunverträglichkeit

Manche Medikamente werden von Frauen nicht vertragen und erzeugen sogar bei geringer Dosierung starke Nebenwirkungen wie etwa Übelkeit und vieles andere mehr. Solch unerwartete Reaktionen können körperlich fassbare Ursachen haben. Deshalb sollten sie keinesfalls abgetan, sondern ernst genommen und dem Arzneihersteller gemeldet werden. In Deutschland werden solche Nebenwirkungen zentral von der Bundesärztekammer gesammelt und weitergeleitet. Möglicherweise handelt es sich um ein Mittel, das nicht ausreichend auf seine spezielle Wirkung bei Frauen getestet worden ist – und Hersteller sind an jeder Rückmeldung interessiert! Die Dosierung sollte so lange angepasst werden, bis die Nebeneffekte verschwinden, oder es sollte gleich ein anderes Mittel versucht werden.

4 Schmerzempfinden

Schmerzen erlebt jeder – ab und zu. Doch es gibt wohl kaum etwas Zermürbenderes, als chronische Schmerzen ertragen zu müssen. Und dazu lässt sich Schmerz kaum vermitteln: Man kann ihn nicht sehen, nicht vorzeigen und nur bildhaft umschreiben. Keine Methode kann Schmerz bislang objektiv messen, und so bleiben die Betroffenen darauf angewiesen, dass sie einfühlsames Verständnis finden. Schmerzen haben einen stark appellativen Charakter – das ist gut nachvollziehbar, denn die Betroffenen stehen unter Druck, sie suchen Hilfe, fast schon Erlösung. Und weil ihre Beschwerden so schwer zu erklären sind, wirkt es oft übertrieben und unglaubwürdig für ihr Gegenüber, wenn sie davon sprechen. Wenn ihnen aber keiner so recht glaubt, geraten sie in einen Teufelskreis der Isolation, was die Schmerzen durch den daraus folgenden Stress nur noch verschlimmert. Diese Dynamik tritt auch im Kontakt zwischen Arzt und Patient auf, und viele Ärzte tun sich schwer, die Beschwerden ausreichend ernst zu nehmen; sie neigen deshalb zur Abwiegelung der Beschwerden und zur Unterdosierung von Medikamenten. Noch etwas kommt erschwerend hinzu: Viele der wirksamen Schmerzmittel machen abhängig – ein Risiko, das Ärzte und Patienten gleichermaßen fürchten. Auch deshalb werden manch wirksame Schmerzmittel unzureichend dosiert eingenommen.

Schmerzen machen hilflos – da geht es den Ärzten nicht anders als den Betroffenen. Wie soll man die Wirksamkeit der Therapie objektiv beurteilen, wenn es keine Möglichkeit gibt, den Grad des Problems zu messen? Als Therapeut muss man sich in diesem Fall ausschließlich auf die Aussagen der Patienten verlassen. Das fällt vielen Ärzten schwer – und zudem geraten vielen dann noch Vorurteile in die Quere. Glücklicherweise hat man inzwischen mit einer dieser unreflektierten Voranahmen gründlich aufräumen können, dass nämlich Ungeborene und Babys keinen Schmerz verspüren. Heute wird bei keinem kleinen Jungen mehr eine Beschneidung ohne Schmerzmittel vorgenommen – was bis vor wenigen Jahren noch die Regel war: Bloß weil das Kind noch keine Worte finden kann für seine Gefühle, hatte man sie ihm einfach aberkannt.

Und ähnlich sieht es im Umgang mit Frauen aus. Es ist eine altbekannte Tatsache, dass Frauen von häufigeren und stärkeren Schmerzen, die auch mehr Körperregionen betreffen, berichten als Männer. Und ebenso altbekannt ist es, dass man dieses Phänomen der Bereitschaft der Frauen zuschreibt, ihre Beschwerden nicht für sich zu behalten und eher bei anderen nach Hilfe zu suchen. Vielfach wird dieses Verhalten auch einem größeren Gesundheitsbewusstsein der Frauen zugeschrieben, oder es werden gar Vorstellungen des 19. Jahrhunderts wieder aufgewärmt, dass Frauen sich selbst als eher empfindlich und schwach erleben und präsentieren. Neuere Untersuchungen an weiblichen Testpersonen jedoch weisen darauf hin, dass die Aufmerksamkeit für und die Erfahrung von Schmerzen ebenso wie die Reaktion auf schmerzstillende Medikamente tatsächlich bei Männern und Frauen organisch verschieden ist. Dies gilt als eine der interessantesten und wichtigsten Einsichten, welche die neue geschlechtsspezifische Betrachtungsweise in der Medizin bisher erbracht hat.

Ich habe mir oft gedacht, dass jedes Erstsemester im Medizinstudium eigentlich am ersten Studientag als Hausaufgabe die Frage gestellt bekommen sollte: »Was ist die tiefere Bedeutung von Leiden?« Denn die tägliche Aufgabe des Arztes ist es doch, das körperliche und seelische Leid seiner Patienten zu lindern und ihn wenn möglich zu heilen. Und deshalb sollten sich alle Ärzte mit dieser Frage auseinander gesetzt haben. Für mich hat sich diese Frage durch mein ganzes Arbeitsleben gezogen.

Als ich das Bellevue-Hospital zum ersten Mal betrat, um dort meine Arbeit als junge Ärztin zu beginnen, dachte ich: »Hier werde ich wirklich mit Leid und Elend konfrontiert, denn dies ist eines der Krankenhäuser für die gottverlassendsten und geschundensten Menschen in New York.« Bellevue war ein Armenkrankenhaus, wirklich der letzte Zufluchtsort für diejenigen, die nirgendwo anders einen Behandlungsplatz bekommen konnten. Wenn dieses Haus damals alle Betten belegt hatte, holten wir Pritschen aus dem Keller, und zu Zeiten lagen alle Korridore voller Schwerstkranker, die wir auf den Stationen nicht mehr unterbringen konnten. Die erste Lektion, die ich von dort mitnahm, war, dass diese verwahrlosten und bettelarmen Leute nicht weniger glücklich oder unglück-

lich als meine eigene Familie und Freunde waren. Denn Schmerz kennt keine gesellschaftliche Konvention oder soziale Rangordnung, und Verzweiflung oder Zufriedenheit hängen gleichermaßen wohl mehr von der inneren Verfassung eines Menschen ab als von den Lebensumständen, in denen man sich findet.

Auf den Fluren des Bellevue lernte ich den Schmerz kennen. In jener chaotischen Atmosphäre erlebte ich Menschen, die sich mit ihrem Schicksal zu arrangieren lernten, die sich mit Verlust und Trauer einrichteten. Und ich konnte erfahren, wie man die bittere Einsicht zu verarbeiten lernt, dass man seine Krankheit nicht heil überstehen wird. Ich stellte fest, dass Menschen in allzu dramatischen Akutsituationen fast immer nur bleibt, sich in das, was passiert, einfach zu fügen. Entweder starben sie gleich, oder sie sanken erst einmal in tiefe Verzweiflung. Wenn es ihnen dann aber gelang, ihre Krankheit zu überwinden, hatte das oft einen ungeheuer belebenden Effekt – ungeahnte Kräfte wuchsen ihnen zu. Manche Menschen starben ohne jegliche Auflehnung gegen ihr Schicksal – oft sogar sehr tapfer. Andere jedoch waren schon von wesentlich harmloseren Beschwerden ganz überwältigt, und einzelne Patienten, die überhaupt nicht ernsthaft krank waren, litten entsetzlich und waren schier untröstlich.

Schmerz, Schmerzerleben und Schmerzverarbeitung sind ein Thema, welches die Wissenschaft seit jeher beschäftigt. Genauere Aufschlüsse zu bekommen wäre äußerst wichtig, um verstehen zu können, warum die Reaktion auf schmerzhafte, so genannte nozizeptive Stimuli individuell derart unterschiedlich ist. Es gibt eine ganze Reihe von mitunter recht primitiven Untersuchungen zu diesem Thema. So hat 1934 ein Forscher berichtet, dass unter Druck eines bestimmten Gewichts auf den Schädel im Bereich hinter dem Ohr 60 bis 70 Prozent der Probanden Schmerz empfanden und die anderen nicht[18]. Modernere Studien haben mit mehr Präzision auch etwas mehr Licht in die Sache bringen können, um die eigentümlichen Unterschiede zwischen Individuen zu verstehen. Wenn man einen starken Schmerzreiz erlebt, werden weit mehr Hirnbereiche aktiviert, als man lange angenommen hatte. Die Areale im Gehirn, die in dieser Situation tätig werden, sind von Person zu Person ganz verschieden – woraus sich schließen lässt, dass erlerntes Verhalten, das natürlich auch wieder bei jedem anders ist, eine wichtige Rolle spielt. Man kann wohl davon ausgehen, dass sich der Einzelne dieser erlernten Einflüsse im Detail aber gar nicht bewusst ist. Und das macht die Forschung in diesem ohnehin schon komplexen Bereich umso schwieriger. Weitere neue Studien über Schmerz und das zentrale Nervensystem deuten darauf, dass das Gehirn auf starke Schmerzreize hin Hirnareale aktiviert, die mit Aktivität zu tun haben, also allem Anschein nach Versuche anstellt, mit dem schmerzhaften Erleben aktiv und offensiv umzugehen.

Frauen und Schmerz

Einige Wissenschaftler vertreten die Ansicht, dass es nachweisbare, anatomisch fixierte, geschlechtsspezifische Eigenheiten im Schmerzempfinden und an den Schmerz empfindenden Organen bei Männern und Frauen gibt. Dazu zählen sie vor allem das Gehirn und das periphere Nervensystem*. Wieder andere Forscher gehen davon aus, dass jeglicher geschlechtsspezifische Unterschied im Erleben und Berichten von Schmerz vor allem auf gesellschaftlich vermittelte Verhaltensweisen und Konditionierung zurückgeht. Sie meinen, dass der Umgang mit Schmerz vor allem von der Art abhängt, in der Männer und Frauen gelernt haben sich auszudrücken, und von den jeweils persönlichen Coping-Mechanismen, also den Hilfen, die man sich selbst zur Bewältigung eines Konflikts oder einer Schwierigkeit geben kann.

So ist es noch immer weit verbreitet, einem kleinen Jungen, der hingefallen ist und sich sein Knie aufgeschrammt hat, aufmunternd zu sagen: »Komm, ist schon gut, hör auf zu weinen und lauf einfach weiter!«, aber dem Mädchen werden die Tränen getrocknet, es wird – vielleicht manchmal zu einfühlsam – getröstet und umarmt, und vielleicht wird man es sogar wieder in den Kinderwagen setzen, um es zu schonen …

Unzweifelhaft beeinflussen zahlreiche Faktoren die Erfahrung von Schmerz, und das macht es so schwierig, eine endgültige Ge-

* Das so genannte zentrale Nervensystem umfasst das Gehirn und das Rückenmark, das periphere Nervensystem alle Nerven ab Rückenmark bis in die äußersten Verästelungen in der Haut. (Anm. d. Übersetzerin)

wissheit über den Einfluss des biologischen Geschlechts auf das Schmerzerleben zu gewinnen. Einige Beispiele belegen dies:

- Frauen haben andere Strategien, um Schmerz zu lindern: Sie nehmen mehr Schmerzmittel ein und nutzen in höherem Maße Hilfe durch Entspannungstechniken, Aromatherapie, Massage und Visualisierung*.
- In wissenschaftlichen Experimenten zeigte sich, dass die Art und Weise, wie Männer und Frauen den gleichen Schmerzreiz unter den gegebenen kontrollierten Bedingungen verarbeiteten, doch mehr von kulturellen als von biologischen Mustern beeinflusst wird. Für Männer ist es anscheinend wichtig, wo der Schmerzreiz gesetzt wird: Sie reagieren mit mehr Schmerzempfinden, wenn der Reiz unter der Gürtellinie und vor allem, wenn er nahe der Genitalien ausgeübt wird. Das trifft für Frauen nicht zu. Männer lassen sich vom Geschlecht und der Attraktivität der Wissenschaftler beeindrucken – Frauen lässt das kalt. Männer spüren weniger Schmerzen, wenn eine Frau die Tests durchführt, wohingegen Frauen gleich reagieren – egal ob einem Wissenschaftler oder einer Wissenschaftlerin gegenüber. Auch die Persönlichkeitsmerkmale des Untersuchten beeinflussen die Resultate, ob also jemand hohe Angstpegel zeigt, ob es Möglichkeiten gibt, die Situation zu beeinflussen, ob diese zuverlässig sind und Ähnliches.
- Auch Nebenbefunde beeinflussen die Schmerzempfindlichkeit – also andere biologische Gegebenheiten, die mit dem Schmerz selbst nichts zu tun haben. Es spielt zum Beispiel eine Rolle, wie gut jemand ernährt ist, ob er gerade gegessen hat, der Zuckerspiegel ausgeglichen ist oder ausreichend Fette im Blut vorhanden sind. Auch das Vorliegen anderer Krankheiten, welche die Person schon vorab empfindsamer machen, spielen eine wichtige Rolle.

Aus Gründen, die bisher unklar sind, empfinden Frauen schon solche Schmerzen als störend, die von nur leichten Schmerzrei-

---

* Visualisierung ist eine Technik der Verhaltenstherapie: Man stellt sich beispielsweise den Schmerz als einen konkreten Gegenstand oder ein Lebewesen vor und ruft sich möglichst anschaulich und bildhaft vor Augen, wie man diesen Gegenstand oder das Lebewesen zur Ruhe bringt – und damit mildert sich der Schmerz. (Anm. d. Übersetzerin)

zen ausgehen. Sie können zudem ihre Empfindungen genauer beschreiben, vermögen sie weniger gut auszuhalten und empfinden sie länger, intensiver und in deutlich mehr Körperregionen als Männer. Einige Studien haben gezeigt, dass Frauen eher Unannehmlichkeiten und Schmerzen in Folge von Druck und elektrischen Reizen empfinden als Männer, während Thermostimulation wie Hitze und Kälte sowie Schmerzen, die durch Einschränkung der Blutzufuhr zu einzelnen Körperbereichen – so genannte ischämische* Schmerzen – entstehen, von beiden Geschlechtern etwa als gleich unangenehm erlebt werden. Doch viele dieser Versuche sind nicht wirklich aussagekräftig, weil sie die begleitenden und möglicherweise wichtigen Faktoren außer Acht lassen, wie Alter, Schwangerschaft, Periodenzyklus und den Gebrauch von Hormonen, zum Beispiel hormoneller Verhütungsmittel. Und zu alledem gibt es geschlechtsspezifisch unterschiedliche Fähigkeiten des Organismus, Medikamente und Betäubungsmittel abzubauen.

Schmerz und die Gene

Es steht ganz außer Zweifel, dass einige besondere Eigenschaften im Schmerzempfinden genetisch festgelegt sind. So kennt die Medizingeschichte den Fall eines Schaustellers, der den Künstlernamen »Das menschliche Nadelkissen« trug[19]. Dieser Mann zeigte eine ganz außergewöhnliche und einzigartige Unempfindlichkeit Schmerzen gegenüber – wobei er jedoch alle möglichen anderen Reize durchaus empfinden konnte, wie etwa Druck oder Temperatur. Dieser Mann hatte einen seltenen Gendefekt im Gen NTRK1 – dem Gen, das die Unempfindlichkeit für Schmerz steuert. Inzwischen sind mindestens drei Mutationen dieses Gens entdeckt worden, die eine ganze Bandbreite von anderen Defekten nach sich ziehen:

- Bisher wurden über 40 Personen gefunden, denen ein spezifischer Rezeptor in ihrem Nervensystem fehlt, weshalb bei ihnen der Nervenreiz für Schmerzempfindungen nicht vollständig weitergeleitet werden kann.
- In Australien wurden 102 Personen aus vier miteinander ver-

* Ischämie ist ein medizinischer Fachbegriff aus dem Griechischen = Blutleere; haima = Blut. (Anm. d. Übersetzerin)

wandten Familien gefunden, die alle denselben Defekt in den Nervenfasern (so genannten sensorischen Fasern) aufwiesen, die Reize aus der Umwelt aufnehmen und an das zentrale Nervensystem weiterleiten. Bei den Betroffenen sind alle Reize, insbesondere die Schmerzreize, deutlich abgedämpft und ein Schmerzempfinden deshalb kaum vorhanden.

- Es gibt den außergewöhnlichen Fall von zwei Schwestern, die beide die gleiche Störung aufwiesen: Sie hatten keinerlei Schmerzempfinden und auf unerklärliche Weise alle Finger und Zehen spontan verloren.

Der oben genannte Defekt des NTRK1 findet sich bei Männern und Frauen gleichermaßen, doch gibt es auch genetische Defekte, die geschlechtsgebunden sind:

- Nur bei männlichen Ratten tritt eine spezielle Mutation auf dem Chromosom 4 auf; sie führt dazu, dass die Zeit, die das Tier benötigt, um seinen Schwanz von einer Heizplatte wegzuziehen, weil es den Wärmereiz verspürt, auffallend verändert ist. Tiere mit der Mutation brauchen länger, um den Reiz zu empfinden, und deshalb länger, um zu reagieren.
- Zwingt man Mäuse dazu, längere Zeit zu schwimmen, produzieren die Gehirne von Männchen und Weibchen einen betäubungsmittelähnlichen Stoff, der ihnen dabei hilft, diese Quälerei auszuhalten. Man nennt dieses Phänomen stressinduzierte Analgesie (SIA), also Schmerzfreiheit durch Stress. Der auslösende Stoff existiert in zwei biochemischen Varianten: Einer wird non-opioid genannt, weil er nicht wie ein Morphin aufgebaut ist und entsprechend nicht vom Wirkstoff Naloxon neutralisiert werden kann – was bei den morphinähnlichen Opioiden aber der Fall ist. Non-opioides SIA sieht bei beiden Geschlechtern verschieden aus – und das seit frühesten Entwicklungsstadien. Bei Mäusen hat man herausgefunden, dass die Männchen eine wesentlich robustere Form des non-opioiden SIA bilden als die Weibchen. Und man weiß inzwischen, dass das für das Weibchen typische System hormoninduziert ist. Denn wird der Mäusefetus während seiner Entwicklung nicht Testosteron ausgesetzt, entwickelt sich das typisch weibliche SIA; außerdem entsteht es erst nach der Pubertät, es verändert sich je nach Fruchtbarkeitsphase und

bleibt über die Wechseljahre hinaus erhalten. Dieses weibliche SIA wird von einem ganz speziellen Gen auf dem Chromosom 8 gesteuert – ein Phänomen, welches es bei männlichen Mäusen nicht gibt. Es gibt auch Variationen in diesem Gen, und sie sind abhängig von den Mengen an non-opioidem SIA, welche eine Maus zu bilden im Stande ist. Kurzum: Anscheinend bestimmen die Spiegel dieser biochemischen Wirkstoffe darüber, ob und wie stark eine Maus Schmerz empfindet – und das scheint bei den Weibchen nachweislich stärker zu sein als bei den Männchen.

- Weitere Versuche an Nagetieren haben eine interessante Verknüpfung zwischen der Fähigkeit, Schmerzen zu empfinden, und der Sensibilität auf Morphium aufgedeckt. Und generell sind es in der Tierwelt – sofern bei der jeweiligen Art ein Geschlechtsunterschied besteht – die Männchen, die weit mehr Schmerzen aushalten können als die Weibchen. Dieselben Tiere zeigen zudem eine größere Empfänglichkeit für die Gabe von Schmerzmitteln (Analgesie). Bei diesen quasi doppelt begünstigten Männchen wirkt Morphium besonders gut.
- Schmerzmittel werden im Gehirn des Menschen von verschiedenen Typen von Rezeptoren angenommen. Die beiden am besten bekannten sind die so genannten μ-opioid-Rezeptoren und die κ-opioid-Rezeptoren. Morphium beispielsweise reagiert mit den μ-opioid-Rezeptoren. Bei Untersuchungen am Menschen hat sich gezeigt, dass Frauen eher durch solche Mittel Erleichterung verspüren, die mit den κ-opioid-Rezeptoren reagieren; nach Zahn-Operationen wirkten die Wirkstoffe Pentazozin, Nalbuphinhydrochlorid und Butorphanoltartrat bei Frauen wesentlich besser als bei Männern. Dieser günstige Effekt wurde auch nicht durch den Periodenzyklus beeinflusst – und das bedeutet, dass Hormone in diesem Fall nichts mit den Geschlechtsunterschieden in der Schmerzempfindung zu tun haben.

Die Gene beeinflussen die Erfahrung von Schmerzen auch auf andere Weise. Einige schmerzhafte Erkrankungen gibt es nur bei einem der Geschlechter: Die Bluterkrankheit Hämophilie beispielsweise tritt nur bei Männern auf. Und der Körper verwendet und verarbeitet Medikamente – darunter auch schmerzstillende

Stoffe – in geschlechtstypischer Weise; und diese werden durch Geschlechtshormone reguliert.

Medikamente und Schmerz

Wie gut oder schlecht Männer und Frauen jeweils auf eine Schmerztherapie ansprechen, hängt von der Umsetzung der schmerzstillenden Medikamente und der Narkosemittel im Stoffwechsel ab. Ein Grund ist die unterschiedliche proportionale Verteilung der Gewebe: Männer haben mehr Muskelmasse und Frauen mehr Fettgewebe. Manche Medikamente binden sich aber besonders stark an Fettzellen, was die Wirkdauer eines Mittels enorm verlängern kann, wenn es in einem weiblichen Organismus abgebaut wird. Das bedeutet aber auch, dass Männer von solchen fettlöslichen Schmerzmitteln weniger lang profitieren als Frauen – weil sie den Wirkstoff an weniger Fettzellen binden können.

Da das Verdauungssystem von Frauen langsamer arbeitet als das der Männer und feste und flüssige Nahrungsbestandteile träger durchschleust, kann ein oral genommenes Schmerzmittel bei einer Frau viel effektiver wirksam werden, weil es mehr Zeit bekommt, um aus dem Darm aufgenommen (resorbiert) zu werden. Die Wirkung einer Tablette kann also bei einem Mann viel schneller vergehen als bei einer Frau.

Auch die Geschwindigkeit, mit der Stoffwechselprozesse in der Leber ablaufen, und die Effektivität, mit der die Nieren arbeiten und die Reste von Schmerzmitteln wieder ausscheiden, beeinflusst die Wirksamkeit eines solchen Medikaments. Zudem können die Erbanlagen eine wichtige Rolle bei der Verwertung und Ausscheidung von Schmerzmitteln spielen. So weiß man, dass beispielsweise sieben bis zehn Prozent der weißen Bevölkerung den Wirkstoff Codein nicht in Morphin umwandeln können, weil sie eine genetische Variante in ihrem Nervensystem aufweisen: Das Zytochrom-P-450-System funktioniert nicht. Da aber die schmerzstillende Wirkung des Codeins davon abhängt, ob der Organismus es zu Morphin umsetzen kann, hat Codein bei den Betroffenen keinerlei schmerzstillende Wirkung – bei unverändert vorhandenen Nebenwirkungen! Auch andere, chemisch morphinähnliche Schmerzmittel wirken bei den Betroffenen nicht.

Anatomische Unterschiede im Nervensystem

Es ist gut möglich, dass einige anatomische Verschiedenheiten im Nervensystem von Männern und Frauen die Ursache für einzelne bedeutsame Unterschiede in der Schmerzempfindlichkeit sind. Das eine Geschlecht kann zum Beispiel in bestimmten Körperregionen einfach mehr sensible Nervenenden besitzen als das andere und entsprechend dort schmerzhafte oder auch nur unangenehme Reize intensiver empfinden. Frauen beispielsweise besitzen mehr so genannte C-Fasern, eine bestimmte Art von Nervenfasern, die bei Verletzungen oder Krankheitszuständen des Gewebes gereizt werden. Die Impulse der C-Fasern wirken jedoch nicht nur im Moment des Ereignisses, sondern noch lange danach, wenn der eigentliche Reiz bereits abgeklungen ist. Diese Fasern durchlaufen in dichtem Netz vor allem die Beckenorgane der Frau. Weil Frauen aber an eben diesen Organen im Laufe ihres Lebens häufig starke Nervenerregungen erleben, sei es durch intensive Reize oder auch kleinere Verletzungen von Scheide und Gebärmutter durch den Sexualverkehr, durch Entbindungen oder Periodenschmerzen, vermuten Wissenschaftler, dass Frauen eher an chronischen Unterbauchschmerzen leiden als Männer. Die C-Fasern haben die Fähigkeit, frühere Schmerzreize zu »erinnern«, und erzeugen damit nicht nur ein stärkeres körperliches Schmerzbewusstsein in dieser Körperregion – zusätzlich zu der bei Frauen intensiveren Sensibilität für die Beckenregion –, sondern geben diese Schmerzreize auch an andere Nerven weiter, die diese Informationen über das Rückenmark weiterleiten. Man vermutet, dass hier der Grund dafür zu suchen ist, warum Frauen häufiger als Männer den so genannten übertragenen Schmerz (*referred pain*) empfinden. Das ist eine Schmerzempfindung, die nicht nur in der auslösenden Region, sondern noch in anderen Körperbereichen zu spüren ist. So können schmerzhafte Verspannungen in Schultern und Nacken, die ihrerseits Kopfschmerzen auslösen können, aus dem Beckenbereich stammen – zum Beispiel während der Periode.

Hormone und Schmerz

Hormone gelten als Schlüssel-Regulatoren bei der Empfindung von Schmerzen. Sie beeinflussen die Fähigkeit des Organismus, seine Nerven gesund und funktionsfähig zu erhalten, und sie steuern die Bildung des Nerven-Wachstumsfaktors und der so genannten Substanz P*, welche die Aufmerksamkeit für Schmerzempfindungen reguliert. Östrogen hat im Zusammenhang mit der Schmerzempfindsamkeit eine besondere Fähigkeit. Es kann sozusagen die Feldgröße derjenigen Nervenenden bestimmen, die nach einem schmerzhaften Reiz erregt werden. Außerdem bindet sich Östrogen an die Morphinrezeptoren im Gehirn. Über diesen Mechanismus kann das Hormon allerdings die Wirksamkeit von schmerzstillenden Medikamenten stören – je nachdem, wie hoch der Östrogenspiegel in Abhängigkeit vom Zyklus ist. Progesteron hat den gegenteiligen Effekt. Es desensibilisiert die Morphinrezeptoren im Gehirn, aber es hypersensibilisiert die Temperaturrezeptoren. In Rattenversuchen zeigte sich, dass Progesteron die Wirksamkeit von morphinähnlich wirkenden Medikamenten minderte. Diese Beobachtungen bringen Licht in die Zusammenhänge zwischen der Schmerzempfindlichkeit und dem Zyklusgeschehen. Dadurch wird verständlich, warum Frauen zur Zeit ihrer Monatsblutung oft schmerzempfindlicher sind als in anderen Phasen des Zyklus.

Man hat herausgefunden, dass dieselben Zentren im Gehirn, die für das Fortpflanzungsverhalten verantwortlich sind, auch wichtige Steuerungszentren für das Empfinden von Schmerzen darstellen. Das mag den offensichtlichen Zusammenhang zwischen den Schwankungen des Hormonspiegels und der Empfindlichkeit für Schmerzreize erklären. Es konnte sogar festgestellt werden, dass Frauen dauerhaft für bestimmte Schmerzen sensibilisiert werden können, wenn zur gleichen Zeit, in welcher der Schmerzreiz einwirkte, bestimmte Hormonspiegel besonders hoch waren. Aus einem solch unglücklichen Zusammentreffen können eine Überempfindlichkeit und/oder chronischer Schmerz entstehen, und zwar an der Stelle, an der ursprünglich der Schmerzreiz einwirkte – und das noch lange, nachdem die Auslösesituation beendet ist. Dieser Effekt wirkt ähnlich wie die Wirkung der C-Fasern, deren Eigenschaften bereits erläutert wurden. So entwickelt etwa eine von zehn Frauen nach einer Amputation der Brust (Mastektomie) chronische Schmerzen im Bereich von Unterarm, Brustwand und Schulter der operierten

* P steht für das englische Wort pain = Schmerz. (Anm. d. Übersetzerin)

Seite. Diese Schmerzen können unerträglich werden und als Folge eine so genannte *frozen shoulder* nach sich ziehen: Die betroffene Schulter wird aus lauter Angst vor Schmerzen nicht mehr bewegt, und sie erstarrt bewegungslos wie gefroren in einer Schonhaltung. Wenn die postoperativen Schmerzen sehr groß waren, ist diese Schulterstarre besonders häufig, und mit der Zeit wird die Erinnerung an die Operation nicht etwa blasser, sondern quälender. Es ist mehr als verständlich, dass bei diesen Frauen auch reaktive Depressionen auftreten können, begleitet von Ängstlichkeit, und dass sich durch die Gefühle von Hoffnungslosigkeit der Schmerz noch verstärkt.

Wenn in der Mitte des Regelzyklus die Progesteron-Spiegel besonders hoch sind, zeigen die Hirnströme gedämpfte Reaktionen auf Schmerzreize. Progesteron wirkt wie ein körpereigenes Schmerz- und Beruhigungsmittel – übrigens ist es in der Stillzeit natürlicherweise besonders hoch! Dazu passt, dass die chemische Struktur mancher Narkosemittel, wie Alphaxolon, der von Progesteron gleicht. Dieser beruhigende Effekt des Progesterons bereitet die Frau auf die Anstrengungen der Entbindung vor und erleichtert das Stillen. Im übrigen gibt es Ähnliches beim Mann, denn Testosteron hat ebenfalls einen schmerzstillenden Effekt – deshalb werden Männer mit den Jahren und den natürlicherweise sinkenden Testosteron-Spiegeln empfindsamer für schmerzhafte Reize. Man vermutet, dass dieser Nebeneffekt des Testosterons entwicklungsbiologisch sinnvoll war, damit Männer im Kampf gleichzeitig aggressiv und schmerzunempfindlich sein können.

Es gibt jedoch auch Ausnahmen von diesen Regeln. Die Wissenschaft hat dafür allerdings noch keine schlüssigen Erklärungen. Man stellte fest, dass in manchen Fällen Hormone die Schmerzempfindlichkeit steigern, statt sie zu mildern. Eine Untersuchung hat gezeigt, dass Frauen, die hormonelle Verhütungsmittel benutzen, eher Schmerzen im Kiefergelenk erleben als Frauen, die keine Hormone nehmen. Bei Frauen jenseits der Wechseljahre steigert der Gebrauch von Östrogen und in geringerem Ausmaß auch die Einnahme von Progesteron das Risiko für solche Kiefergelenkbeschwerden. Diese Nebenwirkung wird jedoch – das ist wichtig zu wissen – nur durch von außen zugeführte Hormone hervorgerufen, nicht durch die körpereigenen. Diese Information mag die Entscheidung beeinflussen, wenn frau unschlüssig ist, ob sie mit der »Pille« verhüten oder in den Wechseljahren eine Hormonersatztherapie nutzen will.

Das Gehirn und der Schmerz

Das Gehirn ist im Grunde die entscheidende Zentrale, wenn es um Schmerzempfindung geht. Man empfindet den Schmerz subjektiv zwar an dem Ort, an dem er ausgelöst wurde, doch geschieht die neurologische Verschaltung eigentlich – ohne dass man es bewusst so erlebt – im Gehirn selbst.

Vier miteinander verbundene Systeme arbeiten bei der Schmerzempfindung zusammen. Das erste empfängt den Schmerzreiz und transportiert ihn an das Gehirn weiter, wo das zweite System für den Zusammenschluss der unterschiedlichen Anteile des Gehirns sorgt, die den Schmerzreiz als solchen erkennen, seine Bedeutung abschätzen und eine angemessene emotionale Antwort auf den Reiz finden. Die dritte Komponente sendet Informationen über das vegetative Nervensystem, das nicht unter willentlicher Kontrolle steht und unwillkürliche Funktionen wie Atmung und Verdauung reguliert, an den Körper – deshalb reagiert man in Schmerzsituationen mit erhöhtem Blutdruck, Herzklopfen und manchmal Schweißausbrüchen. Die vierte Komponente schließlich übernimmt die Rückmeldung von der Peripherie an das Gehirn, sodass die eingetretenen Reaktionen noch weiter modifiziert oder erhalten werden können.

Die zentralen Anteile dieses Netzwerks sind durch Hormone beeinflussbar. So ist beispielsweise bei erwachsenen Rättinnen ein bestimmtes Hirnareal, der Locus caeruleus*, der Wachheit und Schmerzmodulation reguliert, auffallend größer und besteht aus mehr Zellen als bei den Männchen. Wenn neugeborene Rattenweibchen am ersten Lebenstag Testosteron erhalten, bildet sich dieser Unterschied aber nicht aus.

Männliche Ratten reagieren empfindlicher auf Morphin als weibliche, die allem Anschein nach einen eigenen, von äußeren Zugaben unabhängigen Non-opioid-Schmerzhemmer produzieren, der jedenfalls zum Teil abhängig von der Östrogen-Produk-

---

* Ein graublau gefärbter Nervenkern im Rautenhirn zwischen Rückenmark und Kleinhirn, der nach seiner Farbe benannt ist: caeruleus = lateinisch für himmelblau. (Anm. d. Übersetzerin)

tion ist. Weibliche Ratten sondern weit mehr dieser Wirkstoffe in ihren Blutkreislauf ab, während sie Junge werfen – und sie erleichtern sich auf diese Weise ihre Entbindung selbst.

Genau weiß man es noch nicht, aber es könnte noch weit mehr wichtige geschlechtsabhängige Unterschiede zwischen Männern und Frauen geben, die mit den Empfindungen und körperlichen Verarbeitung von Schmerzen und der Hirnfunktion zusammenhängen. So konnte in MRT-Untersuchungen (siehe Kap. 2, »Das Gehirn«) festgestellt werden, dass bei Männern und Frauen die gleichen Hirnareale aktiv wurden, wenn die Gedärme bis zum Punkt von Schmerzempfindung überdehnt wurden. Doch wenn Frauen und Männer, die an Reizdarm (siehe Kap. 7, »Der Verdauungstrakt«) litten – einer Form psychosomatischer Darmbeschwerden mit stressausgelösten häufigen Blähungen, Durchfall und Verstopfung –, mit dem gleichen Schmerzreiz traktiert wurden, zeigten sich im MRT unterschiedliche Hirnbereiche aktiv. Warum die Schmerzempfindung beim Reizdarm für beide Geschlechter an einem jeweils anderen Ort im Gehirn eingeschrieben ist, ist bislang unklar – ebenso, welche Konsequenzen dieser Befund für die Schmerztherapie und die Behandlung dieser Darmbeschwerden haben kann.

Weitere geschlechtsgebundene Schmerzreaktionen

Bei der Betrachtung der Schmerzreaktion finden sich noch eine Reihe weiterer Unterschiede. So steigt bei Männern der Blutdruck, wenn sie Schmerzen aushalten müssen – bei Frauen in derselben Situation beginnt eher das Herz schneller zu schlagen. In einer Studie wurde bei den Versuchspersonen intensiver Schmerz durch das Abbinden der Blutzufuhr in einem Arm erzeugt. Es zeigte sich, dass selbst unter solch krassen Bedingungen der Blutdruck der untersuchten Frauen nur wenig oder gar nicht anstieg; und wenn der Schmerzreiz gar noch verstärkt wurde, sank der Blutdruck rapide ab. Bei Männern jedoch stieg der Blutdruck an, sobald sie Schmerz verspürten, und stieg noch weiter, wenn der Schmerz verstärkt wurde. Diese Befunde sprechen dafür, dass Schmerz nicht allein ein körperliches Phänomen ist, sondern auch ein psychisches, von Gefühlen begleitetes, und dass Schmerzerleben auch mit bestimmten Verhaltensmustern zusammenhängt beziehungsweise diese auslöst.

Diese Informationen sind deshalb so wichtig, weil sie in der Behandlung von Schmerzen berücksichtigt werden müssen. Üblicherweise wird zum Beispiel im Aufwachraum nach Operationen die Dosierung der Schmerztherapie je nach Höhe des Blutdrucks abgeschätzt. Da die Frischoperierten noch nicht wieder bewusstseinsklar reagieren können, muss man indirekte Zeichen nutzen. Man ging bisher davon aus, dass ansteigender Blutdruck ein frühzeitiger Hinweis auf Schmerzen und Stress ist. Die Herzfrequenz als Einzelbefund wurde dabei wenig beachtet. Nach den beschriebenen Ergebnissen kann man den Blutdruck für Männer durchaus als Parameter nutzen; bei Frauen muss man aber einen Anstieg der Herzfrequenz als Signal für Schmerzen deuten – eine Erkenntnis, die Anästhesisten heute zunehmend nutzen.

Wenn Männer eine intellektuelle Aufgabe zu bewältigen haben, wie etwa eine Prüfung zu bestehen, sondern sie höhere Mengen an Stresshormonen wie Adrenalin und Kortisol ab als Frauen in der gleichen Lage. Zudem scheinen diese Hormone bei Männern begleitende Gefühle von Erfolg, Zuversicht und Triumph hervorzurufen. Bei Frauen sieht es ganz anders aus: Sie bilden in ähnlichen Lebenslagen weniger Stresshormon und erleben zudem bei der Ausschüttung von besagten Hormonen tendenziell eher Gefühle von Versagen und Ängstlichkeit. Üblicherweise beginnt die Stressreaktion mit einer Erregung eines bestimmten Hirnbereiches, des Hypothalamus, von wo Informationen an die Hirnanhangsdrüse (Hypophyse) weitergeleitet werden. Von dort wird über Auslöserhormone ein Reiz an die Nebennierenrinde gesendet, damit diese die entsprechenden Hormone freisetzt, zum Beispiel das Kortisol. Dieser Prozess wird Aktivierung der Hypothalamus-Hypophysen-Achse genannt. R. B. Fillingim und William Maixner, zwei Forscher der Universität von North Carolina in Chapel Hill, haben die interessante Hypothese aufgestellt, dass die Aktivierung dieser Reaktionskette einen evolutionsbedingten Hintergrund haben muss. Die starke Stimulation der Hypothalamus-Hypophysen-Achse durch Schmerzen bremst nämlich sämtliche Funktionen der Fruchtbarkeit und Gebärfähigkeit[20]. Sie weisen außerdem darauf hin, dass eine durch Stress ausgelöste Schmerzfreiheit weit weniger gut bei Frauen funktioniert, wenn sie sich im Zyklus nach dem Eisprung befinden, und schließen daraus, dass die zyklusabhängige Hemmung der Hypothalamus-Hypophysen-Achse die Fruchtbarkeit erhalten soll.

Geschlecht und schmerzhafte Krankheiten

Kopfschmerzen

Kürzlich veröffentlichte Dawn A. Marcus an der Universität von Pittsburgh eine umfassende Überblicksarbeit zum Thema Geschlechtsunterschied und chronische Kopfschmerzen. Sie stellte fest, dass chronische Kopfschmerzen zwar bei beiden Geschlechtern etwa gleich häufig vorkommen, Frauen aber weit stärker gefühlsmäßig unter ihren Schmerzen litten, wohingegen Männer sich eher aktionsunfähig fühlten, wenn sie an Kopfweh litten. So konnten betroffene Männer seltener als Frauen ihrer Arbeit und sonstigen täglichen Verrichtungen nachgehen[21]. Kopfschmerzpatientinnen litten zudem zu 75 Prozent an Depressionen und Ängsten, doch nur 25 Prozent der Männer zeigten diese Symptome. 45 Prozent aller betroffenen Männer und Frauen litten jedoch an Ängsten. Frauen profitierten deutlich mehr als betroffene Männer von Ernährungsumstellung und der Empfehlung, bestimmte Speisen zu meiden. Man kann aus diesen Ergebnissen durchaus folgern, dass die Kopfschmerzen bei Frauen ganz andere Gründe haben, nämlich mit psychischen Problemen zusammenhängen, und manchmal auf so einfachem Weg zu behandeln sind wie der Umstellung der Ernährungsweise. Das gibt einer geschlechtsspezifischen Medizin wichtige Argumente in die Hand und zeigt die Notwendigkeit auf, die Bedürfnisse von Männern und Frauen auch in der Therapie von Schmerzen gezielt zu berücksichtigen.

Einzelne Schmerzkrankheiten scheinen eng an das Geschlecht geknüpft zu sein. So ist die Empfänglichkeit für Migräne*, die in einigen Familien gehäuft auftritt, auf einen Defekt im X-Chromosom zurückzuführen – verständlich, warum Migräne also auch häufiger Frauen befällt: 15 bis 17 Prozent der Frauen sind be-

---

* Migräne ist eine Form des Kopfschmerzes, die durch Entzündungen in den Hirngefäßen hervorgerufen wird. Diese erweitern sich daraufhin, und das wiederum löst Schmerzen aus. Typischerweise ist die Lokalisierung der Migräne meist einseitig und anfallsartig. Begleitsymptome sind Übelkeit, Schwindel oder Augenflimmern. (Anm. d. Übersetzerin)

troffen und nur drei bis sechs Prozent der Männer. Dieser Geschlechtsunterschied zeigt sich jedoch erst nach der Pubertät – vor dieser Zeit sind Jungen und Mädchen gleichermaßen anfällig. Der Gipfel der höchsten Anfälligkeit liegt jedoch für Jungen bei fünf Jahren und für Mädchen bei zwölf Jahren. Ab den mittleren Jahren verschleifen sich die Geschlechtsunterschiede hinsichtlich der Häufigkeit von Migräne und sind im Alter nicht mehr nachweisbar. Auch Migräne ist mit Depressionen assoziiert, und einige Wissenschaftler gehen davon aus, dass die größere Häufigkeit von Migräne bei Frauen allein auf deren größere Neigung zu Depressionen zurückzuführen ist.

Wahrscheinlich sind es aber doch die Sexualhormone, die eine wichtige Rolle spielen. Bei vielen Frauen verschlimmert sich die Migräne charakteristischerweise mit dem Beginn der Periodenblutung, wahrscheinlich, weil zu diesem Zeitpunkt die Östrogene im Blut sinken. So haben auch migränekranke Frauen zu 14 Prozent nur dann Migräneanfälle, wenn ihre Periode beginnt. Allem Anschein nach sind es aber nicht die absoluten Werte an Östrogen im Blut, welche schmerzauslösend wirken, sondern das starke Absinken des Östrogens, welches in dieser Zyklusphase typisch ist – deshalb nennt man diese Variante des Kopfschmerzes auch Östrogen-Entzugs-Kopfschmerz. Das erklärt auch, warum vorher kopfschmerzgeplagte Frauen in den Wechseljahren ihre Schmerzen fast vollständig verlieren. Denn der Entzugseffekt kommt nur dann zum Tragen, wenn die Östrogenspiegel zunächst hoch sind – in den Wechseljahren und danach aber sind sie insgesamt niedriger und auf diesem Niveau stabil. Hohe Östrogenspiegel sind aber auch mit höheren Werten eines bestimmten Eiweißstoffes im Gehirn assoziiert, des 5-Hydroxy-Tryptophan (5-HT). Dieser Stoff ist in der Lage, Kopfschmerzen zu mildern – wenn die Östrogenwerte im Blut absinken, sinkt auch das 5-HT: mit der unangenehmen Folgeerscheinung Kopfschmerz. Wegen des den Kopfschmerz verstärkenden Effekts von Östrogen erleben rund 40 Prozent der migränesensiblen Frauen, die hormonelle Verhütungsmittel verwenden, dass ihre Beschwerden zunehmen. Sogar noch bis zu einem Jahr nach Absetzen der »Pille« kann diese Kopfschmerzempfindlichkeit bestehen bleiben. Es gibt jedoch die Möglichkeit, statt eines Kombinationspräparats eine »Pille« zu wählen, die ausschließlich Progesteron enthält, eine »Minipille«. Migräne-Empfängliche haben mit diesem Medikament bessere Aussichten, wenn auch bis zu drei Prozent der Nutzerinnen doch stärkere Migränesymptome als früher erfahren. Leider ist die »Minipille« mit einer anderen Nebenwirkung behaftet, denn bei bis zu 25 Prozent der Frauen, die zu Spannungskopfschmerzen* neigen, verstärken sich die Beschwerden.

Migräne und Östrogen-Entzugs-Kopfschmerzen mindern sich meist deutlich in der Schwangerschaft, weil die Hormonspiegel dann monatelang relativ konstant bleiben und die schmerzauslösenden Schwankungen entfallen. Eine der möglichen Nebenwirkungen einer Hormonersatztherapie in den Wechseljahren und danach kann das erneute Auftreten von Kopfschmerzen sein – oder bereits bestehende Kopfschmerzen können sich verschlimmern oder noch häufiger werden. Es gibt aber die hilfreiche Möglichkeit, statt eines zyklusangepassten Medikaments eines mit über den ganzen Monat fixen Dosierungen von Hormonen zu wählen – und die Nebenwirkung Kopfschmerz wird verschwinden.

Östrogen-Entzugs-Kopfschmerzen lassen sich gut mit Östrogenpflastern in niedriger Dosierung behandeln, die vier Tage vor Beginn der Periode und für die ersten drei Tage der Blutung angewendet werden.

Anders als bei der Migräne sind vom so genannten Cluster-Kopfschmerz** deutlich häufiger Männer betroffen – 4- bis 7,5-mal häufiger als Frauen. Diese extrem schmerzhaften Kopfschmerzen treten als Serien von Kopfschmerzattacken auf – zwischen den Anfällen haben die Betroffenen überhaupt keine Beschwerden. Auch diese Form von Schmerzen kann vermutlich in irgendeiner Weise mit einer Fehlregulation des Hormonhaushalts erklärt werden. Wahrscheinlich beruhen sie auf einer relativ zu niedrigen Testosteron-Konzentration, die durch mangelhafte Bildung des Steuerungshormons LH (luteinisierendes Hormon) im Gehirn verursacht wird. Ein weiterer Befund gehört mit zu

---

* Spannungskopfschmerzen gehen mit Muskelverspannungen im Nacken und den Schultern einher. Sie sind typischerweise in Stirn- und Nackenbereich lokalisiert, fast nie nur einseitig und ohne die migränetypischen Begleiterscheinungen. (Anm. d. Übersetzerin)

** Cluster = englisch für Bündel. (Anm. d. Übersetzerin)

diesem Krankheitsbild: Im Organismus der Betroffenen wird auch zu viel epidermales Wachstumshormon gebildet. Dieses Hormon stört in zu hohen Konzentrationen die Hormonbildung der Hoden, weil es das LH beeinträchtigt. Außerdem regt es die Haut zu verstärktem Dickenwachstum an – mit dem Effekt, dass die betroffenen Männer das typische »Löwengesicht« (Fazies leontina) bekommen.

Gelenkverschleiß (Arthrose)

Die wenigsten Menschen wissen, dass bereits ab 30 die ersten Verschleißerscheinungen der Gelenke beginnen – sie verursachen nur zunächst keine Beschwerden. Doch in den mittleren Jahren klagen schon rund 40 Prozent aller Erwachsenen und ab 60 Jahren rund 70 Prozent über Arthroseschmerzen. Frauen sind doppelt so häufig von Kniearthrose betroffen wie Männer, doch Hüftarthrose ist gleich verteilt.

Francis J. Keefe, Psychologe an der Ohio-Universität, hat eine Studie an Arthroseleidenden vorgenommen und die Geschlechtsunterschiede hinsichtlich der Schmerzen untersucht. Er stellte fest, dass Frauen ihre ganz eigene Herangehensweise an die Beschwerden haben. Zwar leiden rund 40 Prozent mehr Frauen als Männer an diesem Leiden, doch gehen sie sehr aktiv mit ihren Problemen um, sprechen mit anderen darüber, erbitten Hilfe und Unterstützung von Familie und Freunden, suchen nach Ablenkung und professionellen Ratschlägen. Als Folge geht es ihnen letztlich besser, denn Frauen leiden auch weniger an depressiver Niedergeschlagenheit als Männer, wenn sie einmal einen Tag mit besonders starken Schmerzen durchzustehen hatten. Es gab auch noch weitere interessante Befunde in dieser Studie. Um herauszufinden, wie die Betroffenen Schmerzen verarbeiten und wie diese die persönlichen Beziehungen beeinflussen, wurden ihnen Video-Aufzeichnungen ihrer Ehegatten gezeigt, während diese irgendwelchen Alltagstätigkeiten nachgingen. Die Studienteilnehmerinnen konnten bei ihren Männern – allerdings nur bei ihnen und nicht bei irgendwelchen Fremden – sehr genau sagen, ob und wo diese eventuell Schmerzen empfanden. Anders die Männer – sie hatten nicht so ein feines Gespür. Auch der Umgang miteinander wurde in dieser Studie untersucht, und es zeigte sich, dass die arthrosekranken Frauen es ihren Männern vielleicht auch leicht machten, nicht mehr Sensibilität zu entwickeln, weil sie ihnen immer von selbst davon berichteten, wenn sie Schmerzen empfanden, und zudem eine ganze Reihe von nonverbalen Zeichen sendeten, wie schmerzvoll das Gesicht verziehen, Seufzen, Stöhnen und vieles mehr. Da braucht es nicht mehr viel Einfühlungsvermögen, um die Botschaft zu verstehen. Die Männer unterstützten ihre Frauen dann meist mit humorigen Aufmunterungen, wenn sie über ihre Beschwerden klagten.

Koronare Herzkrankheit (KHK)

Die koronare Herzkrankheit ist für die Untersuchung geschlechtsspezifischer Unterschiede ein besonders dankbares Thema, weil es so viele und ausgeprägte Unterschiede gibt (siehe Kap. 5, »Das Herz-Kreislauf-System«) – und einer davon ist die Schmerzempfindlichkeit. In der berühmten Framingham-Heart-Study, die seit 1948 an einer Kleinstadtbevölkerung in New England die Herz-Kreislauf-Gesundheit der Bevölkerung untersucht, stellte man zum ersten Mal Unterschiede zwischen Männern und Frauen hinsichtlich ihrer Krankheitsverarbeitung fest. Es war Ärzten schon lang bekannt, dass sich von Schmerzen in der Brust noch lange nicht sicher auf das Vorliegen einer koronaren Herzkrankheit schließen ließ. Rund 50 Prozent der Frauen, die wegen »typischer« Herzschmerzen in der Brust zur Herzkatheter-Untersuchung kamen, hatten überhaupt keine auffallenden Veränderungen in den Herzkranzgefäßen – während bei den Männern nur 17 Prozent keine Herzkranzgefäß-Veränderungen aufwiesen. Das lässt aber noch lange nicht den Schluss zu, dass die koronare Herzerkrankung für Frauen etwa nicht gefährlich wäre – im Gegenteil. Es sind weit eher die Frauen, die einen so genannten stummen Infarkt erleiden: einen Herzinfarkt ohne jegliches warnendes Krankheitssymptom. Eine von fünf betroffenen Frauen zeigt aber ein zunächst unerwartetes, aber für Frauen eben ganz typisches Symptom: Sie haben Schmerzen im oberen Bauchraum, dem so genannten Epigastrium, oder im Rückenbereich, verbunden mit ausgeprägter Kurzatmigkeit und starkem Schwitzen – ein von der Medizin mit ihrem Blick auf Männer als »Modell« so bezeichnetes »untypisches« Symptom.

Starke Schmerzen in der Brust, die nicht mit akuten koronaren Herzerkrankungen zu tun haben, finden sich häufiger bei jungen

Frauen; bei älteren sind starke Brustschmerzen häufig bei denjenigen, die hohe Östrogenspiegel aufweisen, und bei den Frauen nach der Menopause, die eine Hormonersatztherapie verwenden. Was eigentlich die genaue Ursache dieses eigentümlichen Schmerzsyndroms ist, ist bis heute unklar. Das National Institute of Health der USA schließt im Jahr 2002 eine Vierjahresstudie ab, die sich mit Auftreten und Ursachen von Brustschmerzen bei Frauen beschäftigt – die Women's Ischemia Syndrome Evaluation (WISE). Die Ergebnisse sind noch nicht publiziert; es ist jedoch zu hoffen, dass sie weiteren Aufschluss geben werden. Die meisten Ärzte sind der Ansicht, dass viele ihrer Patientinnen deshalb so starke Schmerzen in der Brust verspüren, weil sich dort die kleinen Arterien verkrampfen, die in der Tiefe der Muskulatur das Herz versorgen – nicht die Herzkranzgefäße selbst. Und diese kleinen Blutgefäße zeigt die Herzkatheter-Untersuchung nicht; sie stellt mit dem Kontrastmittel nur die großen Adern auf der Oberfläche des Herzmuskels dar, die man dann auf Kalkablagerungen hin untersucht.

David Sheps und sein Team von der Universität von East Tennessee haben eine umfangreiche Untersuchung zur Klärung der Frage unternommen, was eigentlich den typischen Herzschmerz der Angina pectoris bei Männern und Frauen hervorruft – jenen Schmerz, der oft einer Aufregung oder körperlichen Anstrengung folgt[22]. Die Versuchspersonen waren bereit, sich an zwei verschiedenen Tagen bestimmten körperlichen und emotionalen Anstrengungen auszusetzen und ihre Eindrücke und Erfahrungen damit genau zu schildern. Die körperliche Belastung erfolgte durch Fahrrad-Ergometer-Training und die seelische durch die Aufforderung, unvorbereitet eine Rede vor anderen zu halten. Und wie bei den ganz am Anfang beschriebenen Rattenexperimenten zeigte sich: Die Frauen standen die körperliche Belastung gut durch, aber sie erlebten mehr und intensivere Angina-pectoris-Schmerzen bei der emotionalen Belastungsprobe – und das sogar an einem ganz normalen Tag ohne zusätzlichen Stress. Wie bei den Rattenweibchen fand man bei den Frauen signifikant niedrigere Spiegel von Beta-Endorphinen als bei Männern – es fehlten jene Wirkstoffe im Gehirn, die beruhigend und besänftigend wirken und bei Schmerzerlebnissen zum Selbstschutz ansteigen.

Chronische Unterbauchschmerzen

Sowohl Männer wie Frauen kennen Beschwerden durch chronische Schmerzen in den Fortpflanzungsorganen.*[23, 24] Ursula Wesselmann hat an der Johns Hopkins University School of Medicine an 25 Frauen mit chronischen, nicht krebsbedingten Unterbauchbeschwerden und 25 Männern mit chronischen, nicht krebsbedingten Hodenschmerzen untersucht, wie wirkungsvoll bestimmte Medikamente waren: Ein Antidepressivum, ein Antiepileptikum, ein Morphinpräparat und ein Mittel, welches die Zellmembran stabilisiert, wurden gegeneinander getestet[25]. Jedes dieser Mittel wirkte bei Frauen besser als bei Männern – mit einer Ausnahme: Das Antidepressivum zeigte sich bei Männern als wirkungsvoller, denn von elf Männern fühlten sich neun erleichtert – im Vergleich zu nur vier von 28 Frauen. Die Studie hat noch weitere bemerkenswerte Daten erbracht:

- Sowohl die untersuchten Männer wie die Frauen hatten Schwierigkeiten, ihre Schmerzen genau zu lokalisieren, obwohl sie zu Zeiten so belastend waren, dass ihnen davon übel wurde und sie Schweißausbrüche bekamen.
- Männer und Frauen scheuten sich, ihre Beschwerden detailliert mit einem Arzt zu besprechen, und verschleppten deshalb den Arztbesuch und eine frühzeitige Behandlung.
- Bei Frauen scheinen die messbare Größe eines pathologischen Befundes und das Ausmaß der Unterbauchschmerzen in keinem proportionalen Verhältnis zu stehen. Ein relativ unerheblicher Endometriose-Befund** beispielsweise kann sehr starke Beschwerden verursachen.
- Frauen tragen ein fünfprozentiges Risiko, eine chronische

---

* Chronische Unterbauchschmerzen gelten in der psychosomatisch orientierten Frauenheilkunde als eine typische psychosomatische Störung, die zu einem hohen Prozentsatz mit unerkannten Depressionen unterschiedlicher Ursache oder dem Leiden an der eigenen Weiblichkeit in Zusammenhang steht. In den letzten Jahren hat sich zudem herausgestellt, dass in vielen Fällen ein tieferer Grund für die genannten Ursachen erlebte sexuelle Gewalt ist. (Anm. d. Übersetzerin)

** Endometriose ist eine Erkrankung unklarer Ursache, bei der Gebärmutterschleimhaut nicht nur im Uterus vorhanden ist, sondern auch in der freien Bauchhöhle. Diese blutet bei der Periode, und es bilden sich schmerzhafte, blutgefüllte Zysten. (Anm. d. Übersetzerin)

Schmerzerkrankung des Unterbauches zu erleiden. 20 von 100 Frauen erkranken einmal in ihrem Leben an einer Unterleibsentzündung. In beiden Fällen können die Schmerzen weiterbestehen, selbst wenn eine akute Infektion längst erfolgreich ausgeheilt ist.

- Chronische, mehr als drei Monate andauernde Schmerzen im Hodenbereich erleiden Männer meist im Alter um die 30. Bei einem Drittel von ihnen sind die Ursachen nicht körperlich festzumachen – bei den übrigen zwei Drittel sind Fahrradunfälle, Sterilisation durch Vasektomie, Infektionen und Tumorerkrankungen als Auslöser festgestellt worden.

Fibromyalgie

Eine jener recht wenig verstandenen Schmerzkrankheiten, die Betroffene und Therapeuten gleichermaßen vor große Probleme stellen, ist die Fibromyalgie. Diese Störung zeigt sich als chronisches Schmerzsyndrom mit Beschwerden vor allem in der Muskulatur des ganzen Körpers und den Sehnenansätzen der Muskeln. Typischerweise löst die Stimulation bestimmter Druckpunkte Schmerzen aus. Ähnlich wie beim chronischen Erschöpfungs-Syndrom (siehe Kap. 11, »Das Immunsystem«) kann man sicher sein, dass die Betroffenen nicht etwa an einer eingebildeten Krankheit leiden. Die Störung belastet den Alltag in beträchtlichem Maß und ist außerordentlich schwer zu behandeln. Doch ist praktisch unbekannt, woher die Störung kommt und was letztlich die Ursachen sind.

Deutlich ist aber, dass psychische Faktoren eine Rolle spielen – wenn nicht als Auslöser, so doch spätestens als Folge der chronischen Schmerzen im Sinne eines Teufelskreises von Schmerz, Angst und Niedergeschlagenheit. Fibromyalgie trifft Frauen rund neun Mal häufiger als Männer. Eine der neueren Untersuchungen stammt von Laurence A. Bradley von der Universität von Alabama, der 66 Frauen mit Fibromyalgie untersuchte. An diesen Frauen, die alle schon länger als drei Monate ununterbrochen an Schmerzen litten, und dies praktisch im ganzen Körper, konnte er feststellen, dass bei allen der Schmerz noch schlimmer wurde, wenn bestimmte Punkte am Körper stimuliert wurden. Diese so genannten Trigger-Punkte stellte Bradley zusammen und fand, dass Druck auf mindestens elf der 18 beschriebenen

Stellen eine Schmerzreaktion hervorrief. Weitere interessante Daten in diesem Zusammenhang sind:

- Druckreize jeder Intensität stellten für Fibromyalgie-Kranke einen stärkeren Schmerzreiz dar als für nicht Betroffene.
- Bei Untersuchungen der Rückenmarkflüssigkeit fand sich mehr P-Substanz, die bereits oben beschriebene Schmerzübermittler-Substanz, als bei gesunden Frauen.
- Bei Fibromyalgie-Kranken reagieren beim Prozess der Schmerzverarbeitung andere Hirnareale als bei Gesunden.
- Fibromyalgie-Kranke sind häufiger als der Durchschnitt der Bevölkerung von einer psychiatrischen Krankheit betroffen, wie Angststörungen, schwere Depression und Ähnliches.

Kiefergelenksschmerz

Ein Schmerzsyndrom, welches Frauen rund sieben Mal häufiger als Männer trifft, ist das Kiefergelenkssyndrom. Die Schmerzbeschwerden betreffen nicht allein das Gelenk, welches den Kiefer mit dem Schädel verbindet, sondern ziehen oft bis in die Schläfe und ins Kinn. Das hat mit den Muskeln zu tun, die den Kiefer halten: Sie setzen breitflächig am Schädel bis in den unteren Schläfenbereich an. Solche Beschwerden sind nicht selten – vor allem unter jüngeren Frauen leiden bis zu 20 Prozent unter diesen Beschwerden, wie William Maixner von der Universität von North Carolina in Chapel Hill festgestellt hat. Einige Ergebnisse seiner Untersuchungen ähneln den Befunden, die bei Fibromyalgie-Kranken auftreten.

- Personen mit Kiefergelenksschmerz empfinden Schmerzen intensiver als Gesunde – und zwar am ganzen Körper[26].
- Bei Gesunden kann man Zahnschmerzen durch Setzen eines Gegenreizes verringern oder unterbrechen. Die Schmerzleitung wird dabei blockiert, sodass die Zahnschmerzen verschwinden. Dazu kann man sich beispielsweise fest in den Arm kneifen oder vorübergehend einen strammen Druckverband anlegen. Doch bei Menschen mit Kiefergelenksschmerzen fand Maixner ganz andere Reaktionen: Bei zwei Drittel blieben die Zahnschmerzen unverändert oder verschlimmerten sich noch.
- Es kommt vor, dass Kiefergelenksschmerzen und Fibromyalgie gleichzeitig auftreten, denn 75 Prozent der Fibromyalgie-

Patienten leiden auch an Schmerzen im Kiefergelenk. Man vermutet auch, dass Kiefergelenksschmerzen ein frühes Stadium von Fibromyalgie darstellen.

Frauen, die hormonelle Verhütungsmittel benutzen, tragen ein leicht erhöhtes Risiko für Kiefergelenksschmerzen – beim Auftreten solcher Symptome sollte darauf geachtet werden. Andere Verhütungsmittel könnten dann besser sein.

Unterschiedliche Schmerz-Behandlungsstrategien bei Männern und Frauen

Wie oben bereits beschrieben, wirken Medikamente auf eine jeweils spezifische Art und Weise. Sie werden unterschiedlich abgebaut – je nach Geschlecht, genetischer Mitgift und anderen Stoffwechseleigenarten.

Bei Frauen vor der Menopause zum Beispiel geschieht die Aufnahme von Medikamentenwirkstoffen nicht konstant und gleichförmig über den ganzen Zyklus hinweg. In der Mitte des Periodenzyklus können Frauen Alkohol und Acetylsalicylsäure (den Wirkstoff z. B. von Aspirin) weniger gut resorbieren, und die Geschwindigkeit der gesamten Darmpassage ist verlangsamt. Das verlängert die Möglichkeit, Wirkstoffe aufzunehmen, und erhöht damit die Spiegel von Wirkstoffen und ihren Abbauprodukten im Gewebe. Dasselbe trifft für die Schwangerschaft zu und tritt als Nebenwirkung von hormonellen Verhütungsmitteln auf.

Ganz allgemein gesehen sind die Konzentrationen eines bestimmten Proteins, welches Wirkstoffe wie Lidocain – ein häufig verwendetes örtliches Betäubungsmittel – binden kann, bei Frauen niedriger als bei Männern. Noch niedriger sind die Konzentrationen dieses Bindungsproteins, wenn Frauen mit der »Pille« verhüten, weil deren Inhaltsstoffe mit Lidocain um die Bindung an das Protein konkurrieren. Und je mehr Wirkstoffe an Träger-Proteine gebunden sind, umso weniger von ihnen können noch ihre Wirkung entfalten.

Männer und Frauen setzen pharmakologische Wirkstoffe generell und typischerweise unterschiedlich um (siehe Kap. 3, »Arzneimittel-Wirkungen«). Das ist auf die geschlechtsspezifische Funktion der Leber zurückzuführen und den in ihr wirkenden so genannten Zytochrom-P-450-Stoffwechsel, der für die

Blutreinigung verantwortlich ist. Eine Nebenwirkung hormoneller Verhütungsmittel ist, dass sie die Wirkung von Schmerzmitteln verstärken, weil sie deren Umwandlung verlangsamen. Bei anderen Medikamenten, zum Beispiel dem beruhigenden und antiepileptisch wirkenden Mephobarbital, ist es wieder anders: Sie werden – aufgrund der bei ihnen höheren Testosteronspiegel – von jungen Männern schneller umgesetzt als von jungen Frauen oder älteren Männern.

Untersuchungen haben gezeigt, dass Männer im Allgemeinen empfindlicher auf Morphin reagieren als Frauen. Ein weiterer wichtiger Befund ist, dass so genannte nicht-steroidale* Entzündungshemmstoffe (NSAID) wie zum Beispiel Ibuprofen bei Frauen Schmerzen weniger gut lindern als bei Männern – obwohl sie Entzündungen bei beiden Geschlechtern gleich gut abklingen lassen. Das könnte also bedeuten, dass die Schmerzerleichterung von Frauen infolge von NSAID-Präparaten mehr mit der blockierenden Wirkung auf die Schmerzursache, die Entzündung, zu tun hat als mit einer Hemmung des Schmerzreizes. Wenn also Schmerzen auf entzündliche Reize zurückgehen, sind nicht-steroidale Schmerzmittel gut geeignet, um gleich die Ursache zu behandeln und nicht erst die Folgen abzuwarten.

Solche Untersuchungsergebnisse weisen aber besonders darauf hin, wie wichtig es für Ärzte ist, nicht nur Alter, Gewicht und Statur einer Patientin bei der Verordnung von Schmerzmedikamenten zu berücksichtigen, sondern auch in Betracht zu ziehen, ob sie hormonelle Verhütungsmittel einnimmt. Noch wichtiger ist dies vor geplanten Operationen – denn die Narkose- und Betäubungsmittel werden ebenfalls geschlechtsspezifisch unterschiedlich verarbeitet. Wenn Schmerzen wiederholt oder zyklusgebunden auftreten, kann es sehr sinnvoll sein, sich im Voraus darauf einzustellen und schon mit der Schmerztherapie zu beginnen, bevor der Schmerz zu erwarten ist oder sobald sich die ersten Anzeichen zeigen. Das hilft letztlich nicht nur, unnötige Schmerzen zu vermeiden, sondern spart auch Schmerzmittel, weil die Be-

---

* Steroide sind Kortison-ähnliche Wirkstoffe. Entzündungshemmende Schmerzmittel werden chemisch in zwei Gruppen unterschieden: steroidale und nicht-steroidale – nach dem Grad ihrer Ähnlichkeit mit Kortison. (Anm. d. Übersetzerin)

schwerden in einem frühen Stadium blockiert werden. Wenn sie bereits voll entfaltet sind, ist es mühevoller, sie zu unterdrücken. Es kann also gerade für Frauen sinnvoll sein, keine fixen Behandlungsschemata anzuwenden, weil diese den Besonderheiten des Zyklus und den begleitenden Stoffwechsel-Schwankungen nicht Rechnung tragen. Man könnte demnach Schmerzmittel kurz vor der Periode hochsetzen, weil dann typischerweise die Schmerzempfindlichkeit steigt.

Medikamente, die vor oder während Operationen eingesetzt werden, müssen unbedingt dem Geschlecht entsprechend ausgewählt werden. Frauen leiden nach Operationen typischerweise häufig an schmerzhaften Muskelverspannungen und Kopfschmerzen – das kann mit einem bestimmten Muskelrelaxans* zusammenhängen, dem Succinylcholin. Dieser Wirkstoff erzeugt bei Frauen in den ersten Tagen nach einer Operation häufigere und stärkere Muskelschmerzen als bei Männern. Wenn Operationen zeitlich geplant werden können und nicht als Notfalleingriff umgehend erfolgen müssen, ist es günstig, die Operationszeit in die Mitte des Zyklus zu legen. In dieser Zeit sind typischerweise Schmerzempfindungen weniger ausgeprägt, und zudem wirken Schmerzmittel besser.

Schmerz und Psyche

Besonders wichtig bei chronischen und auch akuten Schmerzen ist es, Hilfe beim Umgehen mit dem Schmerzerleben zu erfahren. Es gibt wirksame verhaltenstherapeutische Methoden, mit denen sich Schmerzverarbeitung erlernen lässt. Doch schon ausreichend Information über die zu erwartenden Erlebnisse vor einem schmerzhaften Ereignis kann den Schmerzpegel mildern. So erklärt sich der große Erfolg von Geburtsvorbereitungskursen nach Read oder Lamaze: Der Teufelskreis von Schmerz, Angst und Spannung kann sich gar nicht erst aufbauen. Im Allgemeinen sind Frauen eher gesprächsbereit und daran interessiert, sich Rat und Hilfe geben zu lassen. Männer sind weniger offen, und gerade deshalb sollten sich Ärzte mit Männern mehr Zeit lassen und

* Muskelrelaxantien sind Mittel, welche während der Narkose die Muskelspannung so weit herabsetzen, dass der bewusstlose Patient sich nicht reflexhaft gegen die künstliche Beatmung wehrt. (Anm. d. Übersetzerin)

sie auf Behandlungszusammenhänge und Hilfsmethoden hinweisen. Insbesondere, wenn der Eindruck besteht, dass ergänzende Hilfen zur Schmerzverarbeitung sinnvoll wären, wie etwa Massagen oder Meditation, sollten Männer gezielt darauf hingewiesen werden.

Für viele Ärzte ist es auch deshalb nicht einfach, Schmerzpatienten zu behandeln, weil ihnen ihre eigenen Einstellungen in die Quere kommen können. Vorurteile über angebliche Wehleidigkeit von Frauen sind ebenso störend wie eine Haltung eisernen Durchhaltewillens. Man hat zeigen können, dass Ärzte tatsächlich die Beschwerden von Frauen weniger ernst nehmen als die der Männer, weil sie von der immer noch weit verbreiteten und schwer auszurottenden Ansicht ausgehen, dass Frauen Schmerzen weniger gut aushalten können als Männer.

Mit Schmerzen umgehen

Menschen mit chronischen Schmerzen haben nicht nur das körperliche Leid zu bewältigen, wofür sie die richtige Medikation und den tatkräftigen Ratschlag professioneller und gut ausgebildeter ärztlicher Spezialisten benötigen. Sie brauchen auch Hilfe bei der Bewältigung der seelischen Krisen, die chronische Schmerzen auslösen können und von denen die Schmerzempfindlichkeit manchmal herrührt. Doch auch vorübergehende Schmerzen wie nach einer Operation oder die wiederkehrenden Schmerzen der Periode können den Alltag belasten.

Selbst in Deutschland, Österreich und der Schweiz, Ländern, die mit einem breiten Versorgungsnetz von Psychosomatikern und Psychotherapeuten ausgestattet sind, ist es nicht immer einfach, einen Schmerztherapeuten zu finden, der neben der körperlichen auch die seelische Seite des Leidens versteht und Unterstützung bei der Bewältigung gibt. Ärzte haben hierzulande jedoch sehr gute Möglichkeiten, sich entsprechend weiterzubilden und psychosomatische Kenntnisse und Behandlungstechniken zu erlernen. In spezialisierten Schmerzkliniken werden den Patienten Hilfen aus allen Fachbereichen der Medizin und Psychotherapie kombiniert angeboten – mit sehr guten Erfolgen!

Besonders hilfreich haben sich zur Schmerzbewältigung neben Meditation und Entspannungstechniken wie dem autogenen Training die Techniken der Verhaltenstherapie erwiesen. Sie fördern die so genannten Coping-Mechanismen, Ressourcen, die jeder mitbringt, um mit den gegebenen psychischen und physischen Mitteln für sich das Bestmögliche zu erreichen. Tiefenpsychologisch orientierte Verfahren der Psychotherapie wirken langsamer und suchen mehr nach den lebensgeschichtlichen Zusammenhängen, welche die Bewältigung von Problemen erschweren, um sie dann überwinden zu lernen.

Was Frauenmedizin in der Praxis für den Umgang mit Schmerz bedeutet

Schmerz und Periodenzyklus

Für den Umgang mit Schmerzen und vor allem die Behandlung ist es wichtig, den Periodenzyklus zu beachten. Das gilt vor allem, wenn Operationen als so genannte elektive Eingriffe vorgesehen sind, also es möglich ist, den Zeitpunkt der Operation frei festzulegen. In der Mitte ihres Zyklus reagieren die meisten Frauen besonders gut auf Schmerzmittel – viel besser als kurz vor oder während der Periode. Am besten wählt man also die Zeit nach dem Ende der Regelblutung: Der Eingriff wird weniger schmerzhaft sein, Schmerzmittel werden besser wirken, und zudem ist das Risiko praktisch ausgeschlossen, dass eine bis dato unerkannte Frühschwangerschaft vorliegt und der Embryo mit der Narkose überlastet oder gar geschädigt würde. Außerdem ist es den meisten Frauen unangenehm, während der anstrengenden postoperativen Tage auch noch die Blutung und eventuell noch zusätzlich Periodenschmerzen zu haben.

Die Umsetzung von Schmerzmitteln ist abhängig vom Periodenzyklus, aber auch davon, ob Frauen mit Hormonen verhüten oder nicht. Manche hormonellen Verhütungsmittel besetzen die Rezeptoren für Schmerzmittel in der Leber und machen es deshalb unmöglich, den Medikamentenwirkstoff aufzunehmen. Bei der Verordnung von Schmerzmitteln sollte dies mit bedacht werden.

Viele Frauen erleben während ihrer Periode neben den typischen mehr oder weniger beschwerlichen Unterbauchschmerzen auch andere Schmerzen, zum Beispiel Kopfschmerzen. Das kann verschiedene Ursachen haben: So genannte übertragene Schmerzen aus dem Beckenbereich können sich als Schulter- und Nackenverspannungen manifestieren, die ihrerseits Kopfschmerzen verursachen. Am Tag vor dem Beginn der Blutung können die Kopfschmerzen auch durch das schnelle Absinken der Östrogenspiegel entstehen: so genannte Östrogen-Entzugs-Kopfschmerzen. Oft hilft es, entweder eine Pille ohne Pausen durchzunehmen oder – für die Frauen, die nicht hormonell verhüten – am Tag vor der Blutung ein niedrig dosiertes Östrogenpflaster anzuwenden: Das bremst den schnellen Fall der Hormonspiegel, und der Kopfschmerz bleibt aus.

Frauen und Männer im Vergleich

Nicht nur in der psychischen Verarbeitung von schmerzhaften Erlebnissen, sondern auch im körperlichen Erleben von Schmerzen unterschieden sich Männer und Frauen. Beide Geschlechter reagieren vegetativ unterschiedlich auf Schmerzreize. Bei Männern steigt der Blutdruck, und bei Frauen steigt die Herzfrequenz.

- Für Frauen ist bei Entzündungsschmerzen ein nichtsteroidaler Schmerzhemmer, wie zum Beispiel Ibuprofen oder Acetylsalicylsäure besonders wirkungsvoll. Frauen reagieren ohnehin häufiger mit Entzündungen auf Verletzungen, deshalb sind Schmerzen bei ihnen auch öfters entzündungsbedingt.
- Männer brauchen oft stärkere Dosierungen an Schmerzmitteln als Frauen – nicht allein, weil sie mehr an Körpermasse haben, sondern auch, weil sie die Medikamente schneller abbauen. Der natürlicherweise größere Anteil an Körperfett bei Frauen sorgt dafür, dass manche Mittel an die Fettzellen gebunden und von dort nur langsam wieder freigesetzt werden – die Wirkung hält bei der Frau dann entsprechend länger an als beim Mann. Die Darmpassage verläuft bei Frauen charakteristischerweise langsamer – auch dies bedeutet für den Mann weniger Zeit zur Nutzung der Schmerzmittel und kürzere Wirkdauer. Frauen und Männer haben zudem unterschiedlich schnelle Umsatzraten im Leberstoffwechsel. Das verlängert die Wirkdauer der Präparate bei Frauen.
- Manche Männer können auf Grund eines genetischen Defekts morphinartige Schmerzmittel im Stoffwechsel nicht umset-

zen – sie erleben keinen schmerzstillenden Effekt von Morphin oder Codein.

- Auch die Schmerzrezeptoren im Gehirn spielen eine Rolle für die Wirksamkeit der Medikamente. Frauen reagieren viel besser auf Mittel, welche die so genannten κ- Rezeptoren besetzen, bei Männern wirken Mittel auf diese und die so genannten μ-Rezeptoren.

Welche Schmerzmittel jeweils geeignet sind, muss ärztlich entschieden werden. Umso wichtiger ist es, sich auch bei scheinbar banalen Schmerzen zunächst einmal beraten zu lassen, um nicht uninformiert und unkritisch zu den vielen frei erhältlichen Mitteln zu greifen. Im schlimmsten Fall kann man sich so unzureichende Schmerzfreiheit bei voller Palette der Nebenwirkungen einhandeln – und manche Schmerzmittel zeigen ihre üblen Nebenwirkungen erst nach Jahren, zum Beispiel als Störung der Nierenfunktion.

5 Das Herz-Kreislauf-System

Die Kardiologie entdeckt die Frauen

Im Jahr 1987 machte eine Gruppe couragierter Forscher eine bemerkenswerte und beunruhigende Entdeckung, welche die Regeln der bisher üblichen Gesundheitsversorgung umkrempelte. Sie konnten zeigen, dass Kardiologen auf die Beschwerden von Männern und Frauen äußerst unterschiedlich reagierten: Die Symptome von Frauen wurden doppelt so häufig als »hysterisch« abgetan oder angeblichen psychosomatischen Befindlichkeitsstörungen zugeschrieben wie die der Männer. Erstaunlicherweise bestätigte sich das sogar in einem Versuch, wenn zwei Patienten – einer ein Mann, das andere eine Frau – einen vollkommen identischen Text vortrugen, mit dem sie ihre Herzsymptome beschrieben. Noch schlimmer: Frauen, deren Thallium-Test abnorme Werte ergab, wurden zehn Mal seltener zu einer Katheteruntersuchung überwiesen als Männer.

Beim Thallium-Test wird mit Hilfe von radioaktiv markiertem Thallium der Durchfluss des Blutes durch die Herzkranzgefäße unter Belastung gemessen. Ergibt sich ein Verdacht auf eine Gefäßerkrankung, muss als zweiter, definitiver Test die Untersuchung mit dem Katheter durchgeführt werden, um den Verdacht auszuräumen oder zu erhärten*.

Seitdem haben andere Studien sogar noch besorgniserregendere Ergebnisse für Frauen erbracht: Frauen bekamen – und bekommen – für ihre Herzgefäßerkrankungen weit eher eine konservative Behandlung als Männer. Während Ärzte Frauen die weniger eingreifend wirkenden Medikamente verschrieben, schickten sie Männer zu radikaleren, aber wirkungsvolleren Behandlungen, etwa zur Thrombolyse (Auflösung des Gerinnsels),

---

* Bei diesem Test wird ein Katheder durch eine Arterie am Bein bis zum Herzen eingeführt und bis hinter die Klappe vorgeschoben, welche die linke Kammer von der Hauptschlagader (Aorta) trennt. Diese Arterie transportiert frisches, sauerstoffreiches Blut in den Körper. Dann bringt der Arzt durch den Katheter Farbe in die rechten und linken Herzarterien ein. Das sind jene Äste der Aorta, die den Herzmuskel selbst mit Blut versorgen. Das Bild, das sich daraus ergibt, zeigt, ob es bei den Gefäßen verengte Stellen gibt und wo im Herzen sie sich befinden.

zu einer Angioplastik* oder Bypass-Operation**. Warum das so ist, ist nicht geklärt: Sind es die Ärzte, die sich bei Frauen eher für konservative, scheinbar schonendere Behandlungsformen entscheiden als bei Männern, oder treffen die Frauen selbst diese Entscheidung? Manche Experten meinen, es sei möglich, dass Frauen damit genau die richtige Behandlung bekommen und dass eigentlich die Männer zu aggressiv therapiert werden. Wie dem auch sei, Frauen haben bei anormalen Cholesterinwerten im Serum, die ein ernsthaftes Risiko für Herzerkrankungen anzeigen, eine geringere Chance, eine angemessene Medikation zu erhalten, als Männer. Sie haben sogar nach einem Herzinfarkt noch die geringere Chance, geeignete lebenserhaltende Medikamente verordnet zu bekommen.

Diese Forschungsergebnisse haben die Öffentlichkeit schockiert und glücklicherweise auch die Ärzteschaft – sowohl die klinisch-wissenschaftlich tätigen Kardiologen als auch die Praktiker. Gemeinsam mit vielen meiner Kollegen konnte ich mich an den daraus resultierenden notwendigen Verbesserungen beteiligen. Die alarmierenden Ergebnisse führten dazu, dass mehr Frauen in Forschungsarbeiten über Herzkrankheiten aufgenommen wurden. Bis in die 90er Jahre waren alle Informationen, die es über Herzerkrankungen gab, Ergebnisse von Untersuchungen, in die ausschließlich Männer einbezogen waren. Und das, obwohl jedes Jahr mehr Frauen an Herzkrankheiten sterben als an allen Krebserkrankungen zusammengenommen. Die neuen Herz-Forschungen haben einen der wichtigsten Wissenszweige der geschlechtsspezifischen Medizin etabliert.

---

* Bei einer Angioplastik wird ein Katheter bis zur verengten Stelle einer Arterie eingeführt und dort entweder ein dehnbarer Ballon oder ein anderes Mittel eingebracht, um die Verkalkungen (Plaque) in der Arterie zu zerstören. Die Plaque, der verengende Belag an den Gefäßwänden, besteht aus Cholesterin, Kalzium, verklumptem Blut und anderen Substanzen.

** Bei einer Bypass-Versorgung wird ein Stück eines Blutgefäßes aus einer anderen Körperregion – etwa einer Beinvene oder einer Brustarterie – gewonnen und als Umgehung an das erkrankte Gefäß, oberhalb und unterhalb des verengten Bereichs angeschlossen. So kann das Blut nun neben der verengten Passage vorbeifließen.

Das Herz

Das Herz ist ein Muskelorgan mit vier Kammern, das durch eine Scheidewand in zwei Hälften geteilt wird. Jede dieser Hälften besteht aus einem Vorhof und einer Kammer, die durch eine ventilartige Klappe miteinander verbunden sind. Aus den Venen des Körpers fließt das verbrauchte, sauerstoffarme Blut in den rechten Vorhof und die rechte Herzkammer, die das Blut zu den Lungen weiterpumpt. Dort wird es gereinigt und wieder mit Sauerstoff angereichert. Dieses frische Blut kehrt von den Lungen über die Lungenvenen zur linken Seite des Herzens zurück, von wo es von der unteren Herzkammer in die Aorta und ihre Äste weitergepumpt wird. Von dort aus durchströmt das Blut den Körper, um Stoffwechselprodukte aus Geweben und Organen abzutransportieren und sie mit Sauerstoff und Nährstoffen zu versorgen.

Die Größe des Herzens steht – wie jeder andere Körperteil auch – in Beziehung zur Größe der gesamten Person. Deshalb ist im Allgemeinen das Herz von Frauen kleiner als das von Männern. Das bedeutet aber nicht unbedingt, dass Frauen auch kleinere Herzarterien haben als Männer. Trotzdem hat es sich bei Ärzten eingebürgert, Frauen mit ernsthaften Erkrankungen der Herzgefäße nicht zur Herzoperation zu schicken, weil im Studium oft noch gelehrt wird, dass die Herzarterien bei Frauen zu dünn für einen Bypass seien. Das ist aber nicht der Fall: Die Maße der Arterien bei Frauen variieren stark, und die meisten eignen sich durchaus für einen Bypass. Tatsächlich aber war früher die Sterberate von Frauen nach einer Bypass-Operation höher als die der Männer. Der Grund dafür ist, dass bei ihnen die Diagnose für eine Bypass-Versorgung häufig erst viel später gestellt wurde als bei Männern. Und das hatte zur Folge, dass Frauen viel älter waren und ihre Erkrankung weiter fortgeschritten war, bis sie endlich zur Bypass-Operation überwiesen wurden. Ihr Risiko war also aus den genannten Gründen wesentlich höher als das der Männer. Nun, da man auf die speziellen Symptome bei Frauen mit Herzgefäßerkrankungen aufmerksam geworden ist und sie auch nach dem Standard untersucht werden, werden die Diagnosen früher gestellt. In spezialisierten Zentren, in denen Bypass-Eingriffe von erfahrenen Chirurgen täglich durchgeführt werden, verlaufen sie bei Frauen ebenso erfolgreich wie bei Männern.

Frauenherzen in Gefahr

Die aktuellen Zahlen lassen aufschrecken: Eine Übersicht über mehr als 51.000 weibliche und männliche Patienten in den USA zeigt, dass Frauen gegenüber Männern im Allgemeinen immer noch ein 2,5fach bis 3fach erhöhtes Risiko haben, während oder nach einer Bypass-Operation zu sterben. Und je jünger sie sind, desto weiter geht diese Risikoschere auf. Der Befund ist umso rätselhafter, als Frauen sogar mit vergleichsweise geringeren Herzschäden zur Operation kommen[27].

Der Frauengesundheitsbericht für Deutschland[28] stellt fest, dass Frauen eine gleich gute klinische Versorgung bekommen, dass sie jedoch gerinnungsauflösende Mittel (Thrombolytika) später erhalten als Männer. Diese Verzögerung wird auf die Lebensumstände der häufig allein lebenden Frauen zurückgeführt. Nur 36 Prozent der Frauen im Vergleich zu 44 Prozent der Männer überleben einen Herzinfarkt. Männer werden durchschnittlich drei Stunden nach der Schmerzattacke in eine Klinik eingeliefert, bei Frauen dauert es eine halbe Stunde länger, und sie sterben an einer Herzattacke häufiger vor Erreichen der Klinik. Junge Frauen sterben an einer Herzattacke eher als junge Männer[29]. Ob Unterschiede der Versorgung auch in der sozialen Sicherung von Frauen im Krankheitsfall begründet sein könnten, ist noch zu wenig erforscht.

Das Ludwig Boltzmann Institut für kardiologische Geschlechterforschung in Innsbruck/Tirol hat festgestellt, dass in Österreich das Herzrisiko für Frauen in den letzten fünf Jahren weiter angestiegen ist. Obwohl Frauen häufiger als Männer ärztliche Hilfe suchen, profitieren Männer von den verbesserten Versorgungsangeboten mehr als Frauen: Frauen haben »längere Wege« zur klinischen Kardiologie, ihre Herzerkrankungen sind in einem weiter fortgeschrittenen Stadium, und sie erhalten weniger invasive Eingriffe als Männer[30], obwohl Frauen fremde Herzen besser vertragen als Männer und das fremde Organ seltener abstoßen[31]. Nachdenklich macht auch die Feststellung, dass Frauen bei einer Herzattacke weniger lang reanimiert werden als Männer, und die Ermittlung, dass Frauen, denen Herzschrittmacher implantiert werden, im Vergleich zu Männern im Allgemeinen die älteren Modelle erhalten[32].

Unterschiede im Herzmuskel

Die Hauptmasse des Herzmuskels, der das Blut aufnimmt und in den Körper pumpt, ist eine besondere Art von Muskel. Dieses Gewebe ist bei Männern und Frauen verschieden, insbesondere die spezialisierten Zellen, die das elektrische Leitsystem des Herzens bilden.

Der Herzmuskel besteht – wie jeder andere Muskel des Körpers – aus speziellen Verbindungen, den so genannten kontraktilen Proteinen. Die Zusammensetzung dieser Proteine ist beim männlichen und weiblichen Geschlecht unterschiedlich, und das mag erklären, warum bestimmte Aspekte der Leistung, mit der das Herz Blut pumpt, zwischen Männern und Frauen differieren.

Es gibt weitere Unterschiede: Die einzelnen Muskelzellen und Zellgruppen werden von einem Netzwerk verbunden und zusammengehalten, das aus fadenähnlich strukturiertem Material besteht. Dieses Gewebe bildet eine Art von Skelett, auf dem die Muskelzellen angeordnet sind. Frauen haben von diesem Stützgewebe mehr als Männer. Darauf kann bei älteren Frauen die zunehmende Steifigkeit des Herzens beruhen, das nicht mehr so leistungsstark ist wie in jungen Jahren: Es hat einiges von seiner Elastizität verloren, die das Herz befähigt, sich zwischen den Schlägen auszudehnen, um Blut aufzunehmen. Neuere Studien über Frauen mit Altersherz zeigen, dass die Ursache dafür möglicherweise in der zunehmenden Rigidität und dem Verlust der Elastizität des Frauenherzens liegt. Im Unterschied dazu haben Männer eher das Problem, dass die Fasern des Herzmuskels ermüden.

Einige dieser geschlechtsspezifischen Unterschiede im Aufbau des Herzmuskels werden von Hormonen gesteuert. Das legen verschiedene Forschungsergebnisse nahe: Bei Tieren zum Beispiel stimulieren Schilddrüsenhormone die Ausdehnung des verbindenden Kollagengewebes im Herzen, und dieser Effekt ist wesentlich deutlicher bei Männchen. Eine Unterfunktion der Schilddrüse (Hypothyreose), bei der die Schilddrüse zu wenig Schilddrüsenhormon erzeugt, ist bei Frauen häufiger als bei Männern. Und bei Frauen mit Schilddrüsen-Unterfunktion ist der Herzmuskel stärker versteift als bei gesunden Frauen.

Frauenherzen schlagen anders

Das Herz schlägt, weil es seinen eigenen elektrischen Impuls in einem speziellen Gewebeknötchen, dem Sinusknoten, im oberen Teil des rechten Vorhofs erzeugt. Dieser Impuls durchquert entlang spezialisierter Übertragungswege, die elektrischen Drähten ähneln, das gesunde Herz und regt den Herzmuskel dazu an, sich zusammenzuziehen. Ein Elektrokardiogramm (EKG) kann diese elektrische Aktivität des Herzens aufzeichnen und ermöglicht es – neben anderem – zu erkennen, ob der elektrische Impuls ungestört durch den Herzmuskel geleitet wird und ob jede einzelne Phase des Prozesses normal und in der üblichen Zeit abläuft.

Jeder der Faktoren, die einen Schlag erzeugen, besteht aus drei verschiedenen Teilen, die jeweils mit einem Buchstaben bezeichnet werden. So hat ein einfacher Herzimpuls auf dem Elektrokardiogramm eine P-Welle, einen QRS-Komplex und eine T-Welle. Die P-Welle repräsentiert die Vorhoferregung, der QRS-Komplex die Erregungsausbreitung in den Herzkammern, und die T-Welle zeigt die Zeit an, die es braucht, um die Erregung wieder abklingen zu lassen. Jener Teil des Elektrokardiogramms, der darstellt, wie lange das Herz benötigt, um wieder die Ruhestellung zu erreichen, bevor es zum nächsten Schlag angeregt werden kann, wird als QT-Zeit bezeichnet. Während der ersten Phase dieses Intervalls kann das Herz keinesfalls zu einem Schlag angeregt werden: Es ist refraktär. Während der letzten Phase aber ist es, obwohl es darin zum Ruhezustand zurückkehrt, erregbarer als üblich, und es ist empfänglicher für Störungen oder Schläge, die im Gewebe außerhalb des normalen elektrischen Netzwerkes entstehen. Diese Schläge werden ektope Schläge oder Extrasystolen genannt, und sie erfassen das Herz fast durchwegs, bevor sich der nächste normale Herzschlag ausbilden kann.

Frauen entwickeln eher solche frühen oder vorzeitigen Extrasystolen als Männer und sogar häufiger längere Phasen von sehr rascher abnormaler Frequenz, so genannte Arrhythmien. Warum ist das so?

Seit der Einführung des EKG vor Jahrzehnten ist bekannt, dass sich mit Beginn der Pubertät männliche und weibliche Kurven des EKG normalerweise in bestimmten Eigenheiten unterschieden. In der Pubertät werden unter dem Einfluss des männlichen Hormons Testosteron die QR-Intervalle bei männlichen Jugendlichen kürzer. Das macht die Herzen erwachsener Männer im Vergleich zu Frauenherzen widerstandsfähiger gegenüber Extrasystolen. Die längeren QT-Intervalle bei Frauen dagegen lassen Extraschlägen mehr Zeit, den Herzrhythmus zu beeinflussen und eine Arrhythmie in Gang zu setzen.

Diese Beeinflussbarkeit und Verletzlichkeit von Frauenherzen wird – wahrscheinlich wesentlich – von hormonellen Veränderungen gesteuert. Viele Frauen berichten, dass Herzrhythmusstörungen insbesondere vor und während der Regel stärker werden. Tatsächlich zeigte eine Studie, dass bei 59 Prozent der Frauen mit Herzarrhythmien die abnormalen Rhythmen mit hormonalen Veränderungen gekoppelt waren. 41 Prozent der Patientinnen hatten den Endruck, dass einzig die hormonellen Veränderungen für die Arrhythmien verantwortlich waren.

Man weiß, dass das Östrogen das Herz für Rhythmusstörungen empfänglich machen kann. Östrogen erhöht die Empfindlichkeit des Herzmuskels für Impulse aus dem sympathischen Nervensystem (Sympathikus). Dieses ist – neben dem parasympathischen System – Teil des autonomen Nervensystems, das die unwillkürlichen Funktionen des Körpers steuert, die Atemfrequenz zum Beispiel und auch den Herzschlag. Diese Körperfunktionen werden normalerweise nicht bewusst in Gang gehalten, sie funktionieren von selbst. Das parasympathische Nervensystem kann die Herzfrequenz verlangsamen, während das sympathische Nervensystem ihn beschleunigen kann.

Bei Männern ist oft eine sportliche Betätigung Ursache für ungewöhnliche Herzschläge; bei Frauen überwiegen als Auslöser Hormonanstieg oder -veränderung. Die ersten Antibabypillen, die einen wesentlich höheren Östrogenanteil enthielten als heutige empfängnisverhütende Pillen, erhöhten bei gesunden Frauen die Herzschlagfrequenz. Frauen in der Menopause, deren Eierstöcke ihre Tätigkeit allmählich einstellen und immer weniger Östrogen erzeugen, klagen öfter über Herzrhythmusstörungen als junge Frauen. Viele von ihnen hatten nie zuvor solche Beschwerden erlebt. Auch das ist hormonabhängig: Oft können niedrige Dosen von Östrogen das Problem beheben.

Unglücklicherweise verursachen gerade Medikamente, die Herzrhythmusstörungen lindern oder verhindern sollen, bei Frauen eben diese Beschwerden. Zu dieser paradoxen Wirkung kommt es, weil viele der Wirkstoffe die Zeit verlängern, die das Herz als Entspannungsphase braucht. Diese Phase dauert aber bei Frauen normalerweise ohnehin länger als bei Männern. Und in dieser Zeit entwickeln sich eher Extrasystolen, die sich oft zu einer Arrhythmie steigern.

Eines dieser arrhythmischen Muster, das ganz besonders gefährlich ist, wird »torsades de pointes« genannt, ein französischer Ausdruck, der so viel bedeutet wie »um eine horizontale Linie rotieren«. Er bezieht sich auf das charakteristische Muster auf dem EKG. Das ist ein potenziell tödliches Phänomen, und pharmazeutische Firmen versuchen nun, Gegenmittel eigens für Frauen zu entwickeln: um den Herzschlag zu stabilisieren und nicht, um ihn zu stärken. Das ist wichtig, denn während einer Therapie gegen Arrhythmien erleiden Frauen eher einen Herztod als Männer. Und in einer Studie über Herzmedikamente, die zwischen 1980 und 1992 durchgeführt wurde, waren bei 70 Prozent der Frauen medikamentenbedingt »torsades de pointes« aufgetreten.

Das Drama vom kranken Herzen

Das Herz macht nicht allein schlapp, weil es altersschwach oder beschädigt ist, sondern weil sich im Körper eine Tragödie in vielen Akten abspielt: Bluthochdruck, übermäßig Fett in den Blutgefäßen, eine Zuckerkrankheit und dazu oft noch jahrelange Attacken von Zigarettenrauch stehen am Beginn eines unheilvollen Kreislaufs. Wenn die Muskelwände des Herzens durch geschädigte Gefäße nicht mehr ausreichend mit Energie versorgt werden, sterben etliche Muskelzellen ab. Das Organ ist alarmiert, heftig schlagend will es die ausgefallene Pumpleistung ersetzen. Der Körper versucht den Blutdruck aufrechtzuerhalten, indem er mit Hilfe eines Hormons die Adern an der Peripherie drastisch enger stellt. Gleichzeitig schraubt das Nervensystem den Puls in die Höhe. Unter diesem Notprogramm erschöpft sich das Herz um so rascher. Es schlägt Alarm mit einem Engegefühl, Atembeklemmungen und Schmerzen in der Brustmitte, die sich bis zum Hals ziehen, zum Kinn, Rücken und in den Arm ausbreiten können, die als Beschwerden im Oberbauch erlebt und sogar als Zahn- und Handgelenkschmerzen missdeutet werden können: Angina pectoris.

Überdies fluten Alarmsubstanzen in die Blutbahn, welche die abgestorbenen Areale vernarben lassen. Das Narben bildende Bindegewebe sprießt aber auch in die gesunden Herzareale ein, wodurch weitere Muskelzellen von der Blutversorgung abgeschnitten werden und ebenfalls verurteilt sind abzusterben. Das Herz wird müde. Geschwächt kann es letztlich nur noch ein Drittel der gewohnten Blutmenge durch den Körper pumpen, im Liegen staut sich das Blut und belastet das Herz noch mehr. Durch den langsamen Blutfluss können sich Blutgerinnsel bilden, die die Herzkranzgefäße ganz verstopfen. Ein Herzinfarkt droht.

In all diesen Phasen bis zum Zusammenbruch wirkt sich zusätzlich der »kleine Unterschied« aus.

Bluthochdruck: bei Mann und Frau unterschiedlich

Blutdruck ist genau genommen der Druck, den das Blut auf die Wand eines Blutgefäßes ausübt. Wenn sich das Herz zusammenzieht, ist mehr Blut im arteriellen System, sodass der Blutdruck in den Gefäßen ansteigt. Entspannt das Herz, fließt weniger Blut durch die Gefäße. Wenn der Arzt feststellt, der Blutdruck betrage 140 zu 90, bedeutet das, dass der Blutdruck während der Herzkontraktionen – der systolische Druck – dem Gewicht von 140 mmHg (Millimeter Quecksilbersäule) entspricht und der Druck während der Entspannungsphase des Herzens – der diastolische Druck – dem Gewicht von 90 mmHg. Bis zur Menopause haben Frauen im Wachzustand – verglichen mit Männern im gleichen Alter – einen niedrigeren Blutdruck, und der Blutdruck sinkt im Schlaf noch weiter ab. Dieser Unterschied tritt in der Zeit der Pubertät hervor. Doch um 60 wird bei Frauen hoher Blutdruck eher festgestellt als bei Männern. Es scheint, dass der Schutz, den junge Frauen genießen, von der Hormonproduktion der Eierstöcke abhängt. Diese Vermutung wurde durch Studien an Tieren erhärtet: Werden junge männliche Ratten kastriert, dann fällt ihr Blutdruck, während bei weiblichen Ratten, deren Eierstöcke entfernt wurden, der Blutdruck ansteigt.

Lange galt jedes Ergebnis einer Blutdruckmessung, das über 140/90 mmHg liegt, als Bluthochdruck. In jüngster Zeit hat sich die Meinung durchgesetzt, dass 130/80 mmHg für Frauen als

Grenze sicherer ist. Bei diesen Werten werden die Gewebe des Körpers bei normaler Herzleistung am besten mit Blut durchströmt.

Wird eine höhere Leistung gefordert, reagiert das Herz je nach Geschlecht anders. Wenn sich bei Männern hoher Blutdruck entwickelt, vergrößern sich bei der linken Herzkammer, die an der Pumpleistung am meisten beteiligt ist, die Herzmuskelzellen und auch das Gewebe, das diese Zellen verbindet. So kann die Herzkammer das Blut mit höherem als dem normalen Druck in die Arterien pumpen. Bei Männern wird dadurch die Herzkammer größer, während die Dicke der Herzwand nicht zunimmt. Im Gegensatz dazu verdickt sich bei Frauen die Wand der linken Herzkammer, wodurch sich die Größe des Herzens kaum verändert. Aber es hat nun einen kleineren Innenraum, der von einem dickeren Muskel umschlossen ist.

Dieser Zustand des überforderten Herzens wird Hypertrophie genannt. Bei beiden Geschlechtern ändert sich also die Herzmuskelmasse, um das Blut gegen den höheren Druck durch die Adern pumpen zu können, aber die Struktur des vergrößerten Herzens unterscheidet sich bei Mann und Frau. Das dickwandigere Herz bei Frauen ist gegenüber dem der Männer weniger elastisch – ein Nachteil für Frauen. Herzhypertrophie geht bei Frauen gegenüber Männern mit einer um 50 Prozent erhöhten Rate von Herzkrankheiten einher. Und Bluthochdruck führt bei Frauen zu 59 Prozent zum Schlaganfall, während dies nur zu 39 Prozent bei Männern der Fall ist.

Ein Viertel aller Menschen der Weltbevölkerung hat hohen Blutdruck, 60 Prozent davon sind Frauen. Meist wird die Ursache für Bluthochdruck nicht gefunden; diese Art der Erkrankung nennt man essentiellen oder primären Bluthochdruck. Bei einer kleinen Gruppe von Blutdruckkranken, besonders bei Patienten im Alter unter 35, in deren Familiengeschichte es keine Fälle von Bluthochdruck gibt, kennt man die Ursache. Zum Beispiel kann sich bei jungen Menschen die Arterie, die zur Niere führt, verdünnen. Daraufhin beginnt die mit Blut unterversorgte Niere Angiotensin zu erzeugen, einen potenten Stoff: Er verengt die Arterien und treibt den Blutdruck hoch. Angiotensin führt auch zur Speicherung von Salz und Wasser, wodurch die Flüssigkeitsmenge in den Arterien ansteigt, was den Druck in den Gefäßen zusätzlich hochjagt. Dieses Problem entwickelt sich acht Mal häufiger bei Frauen als bei Männern, und es ist nicht geklärt, warum.

Ein anderer Grund für Bluthochdruck bei Frauen ist die Antibabypille. Die ältere Generation dieser Empfängnisverhütungsmittel enthielt viel Östrogen. Fünf Prozent der Frauen, die früher diese Pillen einnahmen, entwickelten Bluthochdruck, und bei jeder zweiten von ihnen normalisierte sich der Blutdruck nicht wieder, sogar dann nicht, wenn sie die Einnahme stoppte. Moderne Kontrazeptiva enthalten eine geringere Menge an Östrogen, und auch das Risiko, Bluthochdruck zu entwickeln, ist geringer – aber immerhin noch doppelt so hoch wie bei Frauen, die keine Antibabypille einnehmen. Frauen, die die so genannte trizyklische »Pille« nehmen, haben das geringste Bluthochdruck-Risiko von allen Frauen, die empfängnisverhütende Mittel nutzen. Die trizyklische »Pille« enthält den geringsten Anteil an Progesteron.

Für Frauen nach der Menopause, die eine Hormonersatztherapie bekommen, scheint die Situation ganz anders zu sein. Tatsächlich scheint Östrogen bei älteren Frauen vor Bluthochdruck zu schützen, vor allem, wenn es als Pflaster und nicht als Tablette angewendet wird.

Es sind noch umfangreiche weitere Forschungen nötig, um zu klären, wie weit Männer und Frauen auf die zur Verfügung stehenden blutdrucksenkenden Medikamente unterschiedlich reagieren – vieles weist darauf hin, dass es so ist. So scheint zum Beispiel die Gruppe der entwässernd wirkenden Mittel (Diuretika), die als Wirkstoff Thiazide enthalten, bei Frauen nicht nur den Blutdruck zu senken, sondern auch einen Schutzeffekt für die Knochen zu haben. Denn diese Stoffe reduzieren die mit dem Urin ausgeschiedene Menge an Kalzium, halten also den Knochenaufbaustoff Kalzium im Organismus. Bei einer anderen Gruppe der Blutdruckmittel, der Anticholinesterase oder den ACE-Inhibitoren, tritt bei Frauen zwei bis drei Mal öfter Husten als Nebenwirkung auf als bei Männern. Bei Frauen schwellen auch eher als bei Männern die Knöchel und Beine an, wenn sie als Blutdrucksenker so genannte Kalzium-Antagonisten bekommen. Auf Medikamente, die das sympathische Nervensystem des Herzens blockieren, reagieren Männer weniger gut als Frauen. Und schließlich lösen alle blutdrucksenkenden Mittel bei

Männern eine wesentliche unerwünschte Nebenwirkung aus: Potenzprobleme. Bei Frauen ist ein vergleichbarer Nebeneffekt überhaupt noch nicht erforscht.

Koronare Herzerkrankungen

Bis vor kurzem war unter Ärzten und Patienten gleichermaßen die Meinung verbreitet, eine koronare Herzerkrankung treffe nur Männer im so genannten besten Alter[33]. Frauen befürchten eher, an einem Brustkrebs zu erkranken, und sie sind sich bewusst, dass Selbstuntersuchung und Früherkennung für ihr Überleben wichtig ist. Was viele nicht wissen: An Herzerkrankungen sterben weit mehr Frauen als an allen Krebserkrankungen zusammen. Und für alle – Männer wie Frauen – ist der Herzinfarkt die gefährlichste aller lebensbedrohlichen Erkrankungen überhaupt. In der Tat sterben jedes Jahr 500 000 Amerikanerinnen an Herz-Kreislauf-Erkrankungen, die Hälfte davon – in viel zu jungen Jahren – am Herzinfarkt. Diese Zahlen sind im höchsten Maße alarmierend, und es waren Frauen, die von der Ärzteschaft mehr Beachtung dieses Problems forderten.

Mich selbst hat die Medizinjournalistin Carol Colman mit diesen Zahlen konfrontiert. Vor neun Jahren besuchte sie mein Institut und bat mich, sie bei den Recherchen für ein neues Buch über Herzinfarkt bei Frauen zu unterstützen und es mit ihr zu schreiben. Ich war verwundert, dass sie das Thema für wichtig erachtete, und fragte sie, was denn so besonderes am weiblichen Herzinfarkt sei. Es stellte sich heraus, dass Carols Mutter, die an einem Herzinfarkt gestorben war, eine falsche Diagnose und eine nicht angemessene Therapie erhalten hatte. Carol war überzeugt, dass Frauen diese Krankheit anders erleben als Männer und dass Ärzte insgesamt fälschlicherweise glauben, dass es kein spezielles Frauenproblem sei, weil sie die frauentypischen Symptome nicht kennen. Sogar wenn Frauen tatsächlich eine Koronarerkrankung hatten, meinten sie, dass dies nicht gefährlich für sie wäre, da Frauen durch Hormone besser geschützt seien als Männer. Carol war überzeugt, dass die Krankheit und der darauffolgende Tod ihrer Mutter hätten verhindert werden können, und sie war entschlossen, anderen Frauen dieses Schicksal zu ersparen.

Der Herzmuskel wird wie die anderen Organe durch Arterien mit dem Blut versorgt, das er für seine Arbeitsleistung und sein Überleben benötigt. Ursache der arteriellen Herzerkrankung ist Plaque, die volkstümlich auch Arterienverkalkung genannt wird. Plaque bildet sich an den Wänden jener Herzkranzgefäße, die das Herz versorgen. Sie verengt den Durchmesser der Arterien, wodurch sich der Blutfluss verringert. Durchströmt aber nicht genug Blut das Gewebe, um es ausreichend mit Sauerstoff zu versorgen, stirbt ein Teil der Zellen ab, und es kommt zu einer Herzattacke, einem Myokard-Infarkt.

Neben Plaque können auch andere Faktoren eine Herzattacke verursachen. Wenn die Oberfläche der Plaque aufbricht, kann die Bruchstelle vernarben und die für den Blutfluss ohnedies verengte Stelle weiter zuschnüren. So kann ein entstehender Blutpfropfen die Ader völlig verschließen. In anderen Fällen kann die Arterie sich auch noch zusammenkrampfen, wodurch die Gefäße enger werden und der Blutfluss zum Herzen unterbunden wird. Insbesondere wenn andere Risikofaktoren hinzutreten, kann die Arterienverengung ein kritisches Stadium erreichen: Zum Beispiel der Missbrauch von Kokain – es wirkt stark gefäßverengend –, oder speziell bei Frauen ein plötzlicher Mangel an Östrogen, etwa durch eine Eierstockoperation, denn dieses Hormon hält Herzkranzgefäße durchgängig.

Bis vor kurzem dachte man in der Ärzteschaft, dass sich die dramatische Situation einer koronaren Herzkrankheit bei Frauen und Männern auf gleiche Weise auswirkt. Man glaubte, dass die Symptome, die Risikofaktoren, der übliche Verlauf der Erkrankung, die Überlebenschancen und die Aussicht auf Gesundung für beide Geschlechter völlig gleich seien. Wie gesagt, die Studien waren nur an Männern vorgenommen worden. Ebenso waren, wohl weil Daten über die Erkrankung bei Frauen fehlten, Ärzte – wie auch viele Patientinnen – überzeugt, dass Frauen bis ins hohe Alter nicht an koronaren Herzkrankheiten erkranken würden, und wenn doch, dann an milderen Formen als Männer. Die Forschung der letzten zehn Jahre hat sie eines Besseren belehrt: Eine koronare Herzkrankheit führt bei Frauen, insbesondere im Alter unter 50 Jahren, öfter zu einem Herzinfarkt als bei Männern und verläuft öfter tödlich. Und die laufenden Studien mit besonderem Augenmerk auf diesen Geschlechtsunterschied haben eine Reihe interessanter Ergebnisse hervorgebracht.

Risikofaktoren für koronare Herzkrankheiten

Die Risikofaktoren und Warnzeichen für koronare Herzkrankheiten sind im Allgemeinen die gleichen für Frauen und Männer, aber es gibt doch auch bedeutende Unterschiede.

Die Blutfettwerte: Das Fett unserer Nahrung kann vom Körper erst genutzt werden, wenn es vom Verdauungstrakt aufgenommen und in der Leber umgewandelt worden ist, sodass schließlich vom Blut verschiedene Fettstoffe in die Gewebe transportiert werden können. Die wichtigsten sind Cholesterin und Triglyzeride. Weil die Fettstoffe im Blut nicht löslich sind, binden sie sich an bestimmte Eiweiße, die Lipoproteine. Das Cholesterin wird in zwei Gruppen unterschieden: Einerseits das »schlechte« Cholesterin, das LDL (*low density lipoprotein*, Lipoproteine mit geringer Dichte): Dieses Fett wird in den Gefäßwänden der Arterien eingelagert und bildet einen wesentlichen Bestandteil der Plaque. Die andere Gruppe gilt als »gutes« Cholesterin HDL (*high density lipoprotene*, Lipoproteine mit hoher Dichte). HDL kann wahrscheinlich vor der Plaquebildung und damit vor Arteriosklerose schützen.

Die Blutfettwerte werden im Labor aus der Blutprobe der Patienten bestimmt. Die optimalen Fettwerte sind für Frauen und Männer unterschiedlich. Während Männer gefahrlos HDL-Werte unter 35 mg/dl haben können, sind für Frauen bereits Werte unter 45 mg/dl riskant. Die HDL-Werte sind speziell für die Risikoeinschätzung einer Herzerkrankung bei Frauen wichtig: Werte unter 30 mg/dl sind ernste Warnzeichen und Anlass für eine Behandlung. Dagegen können Werte über 60 mg/dl als Schutzfaktor gegen koronare Herzkrankheiten eingestuft werden. Bei Männern kann ein Triglyzeridspiegel ohne erhöhtes Risiko für eine koronare Herzerkrankung auf 400 mg/dl ansteigen; bei Frauen liegt die optimale Grenze bei 200 mg/dl.

Zuckerkrankheit (Diabetes mellitus): Sie bringt bei beiden Geschlechtern ein hohes Risiko für Herz-Kreislauf-Erkrankungen, speziell für eine koronare Herzkrankheit mit sich. Bei Männern mit Diabetes verdoppelt sich das Risiko. Für Frauen aber ist Diabetes noch gefährlicher, denn es erhöht das Risiko für eine koronare Herzkrankheit auf das Vier- bis Sechsfache. Das gilt auch für junge Frauen und in den Jahren vor der Menopause.

Diabetes ist in Hinblick auf Herzerkrankungen für Patienten beider Geschlechter gefährlich, denn die Zuckerkrankheit greift auch Nervengewebe an und kann es zerstören (Polyneuropathie). Unter Umständen werden Diabetiker deshalb nicht durch Schmerzen im Brustbereich vor einer gefährlichen Unterversorgung des Herzens oder gar einer Herzattacke gewarnt, weil die sensiblen, Schmerz anzeigenden Nervenenden nicht mehr funktionieren. Sowohl Männer als Frauen mit Diabetes und ihre Ärzte sollten deshalb besonders aufmerksam auf jegliche Warnzeichen und Symptome einer arteriellen Herzerkrankung achten.

Alter: Für beide Geschlechter gilt, dass das Risiko einer Herzerkrankung mit dem Alter steigt. Trotzdem treten im Allgemeinen erste Anzeichen und Symptome einer koronaren Herzkrankheit bei Männern im Alter um 35 auf, bei Frauen dagegen macht die Erkrankung üblicherweise bis zum Alter von 45 kaum Beschwerden. Vor kurzem haben Forscher eine Gruppe von Frauen zwischen 20 und 50 beschrieben, die einen Myokard-Infarkt erlitten, aber kaum Symptome gezeigt hatten. Von ihnen starben im Krankenhaus doppelt so viele wie von den Männern der gleichen Altersgruppe.

Die jüngeren Frauen erleiden wahrscheinlich einen Herzinfarkt, weil ihr Blut ganz allgemein viel eher Blutgerinnsel in den Gefäßen und eben auch in den Herzarterien ausbildet. Und diese wiederum neigen besonders zu krampfartigen Verschlüssen. Ursache dafür ist üblicherweise, wenn auch nicht ausschließlich, das Rauchen.

Bluthochdruck: Bluthochdruck stellt zwar sowohl für Frauen als auch für Männer einen wesentlichen Risikofaktor für Herzerkrankungen dar, doch die Konsequenzen sind unterschiedlich. Vor der Menopause ist der Blutdruck bei Frauen niedriger als bei gleichaltrigen Männern, doch mit dem Alter steigt bei Frauen der Blutdruck stärker als bei Männern an. Wie dargestellt, reagieren Frauenherzen auf erhöhten Blutdruck anders als die der Männer. Die linke Herzkammer, die das Blut in den Körper pumpt, vergrößert sich bei Mann und Frau auf unterschiedliche Weise. Dies gründet auf hormonellen Unterschieden. Noch ist ungewiss, ob dieses Wissen dazu führen wird, künftig mit spezialisierten Hormontherapien gegen Bluthochdruck vorzugehen.

Übergewicht: Übersteigt das Körpergewicht das Idealgewicht um mehr als 30 Prozent, so wächst bei beiden Geschlechtern das Risiko für Herzkrankheiten. Männer haben insgesamt ein größeres Risiko als Frauen jeder Gewichtsklasse, weil sich das Fett in ihrem Körper hauptsächlich in der Bauchregion ansetzt, während Frauen vornehmlich an Gesäß und Schenkeln Fett ansetzen. Das Bauchfett wird eher in der Leber abgebaut als das Fett anderer Körperregionen, und das wieder lässt höhere Mengen an Cholesterin und Triglyzeriden entstehen. Bei Frauen nach den Wechseljahren aber ähnelt die Fettverteilung jener der Männer: Wenn sie Gewicht zulegen, dann um die Taille, und ihre Figur wechselt von der Birnen- zur Apfelform. Eine wichtige Studie über die Effekte einer Hormonersatztherapie, um die Herzinfarkt-Risiken für Frauen in den Wechseljahren zu senken, zeigte deutlich, dass sich dadurch der Gewichtszuwachs verminderte und der gefährliche Bauchspeck zurückging.

Für Frauen scheint Übergewicht generell ein besonderer Risikofaktor zu sein. Forscher an der Harvard-Universität, die über einen langen Zeitraum eine große Gruppe von Krankenschwestern beobachteten, entdeckten, dass die Frauen mit dem niedrigsten Body-Mass-Index auch das geringste Risiko haben, eine koronare Herzkrankheit zu bekommen. Dieses Ergebnis wird durch Studien an Rhesus-Äffchen bestätigt: Es zeigte sich, dass diejenigen, die mit gutem, aber kalorienärmsten Futter versorgt wurden, die längste Lebenserwartung hatten.

Familiengeschichte: Wenn Verwandte ersten Grades – Vater, Mutter oder Geschwister – noch vor Erreichen des 55. Lebensjahres an einem Herzversagen gestorben sind, steigt das Risiko, selbst ebenfalls eine koronare Herzerkrankung zu entwickeln, gleichermaßen für Frau und Mann. Für Frauen ist das Risiko noch höher, wenn es sich um eine weibliche Verwandte gehandelt hat. Betroffene sollten jedes Jahr zur Kontrolluntersuchung gehen und auf Warnzeichen oder Symptome einer koronaren Herzerkrankung achten. Sind in der Geschichte einer Familie mehrere

Herzerkrankungen aufgetreten, sollten sogar schon bei Kindern die Blutfettwerte kontrolliert werden. Egal in welchem Alter: Erhöhte Blutfettwerte sollten unbedingt gezielt mit angemessener Diät gesenkt werden. Noch wichtiger ist aber die Vorbeugung gegen Übergewicht und erhöhte Blutfette: Ausdauertraining und reichlich Bewegung im Alltag heißt das beste Rezept.

Wechseljahre: Während die Menopause für viele verschiedene Beschwerden verantwortlich gemacht wird – und auch sein kann –, scheint nichts darauf hinzudeuten, dass die Risiken für eine Herzerkrankung allein durch die Wechseljahre in besonderem Maß steigen. Die Gefahr steigt mit dem Alter generell für beide Geschlechter, und sie steigt umso mehr, wenn man raucht. Aber die Menopause selbst setzt Frauenherzen keiner speziellen Gefahr aus.

Rauchen: Unter allen Gefahren für eine Erkrankung der Herzkranzgefäße ist Rauchen die tödlichste. Sogar nur eine einzige Zigarette am Tag lässt das Risiko ansteigen. Das gilt gleichermaßen für beide Geschlechter. Deshalb ist es beunruhigend, dass die größte Gruppe der Neueinsteiger ins Rauchen junge Mädchen sind. Rauchen beeinträchtigt das Wachstum ihrer Lungen. Männliche Jugendliche dagegen scheinen eher ungestraft rauchen zu können. Anders als bei Mädchen sind die Lungen rauchender Jungen in ihrer Ausdehnung nicht kleiner als die der nichtrauchenden Gleichaltrigen. Eine schwere Schädigung der Herzkranzgefäße bei jungen Frauen unter 40 tritt nahezu ausschließlich bei Raucherinnen auf.

Bewegungsmangel: Vom Standpunkt der körperlichen Fitness ist es ungünstig, dass Fortschritt und wachsender Lebensstandard die Menschen in den Industrieländern weitgehend von körperlicher Arbeit befreit und viel Muße gebracht haben, mit der viele nichts anzufangen wissen. Hinzu kommen in allen westlichen Ländern ungesunde Ernährungsformen. In der Folge verbreitet sich Übergewichtigkeit wie eine Epidemie: 97 Millionen Amerikaner leiden an zum Teil extremem Übergewicht, und diese Zahl hat sich in nur 35 Jahren verdoppelt. In Europa sieht es etwas günstiger aus – vor allem bewegt sich das Ausmaß von Übergewicht in niedrigerem Rahmen. Doch immerhin: In Deutschland ist jedes fünfte Kind und jeder dritte Erwachsene übergewichtig.

Körperliche Bewegung und Sport verringern die Erregungsimpulse, die das sympathische Nervensystem an das Herz abgibt. Das wiederum verlangsamt den Herzschlag, sogar in Entspannung und Ruhephasen; Sport senkt den Blutdruck und veranlasst das Herz, weniger angestrengt zu schlagen. Es braucht nur wenig, aber regelmäßiges Training, um das Risiko für Herzkrankheiten eindrucksvoll zu senken: Ein zügiger Fußmarsch von 40 Minuten drei Mal die Woche verringert die Gefahr schon um 40 Prozent!

Stress: Sowohl für Männer als auch Frauen kann Stress sich buchstäblich tödlich auswirken. Manche Arten von Stress – Eustress genannt – wirken jedoch positiv und aktivierend und können damit die Gesundheit fördern. Ein gesunder Sinn für Wettbewerb, die Fähigkeit, zwischen Dringlichem und Unwichtigem unterscheiden zu können, Leistungswille bei der Arbeit und Leistungsstreben aus freien Stücken sind nützlich und auch gesundheitlich gesehen erstrebenswerte Charakterzüge. Stress, der tötet, ist ganz etwas anderes: Am besten lässt er sich beschreiben als Gefühlsreaktion auf Situationen, die so schwierig, anstrengend und kompliziert sind, dass sie sich weder lösen noch mildern lassen.

Immer noch sind viele Männer davon überzeugt, dass Frauen heutzutage Herzattacken erleiden, weil eine zunehmende Zahl von ihnen außerhalb des Hauses einer Arbeit nachgeht, was angeblich ihren Stress vermehrt. Tatsächlich ist das nicht der Fall. Die so genannte Framingham-Studie, eine Untersuchung, bei der über einen längeren Zeitraum hinweg Frauen und Männer mit koronaren Herzkrankheiten beobachtet wurden, hat gezeigt, dass diejenigen Frauen, die ihre Arbeit als erfüllend empfanden, die unverheiratet waren und keine Kinder hatten, am wenigsten Gefahr liefen, eine koronare Herzkrankheit zu entwickeln. Frauen mit einem so genannten *pink collar job*, einem Beruf, den sie emotional oder finanziell als uninteressant empfanden, hatten hingegen ein höheres Risiko. Frauen mit uninteressanten Jobs, die zusätzlich noch Verantwortung für Kinder tragen oder Pflegebedürftige versorgen mussten, hatten das höchste Risiko aller untersuchten Frauen. Eine Studie der Firma Volvo in Schweden an verheirateten Paaren untersuchte, was im Organismus geschah, wenn die Partner jeweils nach Hause kamen. Man stellte überrascht fest, dass Blutdruck und Herzschlag bei den Frauen sofort anstiegen, wenn sie die Schwelle übertraten, während sie bei den Männern absanken[34].

Sind Menschen – Männer wie Frauen – mit Problemen konfrontiert, die sie unter emotionalen Druck setzen und ihnen Angst machen, steigt die Anzahl der Impulse des sympathischen Systems am Herzen – sofort klettert der Blutdruck hoch, und das Herz erhöht die Zahl seiner Schläge. Wird der Stress chronisch, beginnen die Nebennieren das Hormon Kortisol zu erzeugen, um dem anhaltenden Stress zu begegnen. Während Kortisol die Erregung dämpft, fördert es andererseits den Bluthochdruck und schädigt den Stoffwechsel. Und in der Tat ist das häufigste Gefühl, das einen Herzinfarkt begleitet, das einer durchdringenden Hoffnungslosigkeit. Und das gleiche Gefühl entsteht üblicherweise bei andauerndem Stress. Fragt man Menschen, die eine Herzattacke erlitten haben, wie ihnen diese ihrer Meinung nach passiert sei, antworten sie durchwegs, sie hätten in den letzten Wochen – Monaten, Jahren – unter großem Stress gestanden.

Konsum illegaler Drogen: Obwohl die meisten Menschen sich scheuen, darüber zu sprechen, ist der Gebrauch von illegalen Drogen weit verbreitet. Kokain ist eine besonders tödliche Substanz für Männer wie Frauen: Es erzeugt Verkrampfungen an den Herzkranzgefäßen – wie auch an jenen Arterien, die das Gehirn versorgen. Kokain kann den Herzschlag beschleunigen und/oder destabilisieren, wodurch ein Gehirnschlag oder ein plötzlicher Herztod eintreten kann. Das kann sogar bei sehr jungen Menschen und durchtrainierten Sportlern passieren. Kokain-Konsumenten sollten nicht vergessen, dass sogar weit fortgeschrittene Koronarerkrankungen ohne Symptome verlaufen und häufig keinerlei Warnzeichen auftreten. Zusätzlich zu den genannten schädlichen Wirkungen kann Kokain Arterien zusammenziehen, die bereits durch Plaque eingeengt sind, was katastrophale Folgen hat.

Risiko Fehldiagnose

Der verbreitetste Test für Koronarerkrankungen ist der so genannte EKG-Belastungstest. Dabei werden die Testpersonen an ein Gerät zur Blutdruckmessung und ein EKG-Gerät angeschlossen, das den Herzschlag aufzeichnet. Dann laufen sie auf einem Laufband, dessen Geschwindigkeit und Widerstand allmählich gesteigert werden, bis das Herz die – je nach Geschlecht, Alter und spezifischem Körpergewicht – erwartbare Höchstleistung erreicht. Aus den Veränderungen im Elektrokardiogramm (EKG) und den Blutdruckwerten lässt sich erkennen, ob das Herz die geforderte Leistung tatsächlich erbringen kann. Dieser Test gilt als spezifisch – das bedeutet, dass er eine bestimmte Erkrankung genau ermitteln kann – und sensitiv – das bezeichnet den hohen Prozentsatz, in dem er eine richtige Aussage über diese Krankheit machen kann. Das mag für Männer zutreffen – für Frauen ist der EKG-Belastungstest jedoch weder spezifisch noch sensitiv genug! Und deshalb sollte er bei Frauen nicht routinemäßig als Screeningmethode eingesetzt werden, um Koronarerkrankungen aufzuspüren.

Während der Untersuchung kommt es bei Frauen häufiger vor, dass die Werte des Elektrokardiogramms wechseln, obwohl in Wirklichkeit das Herz nahezu gesund ist und die notwendige Leistung erbringt. Es ist bislang unbekannt, worin die Ursache für den hohen Anteil an solchen Falschmessungen liegt. Bei Frauen ergibt das so genannte Stress-Echokardiogramm genauere Werte. Dabei werden über eine Ultraschalluntersuchung die Herzbewegungen im Ruhezustand und am Leistungsgipfel beobachtet. Ist die Bewegung des Herzens anormal – wenn etwa ein Teil des Herzmuskels sich nur schwach oder gar nicht bewegt oder sich paradoxerweise ausdehnt, während das restliche Herz sich zusammenzieht –, dann ist die Wahrscheinlichkeit groß, dass eine koronare Herzerkrankung vorliegt.

Es gibt noch einen weiteren Test, bei dem radioaktive Marker den Blutfluss zum Herzen im Ruhezustand und bei Anstrengung anzeigen. Dieser Test ist für Männer und Frauen gleich gut geeignet. Allerdings kann eine große Brust den Testverlauf beeinflussen. Frauen mit großen Brüsten müssen sehr sorgfältig am Gerät positioniert werden, und die Ergebnisse müssen von routinierten Experten interpretiert werden, um eine Falschdiagnose zu vermeiden und eine Herzerkrankung wegen falsch-negativer Symptome nicht zu übersehen.

Herzinfarkt

Das klassische Symptom einer Herzattacke ist ein brennender Druckschmerz – manchmal mit ungeheurem Druck in der Brustmitte. Der Schmerz kann in den linken Arm ausstrahlen oder in beide Arme, in den Nacken und den Kiefer. Bei jeder fünften Frau aber sind die Symptome ganz anders: Der Schmerz tritt im Oberbauch oder im Rücken auf, führt zu Kurzatmigkeit, erzeugt Übelkeit und Schweißausbruch. Besonders die Kurzatmigkeit wird vom Arzt nicht selten ausschließlich als Ausdruck einer Panikattacke interpretiert. Viele Frauen werden – besonders wenn sie noch sehr jung sind – von der Notaufnahme mit Beruhigungspillen wieder heimgeschickt, nur um später in wesentlich bedrohlicherem Zustand wieder eingeliefert zu werden – wenn es dann nicht überhaupt zu spät ist, ihnen noch zu helfen.

Für Frauen ist der erste Herzinfarkt viel gefährlicher als für Männer. Im Gegensatz zur landläufigen Meinung, dass das Herz von Männern weit gefährdeter sei, zeigen Studien eindeutig, dass nach der ersten Herzattacke 39 Prozent der betroffenen Frauen innerhalb der ersten Wochen sterben. Unter den Männern sind es nur 31 Prozent. Frauen erleiden in den Folgejahren auch eher einen Re-Infarkt als Männer.

Wenn Frauen einen Herzinfarkt überleben, haben sie eine geringere Chance, wieder ihren gewohnten früheren Lebensstil aufnehmen und ihr Sexualleben wie zuvor genießen zu können. Frauen leiden auch nach einem Myokard-Infarkt in größerem Ausmaß an Depressionen als Männer – möglicherweise spiegelt dies jedoch einfach auch die allgemein höheren Depressionsraten bei Frauen dieser Altersgruppe. Eine neuere Studie berichtet, dass Männer sich drei Jahre nach einer Herzattacke besser fühlen und mehr Zuversicht auf eine gesunde Zukunft haben als Frauen. Diese sind zu diesem Zeitpunkt allerdings meist auch in einer besseren körperlichen Verfassung. Die Wissenschaftler, welche diese Studie durchführten, stellten fest, dass die meisten Männer im Vergleich zu den Frauen ein besseres soziales Auffangnetz haben. Diese weitgehende Unterstützung des Mannes fördert zwar sein Wohlbefinden, könnte aber umgekehrt auch zu größerer Abhängigkeit führen, sodass er manche Anstrengungen vermeidet, um seine volle Kraft und Gesundheit zurückzugewinnen. Wenn es rekonvaleszenten Frauen andererseits an Freunden und

Angehörigen fehlt, die sich um sie kümmern, mag dies eine Neigung zu depressiven Gefühlen verstärken. Ein weiteres interessantes Ergebnis dieser Studie zeigt, dass sowohl die körperliche als auch die seelische Erholung rund drei Jahre nach dem potenziell lebensgefährlichen Ereignis einen gewissen Stillstand erreicht, und zwar bei beiden Geschlechtern. Deshalb forderten die Forscher Ärzte und Familienangehörige der von Herzattacken Betroffenen auf, sich länger als nur einige Jahre um das körperliche und seelische Wohlergehen ihrer Anvertrauten zu kümmern, um den erreichten emotionellen und physischen Gesundheitsstandard zu stabilisieren und auch für die Zukunft zu erhalten.

Herzpatienten werden ungleich behandelt

Es ist bedauerlich, aber nicht zu leugnen: Männer und Frauen werden von ihren Ärzten bei gleicher Krankheit unterschiedlich behandelt. Das gilt nicht nur für die Herzkrankheiten – ganz allgemein bekommen Frauen eher eine konservative Behandlung als Männer. Konservativ heißt in diesem Zusammenhang: eher mit Medikamenten und weniger eingreifend. Das kann unter Umständen allerdings bedeuten, dass den Frauen lebensrettende Therapien vorbehalten werden. So wird zum Beispiel bei Frauen mit einer Nierenerkrankung im Endstadium seltener eine Nierentransplantation vorgenommen als bei Männern. Es machte einiges Aufsehen, als dies in den späten 80er Jahren bekannt wurde, doch noch erschreckender war der 1999 veröffentlichte Bericht von Kevin Schulman und seinen Kollegen vom Klinikum der Georgetown-Universität, wonach sogar dann, wenn Patienten die gleichen Symptome und Beschwerden schilderten, Ärzte unterschiedliche Entscheidungen trafen – und das abhängig von Rasse und Geschlecht der Patienten[35]. Am stärksten zeigt sich der Unterschied bei der Zuweisung zu weiterführenden Tests: Frauen mit schwarzer Hautfarbe haben in den USA die geringste Chance, eine ihren Symptomen angemessene, zielgerichtete Diagnostik und Therapie zu erhalten. Schwarze Frauen mit Koronarsymptomen wurden eindeutig seltener zu einer weiterführenden Untersuchung der Herzkranzgefäße, dem Kathetertest, überwiesen. Dazu kommt, dass Frauen zur Behandlung ihrer Koronarerkrankung oft nur Medikamente erhalten, während Männer die heutige Standardbehandlung, eine thrombolytische Therapie, erhalten, bei der das Blutgerinnsel, das eine Arterie blockiert, sofort nach der Herzattacke medikamentös aufgelöst wird. Die andere Methode, mit der eher Männer versorgt werden, ist die Angioplastik. Bei dieser wird ein Katheter zu der verengten Stelle des Blutgefäßes vorgeschoben und mit einem Ballon die Plaque an die Gefäßwand gepresst, wodurch die verengte Ader erweitert wird. Heutzutage gibt es zudem verschiedene Verbesserungen und Varianten dieser Therapie. Bei den einen wird die Plaque durch einen Laserstrahl aufgelöst und die nun ungefährlichen Restbestandteile werden von der Stelle weggespült. Um einer neuerlichen Verengung vorzubeugen, kann auch ein Stent, ein Miniatur-Metallnetz, eingebracht werden, welches die Ader auf Dauer ausdehnt. Auch eine zielgenaue Bestrahlung kann verhindern, dass sich erneut eine Engstelle bildet. Manchmal wird – vor allem bei Männern – auch eine Operation am offenen Herzen durchgeführt. Sogar bei der technischen Durchführung dieses Eingriffs machen Ärzte einen Unterschied zwischen Männern und Frauen: Die so genannte Arteria mammaria, eine Arterie, die mit anderen Blutgefäßen für die Versorgung der Brüste zuständig ist, wird als Bypass üblicherweise einer Vene vorgezogen, weil sie sich in den Monaten und Jahren nach der Bypassoperation seltener spontan verengt – doch für eine Bypassoperation bei Frauen wird sie seltener gewählt als bei Männern.

Viele dieser geschlechtsspezifischen Unterschiede bei der Versorgung von Herzkranken werden wie in den USA auch bei Studien aus England und Israel beobachtet. Forscher, die das Problem beschrieben haben, gaben als Erklärung für die Ursachen nur an, diese blieben im Dunkeln.

Die Ethik-Kommission der amerikanischen Ärztegesellschaft hat 1991 eine wichtige Studie publiziert[36], in der sie die Ärzteschaft darauf aufmerksam machte, dass diese auffälligen Unterschiede in der Behandlung von Männern und Frauen nicht nur bei Herzerkrankungen, sondern auch bei anderen Krankheiten zu beobachten sind. Ärzte wurden ernsthaft vor Vorurteilen gewarnt, welche Versorgung Männern oder Frauen zustünde und welche sie ihnen zutrauen würden. Was nun der eigentliche Grund für diese Ungleichbehandlung ist, konnte auch die Kommission nicht sagen. Sie vermutete jedoch, dass sie womöglich tatsächlich auf die vorurteilsbeladene Einstellung der Ärzteschaft zurückzuführen sei, dass Frauen eine aufwändige Therapie nicht zustehe, und weniger auf eine besondere Fürsorge für Frauen oder auf den Widerstand der Frauen selbst, die keine aggressiveren, sondern eher »sanfte« Behandlungen wünschten.

Man weiß nicht genau, ob sich Ärzte nicht eigentlich doch scheuen, bei der Behandlung von Frauen eingreifendere, »aggressivere« Methoden einzusetzen; sicher ist jedenfalls, dass solche Bedenken objektiv unberechtigt sind. Die Daten des National Heart Lung and Blood Institute, das über einen Zeitraum von mehreren Jahren die Erfolge von Angioplastik-Therapien dokumentierte und die Ergebnisse bei Männern und Frauen verglich, zeigten – trotz einer um zwei Prozent höheren Todesrate bei Frauen –, dass bei beiden Geschlechtern mindestens 95 Prozent aller Operierten überlebten. Zwar verstarben generell mehr Frauen als Männer an einer Bypass-Operation, doch dies deshalb, weil Frauen bereits älter und überhaupt schon schwerer erkrankt sind, wenn sie zur Operation kommen. Zudem leiden sie häufig an weiteren Krankheiten.

Wenn bei Frauen die Diagnose frühzeitig genug gestellt wird und sie bei Bedarf sofort zur Bypass-Operation überwiesen werden, ist die Behandlung ebenso erfolgreich wie bei Männern. Vorausgesetzt, sie wird in einem spezialisierten Krankenhaus durchgeführt, wo dieser Eingriff Routine ist.

Geschlechtsunterschiede in der Rehabilitation

Auch für die Rehabilitation gelten – bei zugegeben dürftiger Datenlage – die gleichen Ungleichbehandlungen wie in allen bisher beschriebenen Bereichen: In USA werden Frauen seltener zur Reha-Kur geschickt als Männer. Einmal dort, sind Frauen sehr bemüht, die gebotenen Behandlungen wahrzunehmen, und sie setzen auf deren Wirksamkeit.

Insgesamt führt der Herztod bei beiden Geschlechtern in den USA die Liste krankheitsbedingter Todesfälle an. Das gilt auch für Deutschland, Österreich und andere europäische Länder. Frauen sind dieser Gefahr aber nicht nur gleichermaßen ausgesetzt, für sie ist sie sogar bedrohlicher, denn sie sterben eher als Männer schon an einer ersten Herzattacke. Während die Todesfälle durch Herzerkrankungen bei Männern in den letzten Jahren zurückgehen, ist dies bei Frauen nicht der Fall. Zur Zeit wächst glücklicherweise die Aufmerksamkeit der Ärzteschaft dafür, dass die Risikofaktoren, die Symptome, die Untersuchungsweise, die therapeutischen Chancen und lebenspraktischen Konsequenzen für Männer und Frauen nicht die gleichen sind. Obwohl die Erkenntnisse darüber anwachsen, zeigte eine Studie jüngst, dass Ärzte Frauen immer noch nicht ausreichend darüber aufklären, was sie selbst vorbeugend gegen die Risiken einer koronaren Herzerkrankung tun könnten – nicht einmal wenn sie in das Risikoalter über 60 kommen. Und nicht nur das: Sie unterlassen sogar notwendige Untersuchungen auf eventuell bereits bestehende Risiken oder Frühsymptome hin.

Männer und Frauen sollten gleichermaßen darüber informiert sein, wie sie ihre persönlichen Risiken einschätzen können, und sie sollten über die bestehenden therapeutischen Möglichkeiten Bescheid wissen, um im Ernstfall für sich die richtige Entscheidung über Therapie und Rehabilitation fällen zu können. Letztlich sollten alle Frauen ebenso wie ihre behandelnden Ärzte sich der Gefahr bewusst sein, bei Frauen fälschlicherweise nicht an Herzprobleme zu denken, sondern eher Panikattacken, Depression oder psychosomatische Befindlichkeitsstörungen zu vermuten. Und das, obwohl die Symptome solcher psychischer Störungen ganz klaren Kriterien zuzuordnen sind, die sie von körperlichen Krankheiten eindeutig unterscheiden! Solche Vorurteile gegenüber dem weiblichen Geschlecht führen viel zu häufig dazu, dass die Herzerkrankung erst erkannt wird, wenn die beste Überlebenschance vertan ist. Auffallend viele Frauen, speziell junge Frauen, werden – wie schon beschrieben – von der Notfall-Ambulanz mit der Fehldiagnose »Angstattacke« oder »Hysterie« wieder weggeschickt, und sie sterben in der Folge an der nicht erkannten Koronarerkrankung. Herzversagen ist nach wie vor die Todesursache Nummer eins in den USA – und Frauen haben ebenso wie Männer ein Recht auf eine sofortige und richtige Diagnostik und effiziente Therapie.

Was Frauenmedizin in der Praxis der Herzversorgung bedeutet

Herzbeschwerden ernst nehmen

Wie beschrieben steht es nicht gut um herzkranke Frauen. Sie erhalten selbst von moderner High-Tech-Medizin nicht das Selbstverständliche: eine rasche, korrekte Diagnose und die bestmögliche, möglicherweise auch invasive Therapie. Deshalb sollten Sie lernen, für sich selbst einzutreten, und sich auf den Arztbesuch vorbereiten.

Notieren Sie Ihre Beschwerden und Fragen an den Arzt.

Wenn Sie konkrete Beschwerden haben, halten Sie fest, wo sie auftreten, wann sie begonnen haben, wie sie sich genau anfühlen, was sie auslöst, wie lang sie dauern, wodurch sie sich verstärken und was die Beschwerden mildert. Halten Sie Ihre Liste knapp und übersichtlich – dann finden sich alle besser zurecht.

Sie sollten besser den Arzt wechseln, wenn er nicht auf Ihre Beschwerden eingeht oder sie ohne nachvollziehbare Begründung als rein psychosomatisch abtut. Bedenklich ist in jedem Fall, wenn Ihnen keine weiterführende Untersuchung empfohlen wird, um entweder eine Herzerkrankung sorgfältig auszuschließen oder die vermutete psychosomatische Störung bei einem Arzt für psychotherapeutische Medizin zu bestätigen. Erhalten Sie bei der Suche nach Hinweisen auf eine behandlungsbedürftige Herzerkrankung keine ärztliche Unterstützung, sind Sie eindeutig nicht beim richtigen Arzt. Nicht danach zu forschen kann Sie das Leben kosten – und in jedem Fall verstreicht bis zur korrekten Diagnose wertvolle Zeit.

Lassen Sie sich die vorgeschlagene Behandlung genau erläutern. Fragen Sie nach – so lange, bis Sie die empfohlene Diagnostik, Therapie und ihre Durchführung wirklich verstanden haben.

Herzrhythmusstörungen

Weil sich die elektrische Impulsgebung in den Herzen von Mann und Frau unterscheidet, ist der normale Herzschlag bei Frauen schneller als beim Mann, und das Elektrokardiogramm (EKG) unterscheidet sich auch in manch anderen Eigenschaften. So haben Frauen beispielsweise häufig – allerdings nicht zwangsläufig – Extraschläge (Extrasystolen). Insbesondere knapp vor und am ersten Tag der Monatsblutung stellen sich gehäuft längere Phasen solcher Extrasystolen ein. Sie spüren diese als plötzliches Herzklopfen, das auch im Ruhezustand auftreten kann und plötzlich wieder verschwindet.

Sind beim EKG Rhythmusstörungen festgestellt worden – der Fachbegriff für die häufigste Variante ist Paroxysmale Tachykardie, das heißt »anfallsweise beschleunigter Herzschlag« – und ist

Ihnen aufgefallen, dass die raschen Herzschläge insbesondere vor der Menstruation auftreten, berichten Sie von diesem wichtigen Vorkommnis. Meist denkt man nicht daran, dass solche Tachykardien mit dem plötzlichen Abfall von Östrogen zu diesem Zeitpunkt des Periodenzyklus zusammenhängen. Es kann ein einfaches Mittel zur Lösung dieses Problems geben: Vor der Regel ein Östrogenpflaster mit geringer Dosis anwenden. Das kann besonders für diejenigen Frauen wichtig sein, die an chronischer prämenstrueller Migräne leiden, denn dieser Kopfschmerz wird ebenfalls durch ein allzu schnelles Absinken des Östrogenspiegels hervorgerufen.

Wenn Frauen in der Menopause zeitlich schwankende Zyklen, die mit Hitzewallungen und Schlafproblemen einhergehen, und zudem plötzliches Herzrasen oder auch längere Phasen beschleunigten Herzschlages erleben, sollten sie unbedingt von einem Kardiologen abklären lassen, ob dies Anzeichen einer Herzerkrankung sind. Meistens beruhen diese Beschwerden zwar auf dem unregelmäßig und stark schwankenden Östrogenspiegel und sind kein Hinweis auf Bedrohlicheres – doch Sicherheit gibt nur eine sorgfältige Diagnostik. Sollten Sie noch nicht in der Menopause sein, kann die »Pille« den Hormonhaushalt stabilisieren – später ist Östrogen als Pflaster oder Gel geeignet.

Frauen, die wegen Rhythmusstörungen Medikamente erhalten, sollten unbedingt ärztlich abklären, ob diese Mittel auch speziell an Frauen getestet worden sind. Angesichts der heute noch bestehenden Geschlechts-Ungleichheiten bei Medikamententests, wird es wahrscheinlich nicht der Fall sein. Es gibt jedoch inzwischen keinen Zweifel mehr daran, dass bestimmte Mittel bei Frauen eher als bei Männern als unerwünschte Nebenwirkung gefährliche Rhythmusstörungen auslösen können. Sie sollten in jedem Fall nach wenigen Tagen Ersteinnahme des Präparats einen Kontroll-Untersuchungstermin vereinbaren und umgehend Ihren Arzt aufsuchen, wenn die Beschwerden nicht zurückgehen oder sich gar verschlimmern.

Schilddrüse und Herz

Mit zunehmendem Alter verliert das Herz an Elastizität. Das ist normal, aber bei Frauen tritt das Problem stärker auf als bei Männern, weil Frauenherzen mit zunehmendem Alter mehr

Bindegewebe entwickeln. Eine Unterfunktion der Schilddrüse beschleunigt diesen Prozess; deshalb ist es wichtig, die Schilddrüsenfunktion zu normalisieren, wenn es Hinweise auf eine Herzschwäche gibt – wie etwa eine Kurzatmigkeit, ein beschleunigter Herzschlag bei geringer Anstrengung, der sich nicht umgehend wieder erholt, oder geschwollene Knöchel.

In diesem Fall sollte Ihr Arzt die Schilddrüsenhormone kontrollieren, vor allem das STH (Schilddrüsen-Stimulationshormon) und die freien Schilddrüsenhormone. Stellt sich bei diesen Untersuchungen eine Unterfunktion der Schilddrüse heraus, ist eine Therapie mit einer geringen Dosis des fehlenden Schilddrüsen-Hormons angezeigt. Wichtig ist außerdem, das Gewicht und ebenso den Cholesterinspiegel auf Normalmaß zu bringen. So kann eine überschießende Versteifung und Verhärtung des Herzmuskels vermieden werden, wodurch das Herz die Fähigkeit verlieren würde, sich zwischen den einzelnen Schlägen zu entspannen und effizient zu arbeiten.

Medikamente bei Bluthochdruck

Vor der Menopause sind die meisten Frauen durch einen eher niedrigen Blutdruck geschützt, doch nach dem 60. Lebensjahr entwickeln verhältnismäßig mehr Frauen als Männer Bluthochdruck. Die Konsequenzen sind für die beiden Geschlechter verschieden.

Der Blutdruck sollte grundsätzlich immer an beiden Armen gemessen werden. Wenn die ersten Messungen auffallend hoch ausfallen, sollten mehrere Werte – und zwar bis zu dreißig – erhoben und davon der Durchschnitt ermittelt werden. Es ist nicht einfach, korrekte Werte zu ermitteln – gerade bei schwankenden Blutdruckwerten. Auch wenn der Herzschlag eher langsam geht, die Messung aber verhältnismäßig zu schnell vorgenommen wird, kann das Ergebnis falsch sein.

Ärzte verschreiben Frauen mit erhöhtem Blutdruck üblicherweise als Erstes so genannte Beta-Blocker. Das sind Mittel, die sowohl gegen Angst wirken als auch die Herzkontraktionen und Herzfrequenz vermindern. Hierzu ist kritisch anzumerken, dass solches Verschreibungsverhalten möglicherweise die Überzeugung widerspiegelt, Bluthochdruck wäre ein Hinweis für außer Kontrolle geratene weibliche Gefühle. Interessanterweise sind diese Mittel auch teurer als andere Blutdruckmittel. Beta-Blocker haben bei manchen Patienten signifikante Nebenwirkungen: Sie können die Cholesterinspiegel anheben und erhöhen das Risiko für Asthma und Depression; und schließlich können sie ungewöhnliche und belastende Müdigkeit hervorrufen. Das lässt sich vermeiden. Günstiger wäre als erster Therapieschritt, ein einfaches harntreibendes Mittel einzusetzen. Ein Vorteil dieser Mittel, der so genannten Diuretika, ist vor allem ihr knochenschützender Effekt, denn sie verringern die Kalziummenge, die mit dem Urin ausgeschieden wird – damit wird Osteoporose vorgebeugt.

Es kommt vor, dass der Blutdruck nach einer Zeit der Beruhigung und Besserung spontan wieder ansteigt. Deshalb sollte die Medikation nach spätestens drei Monaten kontrolliert und nach Bedarf angepasst oder gewechselt werden.

Frauen, die während der Einnahme einer Antibabypille Bluthochdruck entwickeln, sollten das Mittel unbedingt absetzen. Die so genannten trizyklischen »Pillen« sind in solchen Fällen jedoch geeignet: Bluthochdruck als Nebenwirkung ist bei diesen »Pillen« seltener zu beobachten, insbesondere bei Frauen, wenn in der Familie eine Vorbelastung mit Bluthochdruck besteht.

Viele Medikamente gegen Bluthochdruck erzeugen bei Frauen mehr Nebenwirkungen als bei Männern. Zum Beispiel führen so genannte ACE-Inhibitoren häufig zu Husten und die so genannten Kalziumantagonisten lassen bei Frauen eher Füße und Fußknöchel durch Wassereinlagerungen anschwellen.

Ein interessanter Aspekt wirkt geradezu diskriminierend: Mittel gegen Bluthochdruck können die sexuelle Lust beeinträchtigen. Dieses störende Symptom ist nur bei Männern genau erforscht worden, nicht aber bei Frauen. Wenn also unter Therapie mit Mittel gegen Bluthochdruck Ihre sexuelle Lust leidet oder Ihre Fähigkeit, einen Orgasmus zu erreichen und zu genießen, dann könnte es am Medikament liegen. Es kann sinnvoll sein, nach Beratung mit dem Arzt das Präparat zu wechseln. Eine der wenig bekannten Folgen der Einnahme von entwässernden Medikamenten bei Frauen ist übrigens das Trockenwerden der Scheide. Das lässt sich jedoch durch Feuchtigkeits-Gel-Zäpfchen leicht beheben.

Die wichtigsten Aspekte bei koronaren Herzerkrankungen der Frau

- Für die meisten Frauen stellt wahrscheinlich die Zuckerkrankheit (Diabetes mellitus) die größte Gefahr dar: Sie macht alle naturgegebenen Schutzfaktoren des Alters oder der fruchtbaren Zeit zunichte.
- Die Symptome eines akuten Herzinfarkts sind bei jeder fünften Frau »untypisch«, denn sie zeigen sich als Schmerzen im Oberbauch, Schweißausbruch und extreme Kurzatmigkeit.
- Die beste nicht invasive – also nicht in den Körper eindringende – Untersuchungsmethode für Frauen ist – ausgenommen die Untersuchung mit radioaktiv markierten Stoffen – eine Ultraschalluntersuchung, das Stress-Echokardiogramm. Der einfache Laufband-Leistungstest mit EKG ist bei Frauen weder spezifisch noch sensitiv genug und daher nicht von Nutzen.
- Nach einem Myokard-Infarkt bekommen Frauen seltener als Männer die angemessene, optimale Therapie, die einen Beta-Blocker, ACE-Inhibitor und eine aggressive Absenkung des LDL-Cholesterins unter 100 mg/dl sowie tägliche Aspirineinnahme umfasst.
- Ein sehr niedriger HDL-Spiegel – unter 45 mg/dl – sollte bei Frauen unbedingt behandelt werden. Er ist bei Frauen in verschiedener Hinsicht ungleich gefährlicher als bei Männern.
- Neueste Untersuchungen weisen darauf hin, dass Frauen, die bereits eine Koronarerkrankung haben, besser keine Hormonersatztherapie* in den Wechseljahren bekommen sollten. Frauen dagegen, die bereits eine Hormontherapie erhielten, bevor die Koronarerkrankung sich entwickelte, können sie gefahrlos fortsetzen. Diese Empfehlung ist jedoch auf Grund

---

* Im Juni 2002 wurde eine Studie der Women's Health Initiative in den USA vorzeitig gestoppt, weil sich herausstellte, dass die untersuchte Hormonkombination von 0,625 mg Östrogenen aus Stutenharn und 2,5 mg Medroxyprogesteron – eine Kombination, die in Deutschland allerdings eher selten eingesetzt wird – in einer kontrollierten Doppelblindstudie gegen Placebo zu 26 Prozent mehr Brustkrebsfällen geführt hat. Auch stellte sich nicht die erhoffte Herz und Kreislauf schützende Wirkung heraus: Im Gegenteil erwarten von 10.000 Frauen im Jahr zusätzlich sieben einen Herzinfarkt, acht einen Schlaganfall und 18 Thrombosen. Bei alleiniger Östrogengabe hat sich bisher keine Risikoerhöhung für Brustkrebs gezeigt, weshalb dieser Teil der Studie weiterläuft. (Anm. d. Übersetzerin)

der fehlenden Datenlage noch vorläufig; neue Erkenntnisse könnten sich ergeben, da die Frauengesundheits-Initiativen noch weitere Daten ermitteln.

- Das Verhältnis der Taillenweite zum Hüftumfang (Apfel- oder Birnenform) ist für Frauen ein genauerer Indikator als der BMI (Body-Mass-Index), um das Risiko für einen drohenden Herzinfarkt abzuschätzen. Es sollte bei oder unter 0,8 liegen.
- Der beste Weg, die Gesundheit direkt und dauerhaft günstig zu beeinflussen, ist, ungesunde Lebensgewohnheiten zu korrigieren. Das kann die Rate der koronaren Herzerkrankungen bei beiden Geschlechtern enorm verringern, und zwar um bis zu 83 Prozent. Der beste Schutz ist, das Rauchen einzustellen – sogar eine einzige Zigarette pro Tag stellt ein Risiko dar –, ein adäquates Trainingsprogramm mit Gesundheitssport drei Mal die Woche und ein ausgeglichenes Verhältnis von Stress und Entspannung.
- Frauen, die einen Herzinfarkt überlebt haben, sollten darauf achten, nach der akuten Krankheitsphase in ein Rehabilitationsprogramm einzusteigen. So können sie gezielt und wirkungsvoll wieder volle Lebenskraft erringen.
- Frauen neigen nach einem Herzinfarkt eher zu depressiven Befindlichkeitsstörungen und erreichen – anders als Männer – ihre frühere Schaffenskraft und sexuelle Aktivität eher nicht wieder. Um so wichtiger ist die Einbindung in ein Reha-Programm auch nach Krankenhausbehandlung, wie beispielsweise Koronar-Sport- und Selbsthilfegruppen.

6 Die Lunge

Wie alle anderen Organe zeigt auch die Lunge geschlechtsspezifische Unterschiede in ihrer Funktion, Größe und Empfänglichkeit für bestimmte Erkrankungen. Doch bevor auf diese Besonderheiten eingegangen werden kann, ist folgende Feststellung wichtig: Anders als etwa bei Herzproblemen oder Depression, bei denen es je nach Geschlecht eine charakteristische Ausformung der Symptome gibt, gleichen sich Lungenerkrankungen bei Mann und Frau weitgehend. Es bleibt unbemerkt, wenn die gesunde, gut funktionierende Lunge ihre Arbeit leistet. Ein kleines Hüsteln lässt sich verkraften; doch wenn die Lungenfunktion ernsthaft gestört ist, werden die Symptome oft schnell dramatisch, und Betroffene sind gezwungen, mühsam nach Luft zu ringen.

Jedes Mal, wenn ich am Presbyterian Hospital in New York Vorlesungen halte, fragen mich Studenten und Patienten, welche Schmerzen oder Beschwerden ich für die schlimmsten halte. Nierenkoliken? Wehen? Einen Herzanfall?

Auch ich bin der Meinung: Das alles ist wirklich schrecklich. Doch das schlimmste Leiden ist meiner Meinung nach die Atemnot. Ich kann es kaum mit ansehen, wenn Menschen um Luft ringen. Man versteht dann, warum die Medizin von »Lufthunger« (Dyspnoe) spricht …

Verschiedene Krankheiten führen zu unterschiedlichen Arten von Atemnot. Muster und Klang der Atemnot sind jeweils so charakteristisch, dass ein Arzt manchmal schon eine Diagnose stellen kann, noch bevor er ins Krankenzimmer tritt.

Menschen mit Kurzatmigkeit sprechen in kurzen Sätzen; sie essen langsam – weil sie bei jedem Bissen, den sie schlucken, zu wenig Luft bekommen, und sie haben einen charakteristischen, ängstlichen bis verzweifelten Gesichtsausdruck, wenn sie um Luft ringen.

Die Atmung von Patienten mit Altersherz, deren Lungen sich mit Flüssigkeit füllen, klingt buchstäblich, als würden sie ertrinken. Sie atmen schnell und tief, doch was sie auch immer versuchen, die Lungenoberfläche ist nicht funktionstüchtig genug, den Organismus ausreichend mit Sauerstoff zu versorgen.

Asthmatiker haben weniger Schwierigkeiten, Luft in die Lunge zu holen, dafür erfordert das Ausatmen einen enormen Aufwand: Die Muskeln ihrer Atemwege krampfen sich zusammen, und sie pressen den Atem manchmal mit einem Keuchen, das nie mehr zu enden scheint, durch die Engstelle.

Patienten mit chronisch obstruktiven Atemwegserkrankungen (COPD) wie Bronchitis oder Emphysem, deren Lungen durch Sekrete und entzündliche Vernarbungen versteift und deshalb unfähig sind, die Luft hinauszupressen, nutzen von sich aus eine Notfallhaltung: Sie lehnen sich nach vorne und stützen die Arme auf, weil sie in dieser Position die Atemhilfsmuskulatur im Rücken einsetzen und so die Luft besser aus der Lunge ausblasen können. Sie spitzen auch vielfach die Lippen, um gegen diesen Widerstand die Luft durch die Engstelle pressen zu können – und bei jedem Ausatmen entsteht ein ganz charakteristischer Pfeifton.

Während einer Panikattacke keuchen Betroffene oft ängstlich mit weit offenem Mund in tiefen raschen Zügen. Durch dieses so genannte Hyperventilieren atmen sie viel zu viel Kohlendioxid ab und können benommen und sogar ohnmächtig werden.

Und letztlich sind da die eigenartigen, tief ringenden und vereinzelten Atemzüge Sterbender, die am meisten betroffen machen. Wenn der Tod sich ankündigt, entstehen zwischen den einzelnen Atemzügen lange Pausen – es kann bis zu fünf Minuten dauern, bis wieder das in dieser Situation erschreckende Luftholen zu hören ist, und das ist bei jedem Sterbenden so. Es ist die letzte erkennbare Aktivität des Körpers, und obwohl vom Herz und vom Gehirn noch Minuten und gar Stunden nach dem Atemstillstand elektrische Signale ausgehen können, ist für unser Verständnis der Tod nun eingetreten: Vom Klang dieses letzten tiefen Atemzugs stammt wahrscheinlich die Vorstellung, dass nun die Seele den Leib verlassen habe.

Das Atmen mit Lungen statt mit Kiemen entwickelte sich, als die ersten Lebewesen das Wasser verließen, um künftig an Land zu leben. Sie ist wahrlich bemerkenswert: Meisterhaft geformt, filtert die Lunge die schädlichen Partikel aus der eingeatmeten Luft und bildet einen Verteidigungswall gegen jene Partikel, die nicht ausgeschieden werden können. Die Lunge trägt zum Gleichgewicht der chemischen Substanzen im Körper bei und liefert nicht zuletzt frische, sauerstoffreiche Luft in die feinen Verästelungen der Luftwege bis zu den zarten, winzigen Lungenbläschen, den Alveolen. Diese bemerkenswerten Gewebebläschen mit einer Haut, nicht dicker als eine Zelle, grenzen an die dünnsten Blutgefäße des Lungenkreislaufsystems. So kann das verbrauchte Blut aus den Körperorganen seinen Abfall, das Kohlendioxyd, abgeben und neuen, lebensspendenden Sauerstoff aufnehmen.

Es war der große englische Physiologe William Harvey (1578–1657), der die Entdeckung machte, dass das Blut in geschlossenen Kreisläufen durch den Körper fließt. Er hat davon in seiner eindrucksvollen Arbeit »De Motu Cordis« (»Über die Bewegung des Herzens«) berichtet. Als Erster hatte er erfasst, dass es die wichtigste Aufgabe des Herzens ist, Blut aus den Zellen, Geweben und Organen des Körpers aufzunehmen und es durch die Venen in die rechte Seite des Herzens zu leiten, von wo es durch die Blutgefäße in die Lungen gepumpt wird. Gefiltert und mit Sauerstoff angereichert, kehrt es zur linken Seite des Herzens zurück und wird einmal mehr in den Körper gepumpt, um diesen wieder mit Sauerstoff zu versorgen.

Die Konzentration auf das Pumporgan Herz und seine Bedeutung als Lebenssymbol lassen vergessen, dass es genau genommen nur dazu da ist, der Sauerstoff spendenden Lunge zu dienen.

Wie sich die Lunge bei Frauen und Männern unterscheidet

Die Lungen der Frauen sind kleiner als die der Männer. Das kommt einem selbstverständlich vor, doch die Lunge von Frauen ist auch im Größenverhältnis zwischen Lunge und Körper kleiner als die Männerlunge. Darüber hinaus besitzen Frauen eine prozentual geringere Menge von Hämoglobin, jenem Protein, das im Blut den Sauerstoff bindet und zu den Körperzellen trägt. Wegen der geringeren Hämoglobinspiegel sollte man bei Frauen eigentlich ein größeres Lungenvolumen erwarten, um die geringere Menge an Sauerstoff zu kompensieren, der durch die Lungen zirkuliert. Stattdessen sind die Lungenflügel der Frauen kleiner. Besonderheiten wie diese könnten für die Zukunft noch wichtige Anhaltspunkte für einen bisher ungeklärten größeren Zusammenhang ergeben.

In der Lungenheilkunde ist schon lange bekannt, wie die grundlegenden Unterschiede der normalen Lungenfunktion von

Frau und Mann aussehen. Normwerte für die diversen Tests, mit denen die Lungenfunktion gemessen wird, stehen seit langem fest. So bleibt bei Frauen zum Beispiel nach forciertem Ausatmen weniger Restluft – die so genannte Residualluft – in den Lungen zurück. Regelhaft ist auch die so genannte Vitalkapazität geringer als bei Männern. Das ist die Luftmenge, die mit jedem Atemzug ein- und ausgeatmet wird.

Vor kurzem wurden weitere charakteristische Unterschiede entdeckt. Das Hormon Progesteron, das im Körper vermehrt nach dem Eisprung ausgeschüttet wird, stimuliert die Atmung. Vielleicht ist das eine Anpassungsleistung der Evolution, um jedes neu befruchtete Ei optimal mit Sauerstoff zu versorgen. Sogar die Effizienz der weiblichen Lungen ist in der Mitte des Zyklus gesteigert, sodass Sauerstoff und Kohlendioxid leichter zwischen den feinen Kapillaren und den Lungenbläschen ausgetauscht werden können. Ein kritischer Blick auf einige Lungenkrankheiten offenbart, wie sie bei Frauen unproportional schwerer und/oder mit ungewöhnlichen Symptomen verlaufen: Lungenkrebs, COPD (chronische Bronchitis, Emphysem), Asthma, lungenbedingter Bluthochdruck (pulmonale Hypertonie) und Schlafapnoe*.

Lungenkrebs: keine Gleichberechtigung vor dem Killer Rauchen

Während heute die meisten Frauen in den USA Brustkrebs als ihren Todfeind einschätzen, hat der Lungenkrebs seit 1987 den Brustkrebs in der Rolle als »Killer Nr. Eins« überholt. Zwischen 1950 und 1995 ist die Todesrate bei Lungenkrebs unter der weiblichen Bevölkerung der USA um 500 Prozent angestiegen[37]. 1999 starben um 23 000 mehr Frauen an Lungenkrebs als an Brustkrebs, und im Jahr 2000 stieg diese Zahl auf 68 000 an: Eineinhalbmal so viele wie an Brustkrebs starben an Lungenkrebs**.

---

* Schlafapnoe sind Atemstillstände (Apnoen), die während des Schlafs auftreten. Oft sind sie von massivem Schnarchen begleitet. (Anm. d. Übersetzerin)

** In Deutschland – und auch Österreich – steigen die Erkrankungen und Todesfälle an Lungenkrebs bei Frauen stetig an, im Jahr 1999 starben laut Meldung des deutschen Statistischen Bundesamtes 37. 615 Frauen an Tumorerkrankungen der Atemwege. Mit 3,9 Prozent der Todesursachen bei Frauen liegt aber in Deutschland immer noch Brustkrebs vor Lungenkrebs mit 1,7 Prozent. (Anm. d. Übersetzerin)

Trotzdem gibt es kaum öffentliche Aktionen – Marathonläufe, Solidaritätsbändchen zum Anstecken (wie zu Aids und Brustkrebs) und Ähnliches –, um das Augenmerk auf die hohe Gefahr von Lungenkrebs zu lenken, oder auf die Notwendigkeit, mehr zu forschen. Es sollte unbedingt intensiver untersucht werden, warum Frauen besonders anfällig sind für die Nikotinsucht; warum Raucherinnen dem Lungenkrebs so erschreckend ausgesetzt sind, der sie drei Mal so häufig trifft wie Männer desselben Alters, und warum er bei Frauen häufiger in einer aggressiveren Form auftritt. Es ist auch absolut fatal, dass Frauen in immer jüngeren Jahren zu rauchen beginnen – was sie wirklich selbst beeinflussen könnten.

Dazu kommt, dass 20 bis 30 Prozent der Lungenkrebsfälle bei Frauen Nichtraucherinnen treffen.

Kampf gegen Windmühlen

Wiederholt habe ich den Dekan der Columbia-Universität um Erlaubnis gebeten, von den Tabakkonzernen Geld zu fordern, um diese und ähnliche Fragen zu erforschen: warum die Zahl der Raucherinnen steigt; warum ihre Sucht tiefer geht; warum sich bei Frauen als Folge des Rauchens viel eher ein Tumor entwickelt; und warum sich der Lungenkrebs im Vergleich zu dem der Männer so anders entwickelt, dass er viel schwieriger zu entdecken ist. Die Antwort des Dekans lautete immer, kein Geld von der Tabakindustrie nehmen zu wollen. Doch welche bessere Verwendung gäbe es für die enormen Profite einer Industrie, die die Welt mit einer so wirkungsvollen Propaganda überzieht und mehr und mehr junge Menschen zu einer todbringenden Gewohnheit verführt?

Ein Viertel der Todesfälle durch Lungenkrebs in den USA betrifft Frauen. Tabakkonzerne bewerben begierig den jungen weiblichen Markt. Ihre raffinierten Werbekampagnen zielen besonders auf Frauen, vornehmlich auf Mädchen und Teenager. Die Reklame zeigt wunderschöne, starke Frauen – weit weg von der Lebenswirklichkeit der Raucherinnen. Gewinnen können sie wirklich nur Risiken: die Gefahr, Krebs in der Mundhöhle zu bekommen, in der Speiseröhre und der Lunge, im Darm, in der Bauchspeicheldrüse, in den Nieren und sogar der Gebärmutter. Darüber hinaus steigt auch ihr Risiko für einen Schlaganfall, eine chronische Erkrankung der Lungen und Schäden an den Herzkranzgefäßen. Rauchen verringert die Lebenserwartung, egal in welchem Alter die Raucherin ist[38].

Die Tatsache, dass amerikanische Frauen sich so intensiv und fast schon übertrieben um Brustkrebs sorgen, hat wahrscheinlich damit zu tun, dass die Gesellschaft der Gebärfähigkeit und sexuellen Anziehungskraft der Frau so große Bedeutung zumisst. Wäre die Todesrate und nicht die attraktiven Brüste das wichtigste Kriterium, dann müssten die Mediziner wie die Frauen ihr Hauptaugenmerk auf die koronaren Herzerkrankungen, auf Lungen- und Darmkrebs legen: All diese Erkrankungen stellen statistisch gesehen für Frauen eine größere Bedrohung dar.

Unwissenheit ist lebensgefährlich

Neulich hat mich eine Freundin gebeten, ihre auffallenden Werte beim Leistungstest anzuschauen: Sie hatte vor einigen Jahren einen stummen Herzinfarkt erlitten. Im darauffolgenden Gespräch habe ich sie daran erinnert, dass Rauchen einfach tödlich sei für sie, und ich ermahnte sie – nicht zum ersten Mal – sich niemals wieder eine Zigarette anzustecken.

»Ich rauche ja nur eine am Abend im Kreis von Freunden«, erwiderte sie. Ich war wie vor den Kopf gestoßen. Mehrmals hatte ich ihr erklärt, dass sogar eine einzige Zigarette am Tag ihr Risiko für einen Herzinfarkt vergrößere. Sie meinte, dass sie doch nicht einmal etwas von dem Herzinfarkt gemerkt habe. Das Elektrokardiogramm war von ihrem Arzt als Teil der Vorbereitungen für eine Operation aufgenommen worden. Wie die meisten gesundheitsbewussten Frauen hatte sie einmal im Jahr eine Mammographie zu Untersuchung der Brust und einen PAP-Abstrich des Muttermundes durchführen lassen. Doch sie hatte weder eine Ahnung von ihren Fettstoffwechselwerten – HDL und LDL – noch davon, dass ein hoher Blutdruck ihre Herzkranzgefäße gefährden würde. Ich fragte mich, wie intensiv – und ob überhaupt – ihre Ärzte sie all die Jahre über die Risikofaktoren des Rauchens und über die tödlichen Konsequenzen auch nur einer einzigen Zigarette aufgeklärt hatten. Offensichtlich hatte sie sehr wenig über diese Dinge erfahren und sich auch nicht selbst kundig gemacht; und das alles ist einfach ein Skandal.

Es gibt überzeugende Daten darüber, dass Rauchen bei Frauen mehr Schäden an den Herzkranzgefäßen verursacht als bei Männern. In der Tat ist die Lebenserwartung von Raucherinnen allgemein geringer als die von Rauchern. Zu Beginn des letzten Jahrhunderts, als »richtige Damen« nicht rauchten, erkrankten weit mehr Männer an Lungenkrebs als Frauen. In der Ära der »Roaring Twenties« begannen Frauen als Zeichen ihrer Emanzipation zu rauchen. Eine Unsitte, die während und nach dem Zweiten Weltkrieg dann richtig um sich griff. Rauchen wurde zum Ausdruck von Weltgewandtheit, Sportlichkeit, selbstbewusster Lebenseinstellung und Coolness – nicht von ungefähr hieß eine beliebte Marke damals »Kools«. Tabakkonzerne begannen gezielt Marken für Frauen zu produzieren und zu bewerben, und sie verheimlichten nicht nur die potenzielle Suchtgefahr von Nikotin: Wie heute bekannt ist, steigerten sie vorsätzlich auch noch die suchtbildenden Eigenschaften der Zigaretten, um sicherzugehen, dass Raucher und Raucherinnen nicht mehr von ihrer Gewohnheit lassen können – sogar um den Preis ihrer Gesundheit und ihres Lebens.

In den 60er Jahren erreichte die Zahl der Raucherinnen einen Gipfel, damals rauchte bereits jede dritte Amerikanerin. Möglicherweise glaubten diese Frauen, ihnen würden nicht die gleichen schrecklichen Konsequenzen drohen wie den Männern, die meist viel früher zu rauchen begannen. Doch Männer haben das Rauchen auch früher eingestellt: In der Mitte der 50er Jahre rauchten 55 Prozent der Männer, während die Anzahl der Raucher bis 1993 auf 32 Prozent gesunken ist. Im Gegensatz dazu erreichte die Zahl der rauchenden Frauen Anfang der 80er Jahre jene der Männer.

Insgesamt hat die Zahl der Raucherinnen in den USA ihren Höhepunkt nach 1960 nicht mehr überschritten, doch heranwachsende Mädchen der weißen Bevölkerung bilden die Ausnahme: Sie rauchen in einem rasch steigenden Ausmaß. Im Gegensatz dazu sinkt die Zahl der rauchenden afroamerikanischen Mädchen stark ab – sie war 1997 um 32 Prozent niedriger als 1991. Im Alter von 14 Jahren rauchen heutzutage 15 Prozent der Mädchen, während nur neun Prozent der gleichaltrigen Jungen zur Zigarette greifen. Am Beginn der Pubertät, zwischen zehn und 12, rauchen Jungen und Mädchen noch gleich viel. Das bedeutet, dass Jungen, die zu rauchen aufhören wollen, es auch eher schaffen als Mädchen.

Deutsche Raucherinnen

In Deutschland sterben jährlich 100 000 Menschen an den Auswirkungen des Rauchens – das sind 300 Personen pro Tag[39]. Das Inhalieren von Tabakrauch wird für 21,5 Prozent der Todesfälle an Koronarerkrankungen und 79 Prozent der tödlichen Lungenkrebsfälle bei Frauen verantwortlich gemacht. Im Zeitraum von 1980 bis 1995 ist die Sterblichkeit an Lungenkrebs bei Frauen um 60 Prozent gestiegen, wogegen sie bei Männern konstant geblieben ist.

Im Westen Deutschlands rauchen 27,7 Prozent aller Frauen, im Osten 28,7 Prozent, Tendenz stark steigend. Unter den 20-Jährigen sind es im Westen 45, im Osten 56,8 Prozent. Raucherkarrieren beginnen immer früher. Im Alter zwischen 13 und 15 Jahren raucht nahezu jeder dritte Jugendliche regelmäßig, und in manchen Regionen, etwa in der Hauptstadt Berlin, rauchen bereits mehr Mädchen im Teenageralter als gleichaltrige Jungen: 57 Prozent der Mädchen, 45 Prozent der Jungen.

Den höchsten Raucherinnenanteil haben Frauen in einfachen Dienstleistungsberufen.

Nur jede fünfte Frau erhält den ärztlichen Rat, mit dem Rauchen aufzuhören[40].

Überdies ist das Rauchen für Mädchen risikoreicher: Bei heranwachsenden Raucherinnen verlangsamt sich eher die Entwicklung der Lungen als bei ihren rauchenden männlichen Altersgenossen[41]. Es scheint, dass das Rauchen bei Mädchen epidemische Ausmaße annehmen könnte. Eine bedeutende Studie aus Kanada berichtet, dass im Jahr 1997 in diesem Land 15,3 Millionen Frauen rauchten[42], und sie sagt voraus, dass von jenen Mädchen, die mit 15 Jahren zu rauchen begonnen haben und dies auch weiterhin tun, 51 Prozent frühzeitig sterben werden. Das sind vierzehn Mal mehr, als durch Unfälle, Selbsttötung, Morde und Aids ihr Leben frühzeitig verlieren!

Diese Fakten sollte jedes junge Mädchen kennen

- Bei der gleichen Anzahl gerauchter Zigaretten haben Frauen ein um 20 bis 70 Prozent höheres Risiko als Männer, Lungenkrebs zu entwickeln. Ursache dafür ist, dass der weibliche Organismus empfindlicher auf die krebserregenden Stoffe der Zigaretten reagiert.

- Die meisten Erwachsenen haben im Jugendalter mit dem Rauchen begonnen; derzeit rauchen mehr Frauen als Männer.
- Der Zeitabstand zwischen dem Start der Raucherkarriere und dem Auftauchen von Lungenkrebs beträgt etwa 20 Jahre. Das ist der Grund, warum die Anzahl dieser kaum behandelbaren Erkrankung bei Frauen rasant steigt und die der Männer bereits übertrifft.
- Wenn Mädchen zu rauchen beginnen, dann fühlen sie sich nicht nur großartig und cool, sondern meinen auch, Rauchen hielte schlank – und sie fürchten, damit aufzuhören, ließe sie zwangsläufig zunehmen. Sie haben das Gefühl, dass die Zigaretten Gefühle von Angst und Stress mildern. Wenn sie als Erwachsene zwischen 30 und 40 mit dem Rauchen aufhören wollen, gelingt es ihnen weit seltener als Männern gleichen Alters mit ähnlicher Raucherkarriere.
- Je früher mit dem Rauchen begonnen wird, desto eher endet es mit einem Lungenkrebs, unabhängig von der Tiefe der Lungenzüge und der Anzahl der gerauchten Zigaretten.
- Mädchen und Frauen sind den Werbefeldzügen der Tabakindustrie intensiver ausgesetzt als das männliche Geschlecht. Eine Übersicht über 21 Frauenmagazine, kürzlich durchgeführt von der US-Gesellschaft zur Förderung der Frauengesundheitsforschung, stellte fest, dass nur wenige Zeitschriften keine Werbung für Zigaretten enthielten – und zwar »New Woman«, »Self«, »Shape« und »Weight Watchers«. Drei von den Magazinen enthielten je vier Tabakanzeigen: »McCalls«, »Glamour« und »Family Circle«. In »Mademoiselle« fanden sich fünf, im »Cosmopolitan« sechs und in der »Vogue« sogar neun Annoncen, die anderen Zeitschriften glänzten mit ein bis vier Werbeseiten für Zigaretten[43]. Diese Situation ist in Deutschland und Österreich durch entsprechende Werbeverbote zwar deutlich anders, doch scheint Werbung kaum mehr nötig – die Mundpropaganda unter Gleichaltrigen reicht offenbar …
- Rauchen verursacht eine auffallende Schädigung sowohl der Mundschleimhaut als auch der Zähne, und schließlich auch

Zahnverlust im Alter über 70. Eine Studie von 1993 zeigte auf, dass nahezu 63 Prozent der Männer und 37 Prozent der Frauen mit den schwersten Krankheiten Raucher sind[44].

- Rauchen beeinträchtigt die Fruchtbarkeit von Frauen, fördert Probleme bei der Menstruation und verursacht eine verfrühte Menopause. Der Preis für das Rauchen während der Schwangerschaft ist hoch: Es führt dazu, dass unterentwickelte Babys mit zu geringem Geburtsgewicht auf die Welt kommen.
- Frauen rauchen eher im Sinne von Ersatzhandlungen als Männer: um Depression oder Angstgefühl zu überwinden und ihr Gewicht zu kontrollieren[45].
- Einer der Gründe, warum es für Frauen schwieriger ist, vom Glimmstängel zu lassen, ist die Tatsache, dass sie die Lust auf die Zigarette häufig durch Essen kompensieren und daher – jedenfalls in USA – auch häufiger als Männer mehr als 12 Kilo Körpergewicht zulegen, wenn sie mit dem Rauchen aufhören.

Der weibliche Lungenkrebs ist aggressiver

Einmal Raucher – immer Raucher, denn die Folgen des Rauchens bestimmen die gesamte Lebenszeit. Je früher die Raucher-»Karriere« beginnt, umso höher ist das Risiko, dass sich später ein Lungenkrebs entwickelt. Diese wichtige Erkenntnis wurde vor kurzem veröffentlicht und hat in den USA eine geradezu explosive Zunahme der Nachfrage nach CT-Aufnahmen ausgelöst, denn mit der Computertomographie lässt sich ein Lungenkrebs früher erkennen als mit normalen Röntgenbildern, wodurch sich letztlich die Heilungschance erhöht.

Weibliche Raucher sind einem wesentlich größeren Krebsrisiko ausgesetzt: Während bei Männern die Krebsgeschwüre eher im Zentrum der Atemwege entstehen und deshalb früher durch Symptome auffallen, entsteht der Lungenkrebs bei Frauen eher an der Peripherie, auch treten Warnzeichen erst in einem späteren Entwicklungsstadium des Tumors auf. Mit gutem Grund ist es Ärzten deshalb zu empfehlen, bei allen Rauchern eine CT-Aufnahme anzuordnen, speziell aber bei Frauen, die schon in jungen Jahren mit dem Rauchen begonnen und es erst Jahre später eingestellt haben.

Weitere neue Erkenntnisse über die größere Gefahr für Frauen hat das amerikanische National Cancer Institute im Dezember

2000 veröffentlicht. Damals hatten Forscher bei Raucherinnen mit Lungenkrebs ein beschädigtes Gen – das K-ras-Gen – gefunden, das bei Männern mit Lungenkrebs fehlt. Diese genetisch bedingte Empfänglichkeit beeinträchtig die Fähigkeit des Körpers, Krebs erregende Substanzen aus der Zigarette zu neutralisieren. Dies ist wahrscheinlich der Grund dafür, dass Frauen durch Passivrauchen eher gefährdet sind als Männer. Die Mutation des K-ras-Gens ist tödlich. Personen, die einen Lungenkrebs mit dieser Abweichung entwickeln, haben gegenüber Menschen ohne diese Genveränderung das vierfach erhöhte Risiko zu sterben. Von den Menschen ohne diesen Defekt leben 70 Prozent noch fünf Jahre nach der Entdeckung des Tumors.

Die Veränderung des K-ras-Gens findet sich bei jedem vierten Adenokarzinom, einer speziellen Lungenkrebsart, die ausschließlich bei Rauchern auftritt. Warum die Mutation Frauen für diese Krankheit so überaus empfänglich macht, ist noch nicht bekannt. Wissenschaftler vermuten, dass sich auf der Oberfläche der Adenomzellen eine größere Anzahl von Östrogen-Rezeptoren befindet. In der Folge bindet sich daran offenbar mehr Östrogen, und das lässt die Krebszellen rapider wachsen. Möglicherweise verdrängen sie sogar gesunde Zellen mit intakten Genen. Das legt den Schluss nahe, dass Frauen auf eine Mutation des K-ras-Gens getestet werden sollten, ebenso wie das bei den Genen möglich ist, die Brustkrebs und Eierstockkrebs verursachen (BRCA 1 und BRCA 2). Frauen, bei denen die K-ras-Mutation nachgewiesen ist, sollten am besten überhaupt nicht rauchen – wenn sie es aber nicht lassen können, könnten sie wie die Trägerinnen von BRCA 1 und 2 das Medikament Tamoxifen erhalten, um die Östrogen-Rezeptoren der erbgeschädigten Zellen zu blockieren und so ein Krebswachstum zu verhindern. Sicherlich ist auch zu überlegen, ob Frauen, die geraucht haben, nicht auf diese Mutation getestet werden sollten, bevor eine Hormonersatztherapie für die Wechseljahre verschrieben wird. Denn es besteht die Gefahr, dass die Hormone ein Krebswachstum anregen. Ein österreichisches Unternehmen bietet solche Gentests in einigen europäischen Ländern an.

Ein neuer Fallbericht[46] bestätigt Vermutungen über die besondere Empfänglichkeit junger Frauen für ungewöhnliche und virulente Formen von Lungenkrebs. Zwei Drittel der Lungenkrebserkrankungen sind Adenokarzinome, nahezu jeder dritte junge Mensch mit Lungenkrebs erkrankt an dem selteneren Plattenepithelkarzinom, das sich üblicherweise erst nach einer langen Raucherkarriere entwickelt. In dem genannten Fallbericht geht es um eine 31-jährige Frau mit Plattenepithelkarzinom, Mutter eines Kindes, deren Großmutter einen Darmkrebs hatte, und die selbst 14 Jahre lang täglich sieben Zigaretten geraucht hatte. Ihre Krebserkrankung war besonders virulent und legte nahe, dass die Kombination des genetischen Risikos zusammen mit der schwerwiegenderen Belastung des Rauchens diese besonders außergewöhnliche Erkrankung hervorgerufen hätte. Bei seiner Entdeckung hatte der Tumor bereits mehr als Handtellergröße erreicht. Für die enorme Ausbreitung des Tumors und auch für seine besondere Aggressivität müssen die Einflüsse der Schwangerschaft in Betracht gezogen werden. Leider erwähnten die Autoren der Studie nicht, warum sie diese Frau auf ihre genetische Disposition getestet hatten und ob an dem Tumor Hormonrezeptoren gefunden wurden.

Jedenfalls illustrieren solche Fälle, wie wichtig es ist, neue Techniken und Testmöglichkeiten zu entwickeln, um herauszufinden, welche Frauen ein besonderes Risiko für Lungenkrebs haben. Dr. Michael Unger, der Leiter des Fox Chace Programms zur Entdeckung und Vorbeugung von Lungenkrebs in Philadelphia, geht genauso vor: Sein Zentrum unterstreicht die Bedeutung der genetischen Disposition für diese Krankheit. Besteht diese Anlage, so liegt die Überlebenschance Betroffener bei nur 14 Prozent; im Vergleich dazu überleben 84 Prozent der Frauen eine Erkrankung an Brustkrebs. Dr. Ungers Team forschte an einem Gen namens CYPIAI. Es gehört zu einer Gruppe von Genen, die Krebs erregende Substanzen, wie sie im Zigarettenrauch enthalten sind, im Körper aktivieren. Die Forschergruppe beobachtet Frauen mit diesem Hochrisiko-Gen, um eine ausgeklügelte Technik zu entwickeln, die es ermöglicht, bei ihnen den Krebs im Frühstadium zu identifizieren und ihre Überlebenschance zu erhöhen.

Es fehlen noch weitere Informationen über die Kombination jener Faktoren, die junge Raucherinnen in sehr frühen Jahren für Lungenkrebs disponieren und geradezu unvermeidlich zur Erkrankung führen. Sicher wäre auch die Berufsgruppe der Rechtsanwälte daran interessiert, ein spezielles Risiko-Set für jene bestimmte Frauengruppe zu entdecken, für die Rauchen besonders gefährlich ist. Damit hätten sie mehr Chancen als die Ärzte bisher, der Tabakindustrie Einhalt zu gebieten. Nicht zuletzt könnten auch diese jungen Frauen besser darüber informiert werden, dass Aktiv- und Passivrauchen ihres unabänderlichen Erbguts wegen ihre Gesundheit in besonderem Maß bedroht. Immerhin betreffen, wie gesagt, 20 bis 30 Prozent der Lungenkrebsfälle bei Frauen Nichtraucherinnen. Mehr noch: Frauen bekommen Lungenkrebs in jüngeren Jahren als Männer, und sie entwickeln eine aggressivere Form des Tumors.

Obstruktive Lungenerkrankungen

Obstruktive Lungenerkrankungen (chronic obstructive pulmonary desease, COPD) wirken sich bei Männern und Frauen ebenfalls unterschiedlich aus. Bei diesen unheilbaren Krankheiten – chronische Bronchitis und Emphysem gehören dazu – kommt es zu einer fortschreitenden Verschlechterung der Lungenfunktion. Das hat mehrere Ursachen, von denen nur wenige geklärt sind. Rauchen ist nur eine davon. Während die Zahl der Frauen, die an COPD sterben, ansteigt, scheint die Todesrate bei Männern zu sinken. Bei Raucherinnen mit dieser Krankheit verschlechtert sich die Lungenfunktion stärker als bei Rauchern: Das Luftvolumen, das sie in einer Sekunde ausatmen können, ist geringer als das bei Männern mit der gleichen Anzahl in einem Jahr gerauchter Zigarettenpackungen. Die Bronchien der Raucherinnen neigen eher dazu, sich zu verkrampfen und zu verengen, als die der rauchenden Männer. Zwar sprechen Frauen mit COPD besser auf eine frühe Sauerstoffgabe an, doch sie sind weniger bereit als Männer, eine dauernde Sauerstoffbehandlung zu akzeptieren und die Flaschen mit dem lebensspendenden Gas mit sich zu führen.

In den Entwicklungsländern ist COPD bei Frauen weiter verbreitet als bei Männern, wahrscheinlich, weil sie im Haus eher einer speziellen Luftverschmutzung ausgesetzt sind: den Giftstoffen aus dem Rauch der Kochstelle, dem Ölerhitzen und den Zigaretten der Männer. In den Industrienationen sind Frauen und Männer gleich belastet. Am seltensten tritt COPD in jenen Ländern auf, in denen der Zigarettenverbrauch am niedrigsten ist.

Wie bei anderen Krankheiten wirken sich auch bei der Diagnose von COPD Vorurteile der Ärzte gegenüber Frauen aus: Sie stellen die Diagnose eher bei Männern als bei Frauen. Eine Studie aus dem Jahr 2001 von Dr. Kenneth R. Chapman und seinen Mitarbeitern bestätigte dies eindruckvoll. Die Forscher untersuchten, was geschieht, wenn den Ärzten hypothetische Patientenberichte mit deckungsgleichen Krankengeschichten, gleichen Symptomen und den gleichen abweichenden Daten der Lungenfunktionstests präsentiert werden. Das Ergebnis ließ eindeutige Schlüsse zu: Die Ärzte diagnostizieren bei 64 Prozent der männlichen Patienten korrekt die Krankheit COPD, aber nur bei 49 Prozent der Patientinnen[47]. In seinem Kommentar stellte der Leiter der Studie fest, dass Ärzte nicht einmal dann die notwendigen grundlegenden Tests der Lungenfunktion anordnen, wenn ein Patient kurzatmig ist, hustet und eine lange Raucherkarriere hinter sich hat: Nur 22 Prozent der Ärzte gaben an, solch eine Untersuchung zu planen, die Mehrheit neigte eher zu einer Untersuchung der Herzfunktion.

Es ist rätselhaft, warum nur 15 Prozent der Raucher COPD entwickeln. Die auslösenden Faktoren werden nach wie vor diskutiert. Die so genannte Niederländer-Hypothese besagt, die Bronchien würden zu einer Überreaktion neigen und sich als Antwort auf einen Giftstoff, eine Noxe, zusammenziehen und verengen. Die so genannte Britische Hypothese nimmt an, Ursache sei die Tendenz der Bronchialschleimhaut, große Mengen von Schleim abzusondern. Am meisten Interesse aber ruft die Idee hervor, dass von den entzündeten Zellen destruktive Proteine, Proteasen und Kathepsine, ausgeschüttet werden. Manche Patienten seien dafür anfällig, da es ihnen an dem essentiellen Stoff Alpha 1-Antitrypsins fehle, welcher diese Proteine vernichten kann. Dazu kommt, dass Zigarettenrauch ein Gegenspieler des Alpha 1-Antitrypsins ist. Menschen, denen es an einer entsprechenden Menge des schützenden Proteins mangelt, sind dann der Belastung des Zigarettenrauchs in besonderem Maß ausgesetzt.

Asthma

Bei Asthma sind die Luftwege chronisch entzündet, und es ziehen sich jene Muskeln krampfartig zusammen, die für ihre Weitstellung verantwortlich sind: So entstehen Bronchospasmen. Obwohl allgemein angenommen wird, dass mehr Mädchen an Asthma leiden, sind in der Kinderzeit viel mehr Jungen davon betroffen, und Asthma tritt bei ihnen auch früher auf. Jungen können bereits mit drei Jahren die ersten Anfälle haben, während die ersten Asthmaattacken bei Mädchen meist erst um das achte Lebensjahr auftreten. Wahrscheinlich ist das so, weil Jungen im Verhältnis zu ihren Lungen dünnere Bronchien haben als Mädchen, durch die weniger Luft hindurchströmen kann.

Es ist wichtig zu wissen, dass Passivrauchen bei Kindern Bronchospasmen auslösen kann, und deshalb sollte man Babys und Kleinkinder beiderlei Geschlechts keinesfalls Zigarettenrauch aussetzen. Während der Pubertät ändert sich das Muster der Krankheitsverteilung: Ab etwa 15 und bis zum Alter von 49 Jahren ist Asthma bei Frauen weiter verbreitet als bei Männern.

Mehr als 14,6 Millionen Amerikaner leiden unter Asthma, das den sechsten Rang unter den chronischen Krankheiten einnimmt. Es ist alarmierend und ungeklärt, warum die Anzahl von Asthmaerkrankungen zwischen 1982 und 1992 bei Frauen um 82 Prozent zugenommen hat, während die Steigerung bei Männern nur 29 Prozent betrug. Noch dramatischer ist in demselben Jahrzehnt der Anstieg der Todesfälle durch Asthma; bei Männern macht er 34 Prozent, bei Frauen sogar 59 Prozent aus.* Mehr und intensivere Forschung über die Ursachen und die Komplikationen von Asthma bei Frauen ist dringend nötig. Es ist zu erwarten, dass – wie bei anderen Krankheiten auch – ein geschärfter Blick entdecken wird, dass Hormone im Spiel sind und dass sie in diesem Fall ihre dunkle Seite zeigen.

Hormone haben einen speziellen und erkennbaren Einfluss darauf, wann Asthmaattacken auftreten und wie schwer sie verlaufen. Diese Erkenntnis kann die Lebensqualität von Asthmatikerinnen wesentlich verbessern. Eine Studie in einer Notaufnahme konnte zeigen, dass in den Tagen vor der Menstruation die Zahl der Anfälle auf ein Vierfaches ansteigt. Ohne Zweifel belastet der niedrigere Östrogenspiegel vor der Regelblutung die Umsetzung der Medikamente im Stoffwechsel, und verwendetes Asthmaspray wird dann in der Leber rascher abgebaut, sodass es weniger effektiv wirkt. Kein Wunder, dass sich bei 46 Prozent der Frauen, die mit einer Asthmaattacke zur Notaufnahme kommen,

---

* Für Deutschland und Österreich gilt anderes: Die Anzahl der an Asthma Verstorbenen ist insgesamt gesunken. (Anm. d. Übersetzerin)

herausstellt, dass sie in der prämenstruellen Phase sind, also in den Tagen vor der Regel. Wird die Antibabypille in dieser Zeit eingenommen, kann sie Attacken verhindern, weil sie die Hormonspiegel stabilisiert[48]. Während der Monatsblutung steigt die Anzahl der Zytokine. Diese Proteine werden von Zellen freigesetzt, die bei der Entzündung der Bronchien eine große Rolle spielen. Die »Pille« kann auch dies verhindern.

Manche Frauen haben noch nie von diesem Phänomen gehört, und sie haben den Eindruck, sie würden von ihren Ärzten nicht für voll genommen, wenn sie von ihrer Angst vor Asthmaattacken in den Tagen vor der Monatsblutung berichten. Es ist jedoch wichtig, zwischen diesem Geschehen und der Diagnose prämenstruelles Syndrom (PMS) zu unterscheiden (siehe Kap. 2, »Das Gehirn«) – denn noch immer wird die irrige Meinung verbreitet, alle Frauen mit prämenstruellem Asthma litten unter dem Einfluss von PMS[49]. PMS tritt bei manchen Frauen auf und kann verschiedene Probleme im Zusammenhang mit der Zeit »vor den Tagen« auslösen.

Im Allgemeinen haben Frauen mit schwerem Asthma mehr Probleme während der Schwangerschaft, insbesondere gegen Ende des zweiten Drittels. Das ist die Zeit, in der die Gebärmutter am größten ist und Herz und Kreislauf am meisten beansprucht. In den letzten Monaten der Schwangerschaft und innerhalb eines Vierteljahres nach der Geburt gehen die Probleme auf den Stand zurück, den sie vor der Schwangerschaft hatten. Wenn das Asthma in der Zeit der Schwangerschaft nicht gut kontrolliert und behandelt wird, wird das Kind ein nur geringeres Geburtsgewicht erreichen. Was Asthmatikerinnen in der Schwangerschaft zur Sicherheit von Mutter und Kind benötigen, ist gut dokumentiert: Allgemein sollten Patientinnen Kortison (Glukokortikoide) erhalten, aber auch so genannte Beta-Sympathomimetika werden als sichere Arzneimittel empfohlen. Wenn eine Schwangere wegen zusätzlicher Infektionen Antibiotika benötigt, haben sich Penicillin, Cephalosporin und Erythromyzin bewährt. Dagegen sollten Tetrazykline nicht eingenommen werden, weil sie Fehlbildungen bei Zähnen und Knochen des Kindes bewirken können.

Eine weitere geschlechtsspezifische Besonderheit von Asthma ist die größere Empfindlichkeit der weiblichen Atemwege gegenüber den Endotoxinen. Diese Gifte werden von Bakterien freigesetzt, die sich in großer Menge speziell in Erdstaub befinden. Sogar gesunde Menschen, die weder an Allergien noch Asthma leiden, können schwere Bronchialkrämpfe bekommen, wenn sie ein Endotoxin einatmen. Diese quälende Reaktion auf die Gifte, die, wenn eingeatmet, offenbar die Entzündungszellen in der Lunge aktivieren, könnte genetisch bedingt sein. Die aktivierten Releasing-Proteine, die Zytokine, regen weitere Entzündungszellen an – und für Betroffene beginnt ein Teufelskreis. Im Jahr 1999 hat Dr. David A. Schwartz von der Universität von Iowa dieses Phänomen untersucht und im Fachblatt American Journal of Respiratory and Critical Care Medicine berichtet, dass sieben von acht Personen, die auf Endoxin-Inhalation heftig reagierten, Frauen waren. Bedenkt man, dass der weibliche Körper zum Schutz vor einem Infekt weit stärker mit einer entzündlichen Abwehr reagiert als der männliche, ist das durchaus verständlich.

Bei der Frau verläuft Asthma anders als beim Mann

Der Krankheitsverlauf von Asthma unterscheidet sich je nach Geschlecht in mehrerer Hinsicht: Unter den Frauen mit Asthma finden sich mehr Raucherinnen, und bei ihnen treten mehr schwer wiegende Probleme auf als bei Männern. Man kann dies an den Atembeschwerden während des Schlafs und am Morgen messen und an der Anzahl von Aufenthalten der Betroffenen in einer Intensivstation abschätzen. Ein kanadischer Experte, Dr. Ian Mitchell vom Alberta-Kinderkrankenhaus in Calgary, ist der Meinung, dass Frauen eher eine chronische Form dieser Krankheit entwickeln, während Männer eher Asthmaanfälle erleben, die sich dann verhältnismäßig rasch zu einer Krise zuspitzen. Eine andere Studie an Patienten einer Spezialabteilung für Asthmaattacken deckte auf, dass Männer bei den Lungenfunktionstests zwar schlechter abschnitten, trotzdem aber eher die Frauen im Krankenhaus aufgenommen wurden. Außerdem wurde festgestellt, dass bei Frauen eher innerhalb von zwei Wochen nach der Entlassung eine weitere Asthmaattacke auftrat[50]. Dr. Mitchell zog den Schluss, der Unterschied im Krankheitsverlauf habe möglicherweise seine Ursache darin, dass der männliche und der weibliche Organismus die als Therapie verabreichten Medikamente auf unterschiedliche Weise verarbeiten. Auch vermutete er, dass Ärzte bei Frauen energischer vorgingen.

Darüber hinaus scheint es, dass bei Frauen andere Reize Attacken auslösen als bei Männern, und darauf sollten Ärzte wie Patienten mehr achten. Bei Frauen treten häufiger Heufieber und anderen Allergien auf, und bei ihnen spielen üblicherweise auch häufiger zusätzliche psychosoziale Faktoren eine Rolle – das Verhältnis beträgt 62 Prozent bei Frauen zu 49 Prozent bei Männern.

Jerry Krishnan von der John Hopkins Universität hat eine alarmierende Botschaft für Frauen mit schwarzer Hautfarbe: Afroamerikanerinnen mit Asthma erhalten offenbar keine ausreichende Versorgung. Eine Studie, in der mehr als 5000 Patientinnen einbezogen wurden, deckte auffallende Unterschiede in der Behandlung auf: Schwarze bekamen eher weniger Steroide zur Inhalation, und sie erhielten weniger Informationen als Weiße: Die aber benötigen sie, um Anfälle selbständig zu meistern, Asthmaauslöser zu vermeiden und rechtzeitig den Arzt aufzusuchen. Afroamerikanerinnen nehmen nicht ausreichend von den ihnen verschriebenen Medikamenten ein, und sie suchen seltener als Männer den Arzt auf[51].

Primärer Bluthochdruck der Lunge

Bei dieser rätselhaften Krankheit, die auch pulmonale Hypertonie (PPH) genannt wird und die nahezu ausschließlich junge Frauen und Frauen mittleren Alters betrifft, ziehen sich die Blutgefäße der Lunge zusammen. Das zwingt die rechte Seite des Herzens, das Blut mit weit größerer Anstrengung durch die Lunge zu pumpen, wodurch der Blutdruck in den Lungen ansteigt. Vermutlich liegt die Ursache in den endothelialen Zellen, welche die Blutgefäße auskleiden. Sie können offenbar das Gleichgewicht zwischen den Substanzen, die sie zur Weit- und Engstellung der Lungengefäße produzieren, nicht mehr halten.

Dr. James E. Lloyd und seine Kollegen am Medical Center der Vanderbilt-Universität haben mit einem weiteren Hinweis zum besseren Verständnis der Entstehung von PPH beigetragen: Sie entdeckten ein verändertes Gen, das – ähnlich wie das K-ras-Gen beim Lungenkrebs – für die Entstehung der Krankheit verantwortlich sein könnte. Bei gesunden Menschen kontrolliert dieses Gen – es heißt abgekürzt BMPR2 – die Erzeugung der Endothelzellen, welche die Blutgefäße auskleiden, und schützt sie vor ungehemmtem und gestörtem Wachstum. Ist das Gen defekt, gerät das Wachstum der Zellen an den Gefäßwänden außer Kontrolle, wodurch der Durchfluss der Lungenblutgefäße verengt und verstopft wird.

Einer der überraschendsten Unterschiede zwischen Männern und Frauen in Sachen Lungenbluthochdruck ist die Reaktion des Körpers auf Medikamente, die als Appetitzügler eingenommen werden. Vier Mal so viel Frauen wie Männer, die den Appetithemmer namens Aminorexfumarat eingenommen hatten, entwickelten einen Lungenbluthochdruck. Jede zweite dieser erkrankten Frauen ist an den Folgen des Medikaments gestorben. Seit dem Jahr 1996 wurden in Kanada Fenfluramine als Appetitzügler verschrieben. Manche Patienten erhielten zusätzlich Phentermin, um die Wirkung des Fenfluramins zu verstärken. Diese Kombination bekam den Kurznamen »Fen-phen«.

Im Jahr 1998 wurden allein in den USA 18 Millionen Rezepte für Fen-phen ausgestellt. Damals stiegen die Fälle von Lungenbluthochdruck um 23 Prozent an, und zwar wurde er bei Frauen festgestellt, die diese Mittel länger als drei Monate eingenommen hatten. Bei manchen Patientinnen erkrankten überdies die Herzklappen. Beide Komplikationen waren bei Frauen häufiger als bei Männern: 30 Prozent der Frauen, die mit Fen-phen ihre Gewichtsprobleme lösen wollten, handelten sich viel Schlimmeres als Übergewicht ein – nämlich die Beeinträchtigung ihrer Gesundheit durch eine oder gar beide Komplikationen. Manche von ihnen starben gar daran.

Einen Bluthochdruck der Lunge zu diagnostizieren fällt Ärzten oft schwer, da sie die ersten Symptome dieser Erkrankung – Kurzatmigkeit bei Belastung – nicht selten mangelnder Fitness zuschreiben: Eine meiner eigenen Patientinnen trainierte trotz zunehmender Atemnot täglich auf dem Ergometer, denn ihr Arzt hatte ihr gesagt, sie wäre einfach nicht in Form. Schreitet die Krankheit weiter fort, kann das Herz den ansteigenden Druck in den Lungen nicht mehr bewältigen, und es vergrößert sich. Mit jedem Schlag fließt das Blut nicht nur vorwärts, sondern auch zurück, und es kommt zu einem Leitsymptom des Lungenbluthochdrucks: Die Halsvenen weiten sich. 10 bis 20 Prozent der Menschen, die im Schlaf an Atemstörungen, der so genannten Schlafapnoe leiden, haben einen erhöhten Blutdruck in den Lungen.

Zuletzt noch eine Warnung: Lungenbluthochdruck tritt nicht nur bei Erwachsenen auf. Wenn Frauen während der Schwangerschaft Aspirin oder nicht-steroidale Entzündungshemmer wie Ibuprofen einnehmen, besteht für das Baby gegenüber Normalgeburten das 21fache Risiko, einen Lungenbluthochdruck zu entwickeln. Ein- bis zweitausend Babys werden jedes Jahr mit Bluthochdruck der Lungen geboren. Diese Probleme könnten aber vermieden werden.

Schlafapnoe – nicht nur Männersache

Schlafapnoe ist leider ebenfalls eine Krankheit, die bei Frauen häufig nicht erkannt wird. Bei dieser Störung setzt während des Schlafs die Atmung immer wieder zehn Sekunden lang oder noch länger aus. Setzt die Atmung wieder ein, wachen Betroffene üblicherweise durch lautes Schnarchen auf, was eine verheerende Wirkung auf das Nervensystem, das Herz und die Lunge hat. Fast immer tritt Apnoe bei stark übergewichtigen Personen auf, die so häufig erwachen, dass sie im Schlaf keine rechte Erholung finden und sich tagsüber entsprechend erschöpft fühlen. Ihre chronische Übermüdung führt unter anderem zu einem – statistisch gesehen – erhöhten Unfallrisiko. Bis vor kurzem vermuteten Mediziner, dass Apnoe vor allem bei Männern auftritt, und zwar acht Mal so häufig wie bei Frauen. Doch eine Studie an übergewichtigen Frauen, die wegen ihrer Essstörungen in einer Klinik aufgenommen worden waren, deckte auf, dass Frauen wesentlich häufiger unter Apnoe leiden als angenommen: Die aktuellen Zahlen wurden korrigiert, sodass nunmehr zwei bis drei Männer auf eine Frau kommen. Trotzdem dauert die Fehlwahrnehmung an, und viele Ärzte übersehen bei Frauen die Symptome. Allerdings wissen auch die Frauen selbst nicht gut genug Bescheid und sprechen daher ihre Symptome selten an.

Zystische Fibrose (Mukoviszidose)

Aus meiner Studienzeit ist mir ein charmanter junger Mann besonders in Erinnerung geblieben, der an zystischer Fibrose litt und später daran verstarb. Ich sehe ihn noch vor mir – schmächtig und lange nicht so kräftig wie andere 20-Jährige –, wie er sich würgend mühte, den zähen Schleim abzuhusten, um nicht zu ersticken. Damals wusste man noch nichts über die Ursachen der Mukoviszidose.

Die zystische Fibrose, auch Mukoviszidose genannt, ist eine erbliche Krankheit und beruht auf einer Kombination genetisch bedingter Zelldefekte. Bestimmte Drüsen werden dadurch angeregt, ungewöhnlich dickflüssiges Sekret abzusondern. Mukoviszidose befällt die Schleimhäute der Bronchien und des Verdauungssystems, einschließlich der Bauchspeicheldrüse, und verursacht verschiedene Symptome. Durch das zähe Sekret verschleimt die Lunge, und es kommt zu schweren Störungen der Verdauung und der Absorption (Aufnahme) der Nahrungsstoffe. Als ein Erkennungszeichen sondern die Schweißdrüsen mit ihren Flüssigkeiten mehr Salz als normalerweise ab.

Im Jahr 1989 haben Wissenschaftler entdeckt, dass sich das veränderte Gen, das für diese Krankheit verantwortlich ist, auf dem Chromosom 7 befindet. Dieses Gen steuert den Durchtritt von Kochsalz (Chlor-Natrium-Verbindung) durch die Zellwände. Sind zwei Gene betroffen, so wird der Transport von Natriumchlorid zur Gänze unterbunden. Welche Organe des Patienten am meisten betroffen sind, hängt von der Art des Zelldefektes ab. Die meisten Mukoviszidose-Kranken sterben letztlich an einem Versagen der Lungen. Die dicken, zähen Bronchialsekrete blockieren die Atemwege, die sich daraufhin entzünden und infektanfällig werden. Andere Erkrankte sterben am Versagen der Bauchspeicheldrüse oder an Darmverschluss.

In vielen Details verläuft die Krankheit bei Frauen ganz anders als bei Männern. Wenn die Gründe dafür erforscht wären, könnte man das Wirken dieser Erkrankung besser erfassen, beispielsweise besser verstehen, warum manche Patienten früher sterben, andere später, und entdecken, was manche Organe vor dem Angriff der Krankheit schützt und andere ihrer Zerstörung aussetzt.

Einer der unerklärten geschlechtsspezifischen Unterschiede ist der, dass Männer mit Mukoviszidose üblicherweise länger leben als Frauen – sie sterben im Durchschnitt mit 33 Jahren, Frauen werden im Durchschnitt nur 29 Jahre alt. Patienten mit dem relativ niedrigsten Körpergewicht sterben generell früher – betroffene Frauen jedoch erreichen im Verhältnis zu ihrer Körpergröße ein höheres Gewicht als Männer, sogar dann, wenn sie weniger Kalorien zu sich nehmen und sich mehr verausgaben. In diese Rechnung sind auch jene Mädchen miteingeschlossen, die an der schwersten Form dieser Krankheit leiden.

Neueste Studien an Tieren zeigen, dass die Hormone Östrogen und Progesteron den Transport von Chloriden durch die Zellwände beeinflussen. Daten über einen möglicherweise ähnlichen Einfluss bei menschlichen Zellen liegen noch nicht vor.

Welch wichtige Rolle die Hormone in Hinblick auf die größere Verletzlichkeit des weiblichen Körpers spielen, wird durch die Tatsache illustriert, dass vom ersten Lebensjahr an das Sterberisiko für Mädchen bis zum Alter von zwanzig stetig wächst, dass später aber die Überlebenschancen für beide Geschlechter gleich sind.

Auch verfällt im Verlauf der Krankheit die Lungenfunktion bei Mädchen rascher als die der Jungen. Ein Grund dafür ist womöglich, dass Mädchen gegenüber dem Bakterium Pseudomonas aeruginosa, das bei Mukoviszidose häufig die Lunge befällt, besonders empfindlich sind – warum, ist unbekannt. Bei Mädchen tritt diese Infektion statistisch gesehen früher auf als bei Jungen – sie erkranken bereits mit achteinhalb, Jungen erst mit elf Jahren. Und Mädchen entwickeln schon mit zehn Jahren, eineinhalb Jahre früher als Jungen, eine aggressivere Form der Infektion. Körperliche Fitness ist ein wichtiger Faktor für das Überleben, und Unterschiede in der Fitness könnten ebenfalls bedeutsam sein: Mädchen erreichen bei Übungen weit geringere Leistungen als Jungen, auch relativ zu ihrer generell im Krankheitsverlauf rascher abnehmenden Lungenfunktion.

Könnte man herausfinden, warum die Männer mit Mukoviszidose um vier Jahre länger leben als die Frauen, eröffnete sich eine Chance, diese Krankheit zu verhindern oder wenigstens besser zu behandeln. Wie alle Krankheiten, die bei Männern und Frauen unterschiedlich verlaufen, ist die Mukoviszidose ein überzeugendes Beispiel dafür, dass der Blick auf die Unterschiede zwischen den Geschlechtern die Forschung zu Fragestellungen treibt, die sonst nie beachtet würden. Das Geheimnis der privilegierten Position der Jungen zu lüften, wäre besonders wichtig, da für das Leben der Patientinnen, das in aller Regel ohnehin schon vor dem dreißigsten Jahr endet, vier gewonnene Jahre ein großes Geschenk wären.

Was Frauenmedizin in der Praxis für die Lungenversorgung bedeutet

Rauchen von Leichtzigaretten

Mehr Frauen als Männer rauchen nur »Lights«: In der Europäischen Union wählen 48 Prozent der Raucherinnen, aber nur 32 Prozent der Männer Leichtzigaretten. Der Unterschied vergrößert sich mit dem Alter: In der Gruppe der 45- bis 60-Jährigen, die am meisten von Krebs bedroht ist, rauchen 60 Prozent der Frauen Leichtzigaretten, während die Zahl der männlichen Leichtraucher bei 33 Prozent stagniert. Älteren Statistiken zufolge schien das Rauchen von Zigaretten mit niedrigem Teer- und Nikotingehalt das Lungenkrebsrisiko zu senken. Doch als die Daten auf die Anzahl der täglich gerauchten Zigaretten umgerechnet wurden, verflog dieser angebliche Vorteil. Menschen, die sich für Leichtzigaretten entscheiden, achten wahrscheinlich mehr darauf, nicht unbeherrscht zu rauchen – das ist der wahre Grund für ihr relativ geringeres Krebsrisiko.

Blauer Dunst

Weltweit stirbt alle neun Sekunden ein Mensch am Rauchen.

Im Zigarettenrauch von Light-Zigaretten sind ebenso viele Krebs erregende Substanzen enthalten wie in den anderen: Es sind insgesamt über 40. Nach Angaben des National Cancer Institut NCI gibt es keine Anzeichen dafür, dass sich die Veränderungen am Design und der Erzeugung von Zigaretten in den vergangenen 50 Jahren positiv auf die Gesundheit ausgewirkt hätten.

Die WHO hat errechnet, dass Rauchen bis zum Jahr 2020 mit 300 Millionen Todesfällen die Hauptursache für frühen Tod sein wird – und die Gesamtzahl der durch Aids, Autounfälle, Morde, Selbsttötungen, illegalen Drogenkonsum und Alkohol verursachten Sterbefälle übersteigen wird[52].

Eine besonders seltene Art von Lungenkrebs tritt seit kurzem besonders häufig auf, und es wird ein Zusammenhang mit Leichtzigaretten vermutet: Dieser Krebs entsteht tief in den Lungen und ist abhängig von dem, was die Tabakindustrie die Raucher-Kompensation nennt.

Um den geringeren Nikotingehalt auszugleichen, atmen Raucher den Rauch tiefer ein und verlängern so die Zeit der Nikotinaufnahme.

Raucherentwöhnung

Es gibt verschiedene Motive, um mit der Nikotinsucht zu brechen: Bei einer Befragung von 1000 Rauchern[53] war bei Männern der Wunsch, ihr Sexleben zu verbessern, der meistgenannte Grund aufzuhören; an zweiter Stelle rangierte Kurzatmigkeit. Frauen dagegen gaben als dringendstes Motiv an, sie wollten ihre eigene Gesundheit und die der Familie verbessern und ihr gutes Aussehen erhalten.

Männer wollen – mit 42 Prozent – eher die Entzugserscheinungen nach der Entwöhnung vom Rauchen vermeiden als Frauen – mit 30 Prozent. Frauen fragen eher als Männer den Arzt nach Hilfsmitteln (58 gegen 45 Prozent). Das kann daran liegen, dass Männer nicht so gern den Arzt aufsuchen: Nachdem in Frankreich die Verschreibungspflicht für Nikotin-Ersatzprodukte aufgehoben und diese frei verkauft wurden, verdoppelte sich der Umsatz der Hilfsmittel im Lauf von nur zwei Monaten[54]. Dessen ungeachtet zeigt die Nikotinersatztherapie bei Frauen weniger gute Erfolge als bei Männern. Bei ihren Versuchen, sich das Rauchen abzugewöhnen, scheinen nach einigen Untersuchungen Antidepressiva Frauen besser bei der Überwindung der Entzugssypmtome zu helfen als Nikotinpflaster oder -kaugummi.

Frauen scheinen bei der Entwöhnung mehr Entzugserscheinungen zu haben als Männer: Sie empfinden mehr Stress und Nervosität, erleben mehr Angst und Depression, nehmen mehr an Gewicht zu – denn Nikotin regt bei Frauen den Stoffwechsel an. Da sie ihr Gewicht halten wollen, werden sie eher rückfällig. Doch in wesentlicher Hinsicht lohnt sich das Aufhören für Frauen mehr als für Männer: Raucherinnen haben ein doppelt so hohes Risiko, einen Myokard-Infarkt zu erleiden oder einen Lungenkrebs zu entwickeln als Männer. Wenn sie empfängnisverhütende Mittel einnehmen, ist das Risiko eines Herzinfarkts noch größer.

Risiko nach Raucherentwöhnung

Bei Frauen sinkt das Risiko einer Herz- oder Lungenerkrankung in den ersten beiden Jahren nach dem Einstellen der Rauchens wesentlich ab, danach verringert sich das Risiko etwas langsamer und gleicht nach zehn bis fünfzehn Jahren dem einer Nichtraucherin.

Passivrauchen von Kindern

Schon im Kindesalter entwickeln Jungen, deren Eltern rauchen, eher Asthma als Mädchen. Beide aber haben ein erhöhtes Risiko, eine Erkrankung der Atemwege zu erleiden, wie zum Beispiel Husten, Bronchitis und Lungenentzündung, wenn sie passiv mitrauchen müssen. Wird in der Wohnung geraucht, sind auch Babys in einem höheren Maß von Lungenkrankheiten bedroht.

Risiken des Zigarrenrauchens

Auf Zigarren auszuweichen ist nicht weniger gefährlich, als Zigaretten zu rauchen. Das Sterberisiko bleibt in jedem Fall gleich. Zigarren wirken jedoch etwas anders: Da ihr Rauch weniger Säure enthält als jener der Zigaretten, kann das Nikotin schon von der Schleimhaut der Mundhöhle aufgenommen werden. Nikotin wird sogar dann aufgenommen, wenn die Zigarre bereits gelöscht ist, aber weiter im Mund gehalten wird!

Rauchen und COPD

Kurzatmigkeit, wiederholtes Einnicken und Schläfrigkeit sowie geschwollene Füße nach einer jahrelangen Raucher-»Karriere« sind Hinweise auf die Krankheit COPD, eine chronisch obstruktive Erkrankung der Atemwege. Sie führt dazu, dass die Körperzellen nicht ausreichend mit Sauerstoff versorgt werden. Entzündungen und Überanstrengung haben die Lunge so weit geschädigt, dass sie mit Arealen durchsetzt ist, die nicht ausreichend durchlüftet sind. Andere Areale können wohl Luft bekommen, doch die Lunge ist so weit zerstört, dass die gesunden Lungenbläschen nicht an Blutgefäße grenzen und daher ein Gasaustausch – Aufnahme von Kohlendioxid und Abgabe des lebensspendenden Sauerstoffs – nicht mehr möglich ist. In der Folge des Sauerstoffmangels wird die Haut Betroffener dunkelrot, und sie nicken immer wieder ein, weil der Kohlendioxidanteil im Blut, das auch zum Gehirn gelangt, stark angestiegen ist. Ein hoher Kohlendioxidspiegel im Blut wirkt beruhigend, was zur anhaltenden Schläfrigkeit, der so genannten Kohlendioxidnarkose, führt. In diesem Stadium wird der Atem nicht mehr durch den Kohlendioxidspiegel im Blut gesteuert, sondern durch das Fehlen der entsprechenden Menge an Sauerstoff im Körpergewebe, Hypoxie genannt. Die Füße schwellen an, weil Sauerstoff im Blut fehlt und weil der Säure-Basen-Haushalt des Körpers aus dem Gleichgewicht geraten ist und sich ein Überhang an Säure gebildet hat. Eine hohe Säurekonzentration im Blut, gekoppelt mit vermindertem Sauerstoffgehalt, erhöht den Druck im Lungenkreislauf so stark, dass ein Lungenbluthochdruck, eine pulmonale Hypertonie, entsteht. Die rechte Seite des Herzens wird durch die Anstrengung, gegen diesen enormen Widerstand Blut in die Lunge zu pumpen, überfordert und versagt: Das Herz kann all das Blut, das es aus dem Körper zugeliefert bekommt, nicht mehr bewältigen. Und der dadurch entstehende Druck in den Venen verursacht Flüssigkeitsansammlungen, Ödeme, in den Geweben, vor allem in den unteren Gliedmaßen, den Beinen und Füßen. Diese Erscheinung wird Cor pulmonale genannt, eine durch Lungenschädigung verursachte Herzerkrankung, bei der sich die rechte Hälfte des Herzens vergrößert hat.

Cor pulmonale tritt bei Männern weit häufiger auf als bei Frauen – außer in Kulturen, bei denen Frauen im Haus auf Öfen kochen, die mit Kohlen gefeuert werden und keinen ausreichenden Abzug für die entstehenden Verbrennungsgase haben. In diesen Ländern erkranken Frauen nicht nur früher und schwerer an chronischen Lungenkrankheiten, sondern entwickeln auch eher und 15 Jahre früher als Männer ein rechtsseitiges Herzversagen.

Patienten mit Cor pulmonale wurden früher als unheilbar eingestuft und dämmerten unbehandelt dahin. Sie wurden buchstäblich an das Ende des Korridors abgeschoben, wo sie – in Folge der sedativen Wirkung ihrer Erkrankung – keine Unruhe stifteten und ihrem Tod entgegenschliefen. In den 50er und 60er Jahren des 20. Jahrhunderts führte ein Ärzteteam am College für Ärzte und Schwestern der Columbia-Universität unter der Leitung von M. Irené Ferrer und Rejane M. Harvey eine neue Untersuchungsmethode ein. Mit dem Herzkatheter* konnte das Team

---

* Der deutsche Chirurg und Nobelpreisträger Werner Forßmann hat 1929 den ersten Selbstversuch mit dem von ihm entwickelten Herzkatheter unternommen. (Anm. d. Übersetzerin)

die Druckstörungen im rechten Herzen und in der erkrankten Lunge der Patientinnen sehr präzise diagnostizieren. Diese beiden Forscherinnen, die herausragende Beiträge zur Herz- und Lungenmedizin leisteten, bewiesen, dass die rechtsseitige Herzensschädigung der Patientinnen durch eine Kombination bestimmter therapeutischer Maßnahmen gebessert werden konnte: Sie kombinierten ihr intensives Bemühen um die Verbesserung der Lungenfunktion mit Medikamenten, wie Digitalis und entwässernde Mittel, die auch bei anderen Herzkrankheiten verabreicht werden. Cor pulmonale wurde zu einer behandelbaren Krankheit. Patienten mit chronisch obstruktiver Lungenerkrankung (COPD) lernten mechanische Atemhilfsmittel zu verwenden und bekamen wenn nötig Antibiotika, wodurch sich ihr Allgemeinzustand merklich besserte.

Hilfe ist sogar bei fortgeschrittenen Lungenkrankheiten möglich. Raucherinnen, die nach jahrelanger Sucht zunehmend an Kurzatmigkeit leiden, sollten bedenken, dass bei Frauen COPD häufig nicht erkannt wird, und deshalb vom Arzt einen Lungenfunktionstest durchführen lassen. Je früher die Ursache für die Kurzatmigkeit gefunden wird, umso erfolgreicher kann sie behandelt, ihr Fortschreiten verzögert oder sogar verhindert werden.

Luftverschmutzung und Lungenkrebsgefahr

Der Forscher W. Lawrence Beeson und seine Kollegen an der Loma-Linda-Universität in Kalifornien haben mehr als 4000 weibliche und 2000 männliche weiße Nichtraucher über einen Zeitraum von 15 Jahren hinweg beobachtet. Im Lauf dieser Periode haben davon 20 Frauen und 16 Männer einen Lungenkrebs entwickelt[55]. Eine ausführliche Analyse möglicher Krebs auslösender Stoffe zeigte, dass für beide Geschlechter das Lungenkrebsrisiko anstieg, wenn sie vermehrt Schwefeldioxid eingeatmet haben. Für Männer, die einer hohen Ozonkonzentration ausgesetzt waren – 0,08 ppm, das liegt noch unter dem so genannten MAK-Wert, der mit 0,1 die erlaubte Obergrenze für das Reizgas am Arbeitsplatz angibt –, lag die Gefahr drei Mal so hoch wie für jene ohne Belastung durch dieses Reizgas. Frauen zeigten nicht die gleiche Empfindlichkeit gegenüber hohen Ozonwerten. Die Forscher vermuteten die Ursache darin, dass Männer der allgemeinen Luftbelastung mehr ausgesetzt seien als Frauen. Andere überlegten, ob nicht Östrogen die weibliche Lunge schütze und sie gegen Luftverschmutzung widerstandsfähiger mache. Doch es reicht weder die eine noch die andere Erklärung hin, um die größere Empfindlichkeit der Männer gegenüber der Smogbelastung zu begründen.

Flugreisen

Wer Stunden bewegungslos in einem engen Flugzeugsitz verbringen muss, kann eine Venenentzündung mit nachfolgender Thrombose in den Beinen entwickeln, die Reisethrombose genannt wird. Die Beinvenen entzünden sich, und weil das Blut durch die erzwungene Unbeweglichkeit stockt, können sich Blutpfropfen bilden. Das bereitet zunächst außer ein wenig Ziehen im Bein kaum Schmerzen; doch kann sich ein Stück des Blutpfropfens lösen und in die rechte Herzkammer gelangen, von wo es in die Lungen gepumpt wird. Dort wird es gefährlich, denn es kann ein Blutgefäß so weit verstopfen (Embolie), dass dieser Teil der Lunge nicht ausreichend mit Blut versorgt wird. Das betroffene Gewebe stirbt ab, und das dünne Brustfell, das die Lunge umhüllt, wird gereizt. Wenn die Lunge dann beim Einatmen gegen das Brustfell drückt, entsteht ein charakteristischer schneidender Schmerz, ein typisches Warnzeichen dieser Erkrankung. Zudem kann ein gefährlicher Blutrückstau ins Herz entstehen, der – je nach Ausmaß der Embolie – zum schlagartigen Tod führen kann!

Schwangere und Frauen, die empfängnisverhütende Mittel einnehmen, haben ein wesentlich höheres Risiko für Reisethrombosen, weil Östrogen das Blut schneller gerinnen lässt.

Ein Magnetresonanzangiogramm (MRA) des Brustraums ist nötig, um zu sehen, ob tatsächlich ein Blutgerinnsel die Blutzirkulation der Lunge blockiert und an dieser Stelle Lungengewebe abgestorben ist. Trifft das zu, wird der Arzt ein blutverdünnendes Medikament verabreichen und es für mindestens drei Monate verschreiben. Länger muss es nicht genommen werden, denn das Risiko eines Wiederauftretens ist nach einem Jahr der Blutverdünnung nicht geringer als nach drei Monaten: Es beträgt fünf Prozent.

Ein erhöhtes Risiko für eine Venenentzündung lässt sich durch spezielle Gerinnungstests abklären, unter anderem auch durch eine Untersuchung einer Veränderung jenes Gens, das die Produktion von Prothrombin steuert. Das ist einer der Eiweißstoffe, die im Blut für die Gerinnung verantwortlich sind. Stellt man an dem Gen eine starke Schädigung fest und ist damit ein erhöhter Prothrombinspiegel gegeben, der zu überschneller Gerinnung des Blutes führt, steht die Entscheidung an, lebenslang Blutverdünnungsmittel anzuwenden. Leider ist die Therapie mit dem Risiko von Blutungen verbunden. Um sicherzugehen, dass die Dosis des blutverdünnenden Mittels richtig gewählt ist, muss man zur Kontrolle regelmäßige Blutentnahmen auf sich nehmen.

Darüber hinaus müssen empfängnisverhütende Pillen abgesetzt werden, da diese durch ihren Hormongehalt, sowohl das Östrogen wie auch das Gestagen, die Gerinnung fördern. Eine Umstellung auf andere Verhütungsmaßnahmen ist notwendig.

Tauchen

Geschlechtsunterscheide spielen beim Tauchen keine Rolle. Zwar ist bei Frauen die Lunge kleiner und kann pro Minute weniger Luft aufnehmen als die des Mannes, auch ist bei Frauen mehr Körperfett vorhanden und der Körper weniger kräftig, doch dies alles zeigt beim Tauchen keine Auswirkung. Eine Ausnahmesituation bildet jedoch eine Schwangerschaft.

Studien an Tieren haben gezeigt, dass die durch Unterdruck verursachte Caisson-Krankheit beim werdenden Kind Missbildungen verursachen kann. Wenn eine schwangere Taucherin eine Gasembolie entwickelt, muss sie – wie jeder Taucher in dieser Situation – jedoch eine Überdrucktherapie mit Sauerstoff erhalten, was für das Ungeborene ein Risiko mit sich bringt: Sein Augenlicht ist durch die hohe Sauerstoffkonzentration gefährdet – es kann erblinden.

Schwangere Taucherinnen sollten nicht tiefer als zehn Meter tauchen, um eine Unterdruckerkrankung zu vermeiden. Übelkeit, Erbrechen, Reflux und Beschwerden durch den großen Bauchumfang können das Tauchen sowieso erschweren. Dass Tauchen in frühen Schwangerschaftsmonaten einen Negativeffekt hätte, ist jedoch nicht erwiesen.

7 Der Verdauungstrakt

Der Verdauungstrakt ist ein spezialisiertes Organsystem von unglaublicher Komplexität und Effizienz. Es wandelt nicht nur unsere Nahrung in Energie und Bausteine um, die wir für den Aufbau, die Reparatur und Erhaltung unserer Gewebe benötigen. Es enthält auch ein verzweigtes Nervensystem, das manche Wissenschaftler als ein »zweites Gehirn« bezeichnen, das in ununterbrochener Verbindung mit dem »ersten« Gehirn im knöchernen Schädel steht. Das bedeutet: Was in unserem Umfeld geschieht, kann über verschiedene Umwege letztlich buchstäblich Darmkrämpfe auslösen. Wie die Haut den Körper vor äußeren Angriffen schützt, so schützen die Eingeweide innerlich vor den unzähligen Fremdstoffen und Organismen, die sonst unseren Körper überschwemmen und attackieren könnten. Nicht zuletzt entfernen sie das, was der Körper nicht benötigt, mit bemerkenswerter Effizienz, während sie zugleich dafür sorgen, dass lebensnotwendige Flüssigkeit und Salze bei diesem Prozess nicht mit verloren gehen.

Über die geschlechtsspezifischen Charakteristika des Verdauungstraktes hat die Wissenschaft leider mehr Fragen als Antworten zu bieten. Doch das, was bekannt ist, kann der weiteren Forschung die richtige Richtung weisen. Man weiß, dass die Nahrung für ihre Passage durch den weiblichen Körper mehr Zeit benötigt als durch den männlichen; dass die wechselnden Hormonspiegel des Regelzyklus und der Schwangerschaft die Bewegungen, mit denen der Darm die Nahrung weiterbefördert, beeinflussen; dass die Galle der Frau anders funktioniert als die des Mannes – was die vermehrte Rate an Gallensteinen bei Frauen erklären kann; und dass Frauen sechs Mal so häufig wie Männer an dem schmerzhaften und beeinträchtigenden Reizdarmsyndrom leiden. Viele Frauen, die während der Menstruation an Problemen wie Durchfall oder Blähungen leiden, oder gar schwere Darmerkrankungen, wie Colitis ulcerosa oder Enteritis regionalis Crohn*, haben, werden von dieser Forschung sehr profi-

---

* Colitis ulcerosa ist eine chronische Entzündung des Dickdarms, die meist auch den Mastdarm befällt und zu schleimig blutigen Durchfällen und Vernarbungen des Darmes führt. Enteritis regionalis Crohn (früher: Morbus Crohn) ist eine Entzündung, die häufig den Zwölffingerdarm betrifft,

tieren. Sie wird insbesondere jenen helfen, deren Probleme weitgehend unbehandelt geblieben oder gar unter der falschen Bezeichnung »Funktionsstörung« abgetan worden sind, in der Meinung, dass eine solche Abweichung einfach ertragen werden müsse, weil Ärzte sie nicht verstehen und behandeln können*.

Organsysteme des Verdauungstraktes und ihre Krankheiten

Der Speichel

Schon in dem Augenblick, in dem man den ersten Bissen in den Mund schiebt, begegnet die Nahrung einem geschlechtsspezifischen Umfeld: dem Speichel.

Es wird oft vernachlässigt, welch komplizierte Rolle der Speichel im Verdauungssystem spielt: Er balanciert das Gleichgewicht zwischen Säure, Zucker und den Verdauungsenzymen aus, um die Nahrung für die Verdauung aufzubereiten, er beseitigt feindliche Invasoren wie unerwünschte Bakterien, und er befeuchtet den Mund, sodass wir flüssig sprechen können. Eine ausreichende Menge von Speichel mit einem hohem Sauerstoffgehalt hält das Bakterienwachstum im Mund in Schach. Mundtrockenheit und Mundgeruch beim Aufwachen erinnern daran, dass während des Schlafs die Speichelproduktion nachlässt und die Bakterien den verfügbaren Sauerstoff verbrauchen.

Der Speichel ist ein Spiegel der Ereignisse im Körper: Bei gesunden Menschen verändert sich sein Gehalt an Zucker und Elektrolyten – den elektrisch geladenen Ionen von Natrium, Kalium und Kalzium – im Lauf des Tages. Solche Veränderungen geschehen auch während des weiblichen Monatszyklus. Während der Menstruation erhöht sich zum Beispiel der Glukosegehalt im Speichel auf das Drei- bis Neunfache. Davon profitieren im Übrigen die Bakterien, die im Speichel vorhanden sind. Deshalb sollten Frauen in dieser Zeit besonderes Augenmerk auf die

---

aber auch nahezu alle Abschnitte des Verdauungstrakts befallen kann und zu Koliken, Darmschmerzen, Durchfällen und Gewichtsverlust sowie zu Geschwüren und narbigen Verengungen des Darms führt. (Anm. d. Übersetzerin)

* Unter Funktionsstörung verstehen psychosomatisch orientierte Ärzte allerdings eine Störung der Funktion eines Organs, die durchaus behandelt werden sollte: mit körperlich wie auch mit psychisch wirksamen Therapien gleichermaßen. (Anm. d. Übersetzerin)

Mundhygiene legen, um einer Zahnfleischentzündung oder Zahnkaries vorzubeugen[56].

Andererseits sinken die Kalzium- und Natriumspiegel während der Zeit des Eisprungs ab, und der Gehalt an Kalium nimmt zu. Manche der Verdauungsenzyme, die Speichel-Peroxidasen, sind zur Zeit der Ovulation ebenfalls aktiver. Das könnte des Körpers Vorsorge sein für den Fall, dass eine Schwangerschaft entstehen sollte. Weil sich im Speichel die Hormonkonzentration bestimmen lässt, wird es mehr und mehr üblich, aus dem Speichel verschiedene Krankheiten zu diagnostizieren. So lässt sich etwa die Bestimmung der Progesteron-Konzentration im Speichel sehr gut zur Kontrolle nutzen, ob im Zyklus der Frau ein Eisprung stattfindet. Übrigens hat die Medizin erst durch diesen Speicheltest entdeckt, dass der Eisprung auch bei Frauen, die regelmäßig menstruieren, ausbleiben kann. Verhütungsmittel erhalten – als eine Nebenwirkung – den optimalen Säuregehalt im Speichel; dagegen scheint eine Hormonersatztherapie keinen Einfluss auf die Funktion der Speicheldrüsen zu haben.

Möglicherweise kann der Speichel Hinweise auf normal ablaufende und krankhafte Körperfunktionen geben, und zwar für beide Geschlechter. So haben Männer zum Beispiel eine stärkere Speichelproduktion, sowohl im Ruhezustand als auch bei Stimulation durch das Essen. Noch weiß man nicht, warum. Auch ist nicht bekannt, warum der Speichel der Männer mehr Hefepilze enthält als jener der Frauen. Bei jedem Individuum hat die Gesundheit einen großen Einfluss auf die Zusammensetzung und die Produktion des Speichels: Depressive Menschen beider Geschlechter haben einen geringeren Speichelfluss als gesunde, selbst wenn man die Medikamentenwirkung und den verringerten Appetit in den Vergleich mit einbezieht. Dasselbe gilt für Diabetiker, auch wenn ihr Blutzucker genau eingestellt ist. Aus dem Speichel wird man zusehends mehr Diagnosen stellen können, je mehr seiner Geheimnisse von der Forschung gelüftet werden.

Die Speiseröhre

Die Speiseröhre zieht sich mit jedem Schluck zusammen und befördert so die eingenommene Nahrung in den Magen. Einige Aspekte ihrer normalen Funktion sind geschlechtsspezifisch: Bei Frauen ist die Speiseröhre kürzer als bei Männern, und ihre Dehnung verursacht Frauen mehr Schmerzen – und das scheint für einen Großteil des Verdauungstrakts zu gelten. Bei Frauen sind die Kontraktionen der Speiseröhre häufiger und kräftiger als bei Männern, und das kann Symptome hervorrufen, die den Brustschmerzen bei einem Herzinfarkt ähneln: Das zu wissen ist für einen untersuchenden Arzt wichtig.

Das untere Ende der Speiseröhre ist vor einem Hochsteigen des Mageninhalts und der Magensäure durch einen Ringmuskel geschützt. Wenn dieser nicht wie vorgesehen funktioniert, fließt der Mageninhalt in den unteren Teil der Speiseröhre hoch. Diese Störung wird Reflux – volkstümlich auch Sodbrennen – genannt. Der säurehaltige Nahrungsbrei lässt ein brennendes Gefühl entstehen und kann sogar sehr unangenehme, schmerzhafte Krämpfe der Speiseröhre verursachen. Im Liegen verschärft sich das Problem. Manchmal wachen Patienten durch den Reflux auf, weil sie sich an der hochgekommenen Nahrung verschluckt und etwas davon eingeatmet haben. Andere können buchstäblich nicht mehr atmen, weil sich die Bronchien der oberen Luftwege verkrampfen. Es kann zu Asthma und sogar zu Lungenentzündung kommen. Ständiges Hüsteln ist ein versteckter Hinweis auf Reflux. Viele von Reflux Betroffene haben etliche unangenehme Untersuchungen mit dem Bronchoskop* hinter sich, bis die tatsächliche Ursache – die wiederholte Irritation der Luftwege durch die Magensäure – gefunden ist.

Der konstante Angriff durch die Magensäure schädigt auch die Schleimhaut, welche die Speiseröhre auskleidet. Die Schleimhaut wird dünner und vernarbt, und daraus kann sich sogar Krebs entwickeln. Obwohl Reflux bei Frauen – mit 3,18 Prozent – häufiger ist als bei Männern – mit 2,94 Prozent – und bei Frauen die Symptome oft schlimmer sind, verläuft die Krankheit bei Männern schwerwiegender. In der Tat produziert der Magen bei betroffenen Männern mehr Magensäure, und Männer haben häufiger an Sodbrennen-Attacken zu leiden, sogar wenn sie aufrecht stehen. Im weiblichen Magen befindet sich eine größere Menge an schützenden Proteinen der Sorte Hsp 27 (*heat-*

* Hierbei wird unter Narkose ein Endoskop – ein biegsames Gerät mit Lichtquelle und Bildübertragung – in die Luftwege eingeführt, um nach Verletzungen oder Tumoren zu fahnden. (Anm. d. Übersetzerin)

shock protein), die die Schleimhaut der Speiseröhre vor den schweren Folgen von Reflux schützen und vielleicht sogar heilen können.

Schwangere Frauen haben ein erhöhtes Risiko, Reflux zu entwickeln. Möglicherweise liegt es daran, dass ihre erhöhten Progesteronspiegel die Kontraktionen der Speiseröhre beeinflussen und den Ringmuskel schwächen. Die Kontraktionen sind in der Schwangerschaft verzögert und schwächer. Ein Hinweis auf Progesteron als Ursache ergab sich aus der Erfahrung mit der Behandlung transsexueller Männer: Wenn sie als Therapie Östrogen erhielten, entwickelten sie keinen Reflux. Doch wenn die Therapie mit Progesteron ergänzt wurde, kam Reflux oft vor.

Der Magen

Bei normaler Verdauung verlässt die Nahrung bei Männern den Magen in kürzerer Zeit als bei Frauen, nämlich um ein Drittel rascher. Flüssigkeiten gleiten durch den männlichen Magen sogar doppelt so schnell. Warum das so ist, ist nicht bekannt. Manche Forscher vermuten jedoch, dass die Hormone der Eierstöcke, speziell Progesteron, den Verdauungsprozess bremsen. Deshalb fühlen sich Frauen nach dem Essen eher voll und satt als Männer, und sie müssen nach einem Mahl auch häufiger aufstoßen. Wegen dieser verlangsamten Verdauungstätigkeit entsteht bei Frauen auch oft das Problem, dass sich sofort nach dem Essen Blähungen und Gase entwickeln.

Der hormonelle Umschwung in der Schwangerschaft kann beträchtliche Auswirkungen auf die Verdauungstätigkeit der Frau haben. Die meisten Frauen kennen die Übelkeit in der Frühschwangerschaft, die gewöhnlich drei Wochen nach Ausbleiben der Blutung auftritt. Sie beginnt, wenn in den Verdauungsorganen der Rhythmus der Kontraktionen durcheinander geraten ist, wenn sie ihre Frequenz, Stärke und Richtung ändern – ähnlich wie es bei einer Rhythmusstörung des Herzens geschieht. Wie stark sich die Übelkeit in der Schwangerschaft äußert, hängt von den veränderten Hormonspiegeln ab: Das Progesteron und ein weiteres Hormon, das Chorion-Gonadotropin, steigen an, dagegen sinkt der Spiegel des Hormons Motilin ab. Das Motilin reguliert die Darmbewegungen und die Beförderung des Nahrungsbreis auch im nichtschwangeren Zustand. Diese hormonellen

Veränderungen verursachen auch die unter Schwangeren verbreiteten Probleme von Blähungen und Verstopfung.

Die geschlechtsabhängigen Unterschiede in der Magenschleimhaut bestimmen die unterschiedliche Häufigkeit mancher Krankheiten. Dass im Magen der Männer mehr Magensäure produziert wird, hängt möglicherweise damit zusammen, dass das Männlichkeitshormon Testosteron die Säure bildenden Zellen stimuliert. Vom Östrogen ist bekannt, dass es die Säureproduktion hemmt, und Progesteron könnte eine schützende Wirkung auf die Magenschleimhaut ausüben. Diese Unterschiede könnten das Ergebnis einer an 1456 Patienten durchgeführten Studie erklären: Sie alle erhielten Rheumamittel, so genannte non-steroidale Antirheumatika, und es stellte sich heraus, dass Männer unter dieser Therapie eher Zwölffingerdarmgeschwüre entwickelten als Frauen[57]. Das Ergebnis überrascht nicht, denn diese Krankheit wird durch vermehrte Magensäure gefördert.

Der Einfluss der Hormone auf die Magenschleimhaut kann auch den geschlechtsspezifischen Unterschied beim Magenkrebs erklären. Bei Männern wie Frauen tragen die Zellen mancher Magentumoren Rezeptoren für Östrogen und Progesteron. Personen, die diese Rezeptoren besitzen, haben eine geringere Überlebenschance, denn die im Körper zirkulierenden Hormone heften sich an diese Rezeptoren und steuern das Wachstum der Krebszellen. Die Daten sind so überzeugend, dass Wissenschaftler zu untersuchen begannen, welche Wirkung Tamoxifen bei jenen Patienten mit der hormonabhängigen Tumorart entfalten kann[58]. Dieses Medikament ist ein dem Östrogen ähnliches Molekül. Es heftet sich an den Östrogenrezeptor und blockiert ihn für das Östrogen, sodass es das Tumorwachstum nicht mehr anregen kann. Bei Frauen mit Magenkrebs wird ein unüblich erhöhter Progesteronspiegel festgestellt; Männer mit niedrigeren Progesteronspiegeln überlebten länger als andere Personen mit Magenkrebs. Männer, deren Magenkrebs speziell auf Testosteron getestet wurde, zeigten niedrigere Testosteronspiegel als der Durchschnitt. Tatsächlich stiegen nach der Magenoperation die Testosteronspiegel im Blut dieser Männer. Es scheint, dass der Krebs selbst die Hormonproduktion zu regulieren vermag, möglicherweise sogar mit dem Ziel, sein eigenes Wachstum zu optimieren.

Die Gallenblase

Die Leber erzeugt die für die Verdauung von Fett nötige Galle, welche sie in der kleinen, sackähnlichen Gallenblase speichert. Die Zusammensetzung der Gallenflüssigkeit ist bei Männern und Frauen verschieden. Die beiden Hormone Östrogen und Progesteron erhöhen in der Galle den Anteil des Cholesterins. Progesteron hemmt darüber hinaus auch die Kontraktion der Gallenblase und beeinflusst damit die Häufigkeit, mit der sie die Galle in den Zwölffingerdarm entleert. Dementsprechend wird die Entleerung zur Zeit der Ovulation und in der Schwangerschaft, in der die Progesteronspiegel hoch sind, schwächer. Eine Folge davon ist, dass bei Frauen Erkrankungen der Gallenblase häufiger sind als bei Männern, insbesondere, wenn sie schwanger sind. Das ist der Grund, warum Frauen mit Gallensteinen zu einer Operation geraten wird, wenn sie eine Schwangerschaft planen. Nach den Wechseljahren haben Frauen noch ein doppelt so hohes Risiko, Gallensteine zu entwickeln; vor der Menopause ist es sogar vier Mal so groß wie das der Männer.

Die Zusammensetzung der Galle variiert sowohl mit den Phasen des Menstruationszyklus als auch mit der Schwangerschaft. Manche Abbauprodukte der Galle erhöhen bei Frauen das Risiko für Darmkrebs; das könnte auch die doppelte Rate der Frauen an Darmentzündungen erklären.

Die Bauchspeicheldrüse

Während die Hormoneinwirkung Frauen für Gallenblasenerkrankungen empfänglicher macht, ist es bei der Bauchspeicheldrüse (Pankreas) umgekehrt: Östrogen und Progesteron scheinen Frauen vor Pankreaskrebs zu schützen. Einige Untersuchungen stützen diese Überlegung: Sie zeigen, dass Frauen, deren Eierstöcke vor dem fünfzigsten Lebensjahr entfernt worden waren, ein erhöhtes Risiko für Pankreaskrebs haben. Krebs der Bauchspeicheldrüse entwickelt sich bei Männern drei Mal so häufig wie bei Frauen. Bei Patienten mit Pankreaskrebs wurde von dem Enzym 5-alpha-Reduktase, das Testosteron in seine potentere Form, das 5-alpha-Dihydrotesteron, umwandelt, die doppelte Menge als üblich gefunden. Diese Entdeckungen sind überzeugend genug, um Versuche, Pankreaskrebs mit Hormonen zu behandeln, logisch erscheinen zu lassen.

Der Darm und sein Nervensystem

Eine der interessantesten und überraschendsten Entdeckungen ist, dass der Darm ein eigenes, komplexes und unabhängiges Nervensystem besitzt. Dieses Nervensystem kann für den Darm »denken« und seine Funktion steuern. Dieses »zweite Gehirn« – wie Michael Gershon, Professor der Anatomie und Zellbiologie am College der Columbia-Universität für Ärzte und Chirurgen, es nennt – steht in einer verzweigten wechselseitigen Kommunikation mit dem Gehirn. Das erklärt, warum emotionaler Stress eine so starke Auswirkung auf die Darmfunktion hat: Wer hat nicht schon einmal bei einer schlechten Nachricht oder bei großem Stress Übelkeit gespürt oder eine Durchfallattacke erlebt? Vom Gehirn aus gehen Botschaften an das Nervensystem der Eingeweide, und über eine spezielle Schnellverbindung, den Vagusnerv, wieder zurück ans Gehirn. Über diesen Informationskreislauf erhält das Gehirn Nachricht von Missempfindungen im Darm, und dieser wieder antwortet auf Botschaften aus dem zentralen Nervensystem. Wie immer die Verbindung genau funktioniert, jedenfalls sind das Gehirn im Kopf und das Gehirn der Eingeweide so eng miteinander verbunden, dass es nach Meinung von Professor Gershon schwer fällt auseinander zu halten, welches von ihnen das »Gespräch« anführt[59].

Doch das Nervensystem des Darms funktioniert auch ganz ohne Gehirn. In Wellen ziehen sich die Muskeln des Darms zusammen (Peristaltik) und befördern den Nahrungsbrei weiter, ganz unabhängig von einer Steuerung von außen – das bewirkt das so genannte vegetative Nervensystem. Und diese Regulation funktioniert sogar bei einem Darmabschnitt im Labor, der dem Körper entnommen wurde. In der Tat funktioniert das eigene Nervensystem im Darm wie ein Schrittmacher, sehr ähnlich den nervenähnlichen Zellen im Herzen, die den Herzschlag vorgeben, und es übermittelt seine Impulse durch das ganze Organ, sodass sich der Darm in einem koordinierten Rhythmus bewegt.

Wie die Nervenzellen des Gehirns verständigen sich auch die Nervenzellen des Darms untereinander mit vielen Botenstoffen – es sind insgesamt dreißig, darunter auch das Hormon Serotonin. Doch damit endet die Ähnlichkeit der beiden Systeme noch nicht: Sogar die Nervenzellen, die das Informationssystem bilden und die Axone* der aktiven Zellen stimulieren, gleichen den Gehirnzellen mit der entsprechenden Funktion im zentralen Nervensystem. Noch erstaunlicher ist die Beobachtung, dass jene Läsionen (Schädigungen), die sich typischerweise bei den Krankheiten Parkinson und Alzheimer im Gehirn bilden, ebenso im Nervensystem des Darmes zu finden sind. Gershon vermutet deshalb, dass man Alzheimer künftig durch eine Darmspiegelung (Rektoskopie) wird diagnostizieren können!

Eine seiner provokantesten Ideen ist, dass beim Einsatz eines Serotonin-Wiederaufnahmehemmers (SSRI) zur Behandlung von Depression nicht nur das zentrale Nervensystem, sondern auch das des Darms beeinflusst wird. Das erklärt, warum die Einnahme dieser Psychopharmaka so häufig mit Darmfunktionsstörungen einhergeht. Nahezu jeder vierte Patient, der ein SSRI einnimmt, hat anfangs mit Übelkeit oder Durchfall zu kämpfen. Wenn die Dosis erhöht werden muss, um den gewünschten Effekt zu erzielen, wird der Darm gegen Serotonin unempfindlich, und die Patienten entwickeln Verstopfung. Dieser Doppelwirkung wegen beginnen Ärzte, diese Mittel auch beim Reizdarmsyndrom einzusetzen. Glücklicherweise lässt sich die Normalisierung der Darmtätigkeit mit viel geringeren Dosen erreichen als die der Gemütslage, sodass Personen mit Reizdarm nicht die unangenehme Nebenwirkung der Verstopfung zu ertragen haben.

Das Reizdarmsyndrom

Unter dem Begriff Reizdarmsyndrom (Reizkolon) versteht man verschiedene Störungen der Darmtätigkeit, die Schmerz, Blähungen oder Veränderungen in der Häufigkeit und Beschaffenheit des Stuhlgangs verursachen. Das Reizdarmsyndrom ist die häufigste Beschwerde des Verdauungssystems und betrifft 15 bis 20 Prozent der Bevölkerung in Industrieländern; 40 bis 60 Prozent der Patienten, die eine Fachklinik für Gastroenterologie aufsuchen, haben solche Beschwerden. Und diese Symptome belasten drei bis sechs Mal so viele Frauen als Männer. Aufwand und Kosten für die Behandlung dieser Probleme sind enorm, in den

* Axon bedeutet Achsenzylinder, und damit wird der innerste Strang einer Nervenfaser bezeichnet. (Anm. d. Übersetzerin)

USA werden dafür jährlich zwei Millionen Rezepte ausgestellt, und sie führen zu drei Millionen Arztbesuchen im Jahr.

Symptome des Reizdarmsyndroms

Folgende Beschwerden gelten als typisch:
Mindestens drei Monate anhaltende chronische oder wiederkehrende Bauchschmerzen und Missempfindungen, die nach dem Stuhlgang abnehmen und / oder begleitet sind von einer Änderung der Stuhlfrequenz, sowie zusätzlich mindestens drei der folgenden Symptome an mehr als 25 Prozent der Tage:

- veränderte Stuhlhäufigkeit: unter drei pro Woche / über drei am Tag
- veränderte Stuhlbeschaffenheit: hart, wässrig-breiig, »Schafkot«
- veränderte Stuhlpassage: erschwerte, dranghafte oder inkomplette Leerung
- Schleimbeimengungen
- Bläh- und Spannungsgefühl.

Das Reizdarmsyndrom ist hartnäckig, aber gutartig. Es schränkt die Lebensqualität, aber nicht die Lebenserwartung ein. Es fällt auf, dass bei bis zu 84 Prozent der Betroffenen Scheinmittel (Placebos) helfen können. Oft können eine Ernährungsberatung, Entspannungsübungen und Biofeedbackverfahren die Symptome mildern. Erfolgversprechend sind auch Programme zur Stressreduktion, sowohl mit verhaltenstherapeutischen wie analytisch orientierten Methoden, insbesondere bei Personen, die auf Medikamente nicht ansprechen, und bei Menschen mit Neigung zu Angst und Depression[60].

Bevor die neuen wissenschaftlichen Erkenntnisse über das spezielle Nervensystem und seinen Einfluss auf die Darmfunktion gewonnen wurden, galt das Leiden am Reizdarm als »Einbildung«. Früher konzentrierten sich die Ärzte bei Diagnostik und Behandlung nahezu ausschließlich auf den Dickdarm – daher auch die Bezeichnung Reizkolon. Doch tatsächlich entstehen die Schmerzen eher durch Funktionsstörungen des Dünndarms. Normalerweise passiert der Stuhl diesen langen Darmabschnitt in drei Phasen: Die erste ist ruhig, gefolgt von der zweiten mit einem Crescendo von gelegentlichen Kontraktionen, die letztendlich in die Phase drei mit wirksamen, regelmäßigen Kontraktionen münden.

Wer am Reizdarmsyndrom leidet, erreicht diese dritte Phase nie: Es scheint die verlängerte Phase zwei mit den unvollständigen Kontraktionen zu sein, welche die Schmerzen verursacht. Frauen scheinen diesen Schmerz intensiver zu spüren als Männer. So wie Ärzte den Rhythmus des Herzschlags aufzeichnen können, ist es möglich, die regelmäßigen elektrischen Impulse des Darmes zu erfassen, die den Nahrungsbrei vorwärts schieben. Beim Reizkolon ist der Rhythmus gestört und verstärkt, wodurch es zu ineffektiven Krämpfen kommt.

Als sich die Wissenschaft intensiver mit den komplexen Mustern der Nerventätigkeit befasste, welche die Darmfunktion steuern, wurde klar, dass es sich nicht um eine psychische Störung ohne körperliche Ursache handelt, sondern dass das Reizdarmsyndrom entweder aus einer Störung des darmeigenen Nervensystems resultiert oder ein Problem seiner gestörten Kommunikation mit dem zentralen Nervensystem ist – oder sogar beides. Wissenschaftler wissen heute nicht nur, wie komplex das System der Peristaltik ist, sondern auch, dass die Darmtätigkeit durch weitere Faktoren beeinflusst wird, wie etwa Nahrungsunverträglichkeit und Stress[61].

Sicher ist, dass Menschen mit Reizdarm Schmerzen anders *empfinden* als Gesunde. Erweitert man bei ihnen in einem Versuch den After durch einen Ballon, tritt bei Reizdarm-Patienten der Schmerz schon bei geringer Erweiterung auf, und sie berichten früher davon als Nichterkrankte. Bei Frauen liegt die Schmerzschwelle bei Darmproblemen niedriger als bei Männern, und sie fühlen sich knapp vor der Menstruation dadurch noch mehr beeinträchtigt. Frauen mit Reizkolon leiden auch während der Regelblutung häufig an starken Krämpfen. Und bei ihnen lässt sich sogar ein anderes Muster in der Durchblutung des Gehirns feststellen als bei erkrankten Männern. Das könnte eine Ursache ihres stärkeren Schmerzerlebens sein.

Funktionelle Darmstörung

Trifft bei Frauen mit Darmproblemen die Diagnose Reizkolon nicht genau zu, so werden ihre Leiden als funktionelle Darmstörung bezeichnet. Diese Bezeichnung meint alle Verdauungsprobleme, die nicht körperlich erklärt werden können, weil sie keine körperlich sichtbaren Schädigungen hinterlassen, sondern ausschließlich die Funktion gestört ist. Diese Symptome, die Reflux, Sodbrennen, Übelkeit, Erbrechen, Blähungen, Bauchschmerzen und Völlegefühl umfassen, können bei manchen Betroffenen mit einer anderen funktionellen Krankheit assoziiert auftreten, der Fibromyalgie (siehe Kap. 4, »Schmerzempfinden«). Bei dieser Krankheit leiden die Betroffenen an Muskel- und Gelenkschmerzen, haben Schwierigkeiten, sich zu konzentrieren und durchzuschlafen, und fühlen sich dauernd müde. Von Funktionsstörungen des Darms sind Frauen zwanzig Mal so häufig betroffen wie Männer, und die Symptome ändern sich, wie beim Reizkolon, entsprechend dem veränderten Hormonspiegel: Oft verstärken sich die Symptome vor der Menstruation. Patientinnen, die empfängnisverhütende Kombinationspräparate mit Östrogen und Progesteron einnehmen, verspüren diese Symptome oft vermehrt, während bei Frauen nach der Menopause, die allein Östrogen erhalten, Schmerzen und Blähungen nicht zunehmen. Das lässt vermuten, dass Progesteron die Probleme mitverursacht. Das Mittel Alosetron, das die Ausschüttung von Serotonin hemmt, hilft bei Frauen – nicht aber bei Männern –, die an Durchfall leiden; es wurde kürzlich erst wegen dramatischer Zwischenfälle vom Markt genommen. Möglicherweise kann die Wirkung des Serotonins auf den Darm durch Hormone der Keimdrüsen (Gonadotropine) beeinflusst werden, und das könnte erklären, warum Frauen in solchem Maß von der Störung betroffen sind.

Oft werden Personen mit Darmstörungen unzählige Male von einer zur anderen Untersuchung geschickt, denn bei fünf bis acht von zehn Leidenden werden keine körperlichen Ursachen entdeckt. Patienten – überwiegend Frauen – und Ärzte sollten jedoch wissen, dass es heute spezielle Testmethoden gibt, mittels derer die Darmtätigkeit über mehrere Stunden hinweg – ähnlich, wie durch das Elektrokardiogramm der Herzschlag aufgezeichnet wird – kontrolliert und vieles über die Ursachen der Probleme enthüllt werden kann. Die Symptome können auf Funktionsstörungen der Nerven beruhen: jener Nerven, welche die Darmtätigkeit steuern, oder jener, die sich in der Darmwand selbst befinden. Nervenstörungen kommen zum Beispiel bei Krankheiten wie Diabetes und Amyloidose* vor, während Störungen der Eingeweidemuskeln eine Komplikation bei Sklerodermie sind.**

Störungen der Muskeltätigkeit, wie sie bei funktionellen Darmstörungen auftreten, resultieren aus fehlerhaften Impulsen der Darmtätigkeit. Sehr interessant ist da die so genannte Tachygastrie: Sie betrifft ausschließlich junge Frauen und ist charakterisiert von einem Impuls, der sechs bis acht Mal pro Minute auftritt und dazu führt, dass die Nahrung in die falsche Richtung transportiert und der Magen nicht entleert wird. Nach nur wenigen Bissen spüren Betroffene ein Völlegefühl und Übelkeit, und sie erbrechen bald nach dem Essen. Manchen jungen Frauen muss ein Teil des Magens entfernt werden, um sie zu heilen.

Manches Mal werden Symptome als Darmfunktionsstörung missgedeutet, die tatsächlich von Bakteriengiften ausgelöst werden, die im Blut oder im Darm selbst zirkulieren und wie Durchfallmittel wirken.

Letztlich ist auch ein Übermaß an oder eine Überempfindlichkeit gegenüber Hormonen häufige Ursache von Durchfällen – insbesondere bei Frauen am ersten Tag ihrer Menstruation.

Darmkrebs: Warum nach 50 eine Darmspiegelung Pflicht ist

Viele Frauen haben panische Angst vor Brustkrebs. Vor Darmkrebs füchten sie sich weit weniger und lehnen oft eine Darmspiegelung ab, obwohl dieser Tumor wesentlich gefährlicher ist und die dritthäufigste Krebserkrankung bei Frauen darstellt. Ein bedeutender Gastroenterologe hat einst die provokante Frage gestellt: Ist es besser, *jetzt* eine Spiegelung des Darms durchzuführen, oder eine Chemotherapie, wenn der Krebs zu spät entdeckt ist? Unglücklicherweise macht der Darmtumor kaum Beschwerden, so lange er nicht weit fortgeschritten ist. Diese Krankheit ist für Frauen schlimmer, denn ein typischer Darmtumor sitzt bei

---

* Bei der Amyloidose lagern sich bestimmte Proteine (Amyloide) an verschiedenen Körperstellen und Organen – auch im Magen-Darm-Trakt – ab, und das Gewebe verhärtet sich. (Anm. d. Übersetzerin)

** Bei dieser Erkrankung werden große Mengen an Kollagen und anderen Komponenten des Bindegewebes in der Haut und in inneren Organen abgelagert. Bei jedem zweiten Sklerodermiekranken ist auch der Verdauungstrakt betroffen. (Anm. d. Übersetzerin)

Frauen um 10 bis 20 Prozent höher oben im Darm als bei Männern. Eine Untersuchung des Mastdarms (Sigmoidoskopie) aber reicht nicht so hoch hinauf, und es kann vorkommen, dass der Krebs deshalb bei einer Untersuchung nicht entdeckt wird.

Bei sechs von sieben Studien zeigte sich, dass eine Gallenblasenoperation das Darmkrebsrisiko erhöht. Das bedeutet, dass Frauen, deren Gallenblase entfernt wurde, besonders sorgsam untersucht werden sollten. Wenn die Galle in der Gallenblase gespeichert wird, ändert sich ihre Zusammensetzung, wodurch sie den Darm weniger reizt. Wird die Gallenblase aber entfernt, gelangt die in der Leber erzeugte Galle laufend in den Darm und greift ihn permanent an.

Weitere Erkenntnisse: Für Frauen mit Hormonersatztherapie ist gegenüber Gleichaltrigen, die keine Hormone erhalten, das Risiko eines Darmtumors um ein Drittel geringer. Frauen unter 50 scheinen ein höheres Risiko für Darmkrebs zu haben als ältere, möglicherweise weil Östrogen und/oder Progesteron die Empfänglichkeit für Darmkrebs beeinflussen.

Stoffwechsel, Gewicht und Essstörungen

Geschlecht und Übergewicht

Wir leben in einer Zeit des Jugendkults; immer mehr Frauen denken ernsthaft über kosmetische Operationen nach, und das in immer jüngeren Jahren. Doch trotz aller Warnungen vor Übergewicht* und trotz aller Versuche, durch staatliche Programme das Gewichtsbewusstsein zu stärken und Übergewicht in der Bevölkerung zu bekämpfen, sind die Amerikaner dicker als jemals zuvor: 34 Prozent der amerikanischen Frauen und 31,2 Prozent der amerikanischen Männer sind übergewichtig. Unter den Frauen gibt es je nach Rasse große Unterschiede: Afroamerikanerinnen sind zu 48,6 Prozent, Frauen mexikanischer Herkunft zu 47,2 Prozent übergewichtig, weiße Frauen hingegen zu 33,2 Prozent.

* Das Maß für das Körpergewicht ist der BMI (Body Mass Index). Er wird folgendermaßen berechnet: Körpergewicht in Kilogramm, geteilt durch das Quadrat der Körpergröße in Metern. Als Übergewicht gilt im Alter von 18–35 ein BMI von 25–30, ab 35 ein BMI von 27–30. Fettleibigkeit liegt vor, wenn der BMI 30 überschreitet, Untergewicht, wenn der BMI kleiner als 18,5 ist. (Anm. d. Übersetzerin)

Die Daten der Männer sind auffallend anders: Der Anteil der Übergewichtigen ist unter weißen und schwarzen Männern mit 31,6 beziehungsweise 31,2 Prozent nahezu gleich, während 39,2 Prozent der Männer mexikanischer Herkunft übergewichtig sind. Eine Übersicht, die von der Commonwealth Fund's Commisssion on Women's Health aufgestellt wurde, zeigt bei Frauen ein zusätzliches Problem: Ihr eigenes Körpererleben und ihr Empfinden, ob sie dick oder dünn seien, stimmt oft nicht mit der Realität überein. 43 Prozent der Frauen, die richtig proportioniert waren, fühlten sich zu dick. Vier von zehn Frauen unter 65 und eine von vier über 75 versuchten abzunehmen. 60 Prozent von ihnen nahmen weniger Kalorien zu sich, und 40 Prozent waren zusätzlich sportlich aktiv. Interessanterweise unterzogen sich nur sechs Prozent einem gezielten Abspeckprogramm.

Deutsches Schwergewicht

Die Zahlen aus Deutschland sind noch alarmierender: Nahezu jeder Zweite in Deutschland – 47,7 Prozent – hat Übergewicht.

Bei einer Erhebung im Jahr 1999 bestand bei Männern im Alter zwischen 45 bis 50 das durchschnittlich höchste Übergewicht, während bei Frauen die Jahre von 60 bis 65 die gewichtigsten waren. Doch im Alter zwischen 65 und 70 ist bei beiden Geschlechtern der Anteil der Übergewichtigen am größten: Dann tragen 73,1 Prozent der Männer und 60,4 Prozent der Frauen zu viel Fett mit sich herum. Doch auch schon in der Altersklasse unter 30 Jahren ist mehr als jeder dritte Mann (37,7 Prozent) und jede fünfte Frau (21,4 Prozent) übergewichtig.

Insgesamt haben mehr Männer (56,2 Prozent) Übergewicht als Frauen (39,7 Prozent), und mehr Männer (12 Prozent) als Frauen (11 Prozent) sind fettleibig.

Untergewicht haben dagegen mehr Frauen (knapp vier Prozent) als Männer (knapp ein Prozent), und in der Altergruppe zwischen 18 und 20 sind sogar 16,4 Prozent der Mädchen untergewichtig.

Während sich ein schlechter Sozialstatus – insbesondere bei Frauen – in hohem Körpergewicht ausdrückt, achten offenbar Menschen, die in Gesundheitsberufen tätig sind – im besonderen Maß wieder Frauen – eher auf ihr Gewicht[62].

Stoffwechsel: Gleichgewicht zwischen Kalorien und Energie

Es klingt unglaublich: Jeder von uns nimmt im Lauf des Lebens 50 Millionen Kalorien zu sich – das sind 18 Tonnen Nahrung oder entsprechend sechs Tonnen reines Fett! Gleichwohl legen die meisten Menschen im Erwachsenenalter nur 10 Kilo an Gewicht zu[63]. Wie aber hält der Körper das Gleichgewicht zwischen der Nahrung, die wir aufnehmen, und den Kalorien, die wir verbrennen, so dass wir am Leben bleiben und all unseren Beschäftigungen nachgehen können? Der Stoffwechsel ist so komplex, dass er von der Wissenschaft noch nicht in all seinen Facetten verstanden wird.

Bei jeder Hypothese müssen Ausnahmen eingeräumt werden – es ist wie bei der Frau, die mir weinend gegenübersitzt und erklärt, sie nehme im Tag nicht mehr als 800 Kalorien zu sich, treibe Sport und nehme trotzdem nicht ab. Frauen wie sie haben meist das ganze Leben Übergewicht gehabt, und sie sind meist das einzige dicke Familienmitglied. Früher waren Ärzte davon überzeugt, dass solche Frauen trotzdem – und die anderen bewusst oder unbewusst – sich und ihre Umwelt über die tatsächliche tägliche Nahrungsmenge belügen. Andere Frauen kommen zu mir: häufig die Töchter von Müttern, die selbst, vom Gedanken an die gute Figur besessen, eine Diät nach der anderen unternahmen; sie werden vom Arzt oder der Mutter geschickt, die ihnen schon im frühen Teenageralter Diätpillen gegeben und sie zur strengen Gewichtskontrolle ermuntert haben. Einige von ihnen sind dünn wie Skelette, andere scheinen gesund und von normalem Gewicht, doch alle sind sie geplagt von Magersucht (Anorexie), Bulimie oder extremer Esssucht.*

Bei diesen Frauen hat etwas die ausgewogene Kontrolle und Balance des Körpers gestört, die ihn üblicherweise in Form halten, und uns ein Gefühl dafür geben, wie dick wir sind und welche Menge an Nahrung wir benötigen, um die Körpermaße konstant zu halten.

* Anorexie ist gekennzeichnet von einer besessenen Nahrungsverweigerung, um das Gewicht zu halten, wobei Betroffene ihren eigenen Körper viel dicker wahrnehmen, als er tatsächlich ist. Bei Bulimie werden Unmengen an Nahrung gegessen, aber sofort wieder erbrochen, um nicht verdaut und als Fettdepot angelegt zu werden. (Anm. d. Übersetzerin)

Die Geschichte des Leptins

Im Jahr 1998 entdeckten Wissenschaftler ein besonderes neues Hormon, das in den Fettzellen selbst erzeugt wird und dem Gehirn signalisiert, dass der Körper genug Nahrung zu sich genommen hat und der Hunger gestillt ist. Es wird – nach dem griechischen Wort leptos, das »dünn« bedeutet – Leptin genannt oder auch das »Sattheitshormon«. Seine Entdeckung nährte neue Hoffnung, das Gewicht medikamentös kontrollieren zu können.

Anfangs wurde Leptin bei Mäusen untersucht. Forscher fanden, dass Mäuse, die wegen eines genetischen Defekts kein Leptin produzieren konnten, dauernd Nahrung zu sich nahmen und starkes Übergewicht zulegten. Sie hatten kein Empfinden dafür, wann sie genug gegessen hatten. Bekamen sie Leptin verabreicht, kehrte ihre Fähigkeit zurück, sich satt zu fühlen, und bald stellte sich auch das Normalgewicht ein. Leptin sendet seine Botschaft an den Hypothalamus, die Gehirnregion, die eines der wichtigsten Zentren für die Gewichtskontrolle darstellt. Dort wird das Hungerhormon Neuropeptidase Y produziert, das Tier wie Mensch zum Essen anregt. Forscher fanden Rezeptoren für Leptin an der Oberfläche genau derselben Zellen, die auch das Hungerhormon erzeugen. Wenn Leptin diese Zellen erreicht, heftet es sich an und stoppt die Produktion des Hungerhormons, wodurch das Hungergefühl vergeht.

Man kann sich die Freude der Ärzte vorstellen, als sie von diesen erstaunlichen Experimenten hörten – doch leider ist all das bei den Menschen nicht so einfach wie bei den Mäusen. Erstens sind Schäden an den Genen, welche die Leptinerzeugung kontrollieren, bei Menschen äußerst selten – so dass man bei den Menschen nur selten einen Genschaden für das Übergewicht verantwortlich machen kann. Zweitens sind die Leptinspiegel bei Mäusen kaum auszumachen, während sie sich bei übergewichtigen Menschen – insbesondere bei Frauen – als besonders hoch herausstellten. Wie lässt sich das erklären? Warum legen wir Gewicht zu und essen mehr, als wir brauchen, sogar dann, wenn wir normale oder gar sehr hohe Leptinspiegel haben? Eine der drei möglichen Antworten mag zutreffen: Erstens könnte es sein, dass wir defekte Rezeptoren für Leptin haben: Dann kann das Hormon sich nicht anheften und die Produktion des Hungerhormons nicht stoppen. Eine andere Möglichkeit ist, dass sich trotz großer Mengen von Leptin im Blut das Hormon aus der Gehirnflüssigkeit, die das Gehirn umspült, gar nicht zu den Gehirnzellen vordringen kann: Es könnte durch einen Transportdefekt blockiert sein. Andere Forscher finden dafür keine Anzeichen und glauben an eine dritte Theorie: Dass ein ursprünglicher Defekt im Gehirn selbst eine Reaktion auf das Leptin verhindert. Wir sind in diesem entscheidenden Sinn von Mäusen sehr verschieden: Wir besitzen viel Leptin, insbesondere die Frauen, doch irgendeine Barriere verhindert seine effiziente Nutzung.

Üblicherweise ist der Leptinspiegel bei Frauen doppelt so hoch wie bei Männern. Steigt der Fettanteil in ihrem Körper auf über 25 Prozent des Gesamtgewichts, erhöht sich der Leptinspiegel bei Frauen um das Dreifache gegenüber dem von Männern, die Extrapfunde zulegen. Hormone erklären den höheren weiblichen Leptinspiegel nicht: Sogar nach der Menopause bleiben bei Frauen die Leptinspiegel höher als bei gleichaltrigen Männern und entsprechen denen von jungen Männern.

Manche Forscher vermuten, dass Frauen eine geringere Empfänglichkeit beziehungsweise eine größere Widerstandskraft gegenüber Leptin besitzen als Männer. Das würde erklären, warum Frauen mehr Körperfett haben als Männer und warum es Frauen schwerer als Männern fällt, nach einer Diät nicht wieder zuzunehmen. Die Schwierigkeit, das Gewicht zu halten, kann damit zu tun haben, dass die Leptinspiegel nach einer Diät trotz Rückkehr zu einer normalen Ernährung noch zwei Monate lang niedrig bleiben, bevor sie sich wieder normalisieren.

Im Lauf von 24 Stunden ändert sich die Ausschüttung von Leptin: Sie ist in der Nacht am höchsten, möglicherweise, um während des Schlafs Hunger zu vermeiden. Bei Mäusen aber ist er am geringsten um vier Uhr nachmittags. Auch manche Menschen werden extrem müde, wenn sie um diese Zeit nichts essen. Dieser Rhythmus des Leptinspiegels geht verloren, wenn man fastet. Eine Diät lässt den Spiegel ansteigen und sowohl am Tag als in der Nacht hoch bleiben. Das mag erklären, warum manche Fastenkuren das Hungergefühl zurückgehen lassen.

Unter Forschern steigt das Interesse an Leptin weiterhin: Mehr als sechshundert wissenschaftliche Arbeiten sind zu diesem Untersuchungsgegenstand veröffentlich worden. Sie alle bestätigen, dass Leptin bei der Sättigung eine bedeutende Rolle spielt und signalisiert, wenn ein Lebewesen ausreichend gegessen hat. Doch das Hormon hat auch andere wichtige Funktionen. Leptin wird im Allgemeinen von Fettzellen des Unterhautgewebes erzeugt, wurde aber auch in der Plazenta gefunden – wo es vielleicht den Stand des Energieaustauschs zwischen Mutter und Fetus signalisiert –, darüber hinaus in der Leber, in den Muskeln, in der Bauchspeicheldrüse und im Darm. Beim Fetus wird es sogar noch von weiteren Geweben produziert. Leptin ist auch ein wichtiges Fruchtbarkeitshormon: Es kann – bei Tieren – die Fähigkeit zum Eisprung verstärken, und möglicherweise gibt es auch das Startsignal für die Regelzyklen bei jungen Mädchen und für die erste Ejakulation bei heranwachsenden Jungen. Es sorgt dafür, dass auch in Hungerzeiten die Ovulation nicht verloren geht und die Testosteronspiegel nicht sinken. Leptin hat wesentlich vielfältigere Aufgaben im Körper als zunächst angenommen. Vielleicht wird es sich nicht als Wundermittel für das Abnehmen erweisen. Sein Wirken genauer zu verstehen kann aber helfen, die Körperfunktionen und die Geschlechtsunterschiede besser zu verstehen.

Geschlecht und Körperfett

Wenn das Leptin tatsächlich den Anteil an Körperfett reguliert, welche Faktoren entscheiden dann über die Verschiedenheit von Mann und Frau? Vereinfacht gesehen haben Frauen Birnenform, und Männer ähneln dem Apfel: Der Frauenkörper trägt seine Fettschicht »außen« und legt sie vorwiegend an der Brust, den Hüften und am Gesäß ab. Männer dagegen tragen ihr Fett eher im Inneren des Körpers und neigen dazu, sie in der oberen und unteren Bauchregion anzusetzen. Die Männlichkeitshormone (Androgene) lassen auch ihre Muskelmasse gegenüber jener der Frauen größer und ihre Knochen schwerer sein.

Die geschlechtsspezifische Verteilung des Körperfetts ist wesentlich von den Hormonen abhängig: Je mehr Androgene eine Person hat, umso eher legt er oder sie die Fettdepots um die Körpermitte an. Frauen, die am polyzystischen Syndrom der Ovarien leiden – einer hormonellen Störung, die an den Eierstöcken viele Zysten entstehen lässt, die Frauen unfruchtbar macht und einen männlichen Haarwuchs entstehen lässt –, haben einen erhöhten Spiegel an männlichen Hormonen, und das Verhältnis zwischen ihrem Taillen- und Hüftumfang ist höher als im Durchschnitt.* Manche Aspekte der Hormonbalance sind angeboren und genetisch bedingt. In einer europaweiten Studie zur Fettverteilung zeigte sich, dass Frauen aus dem Mittelmeerraum den höchsten Testosteronspiegel und den größten Bauchumfang hatten.

Wie jede Frau, die ein Kind geboren hat, bestätigen kann, ändert sich die Körpergestalt durch eine Schwangerschaft beträchtlich. Ursache sind Veränderungen in der Aktivität von Enzymen, die am Fettstoffwechsel beteiligt sind – Lipoprotein und Lipase –, und an der Empfindlichkeit von Fettzellen gegenüber Insulin. Während der Schwangerschaft wird das Körperfett neu verteilt. An den Oberschenkeln geht der Fettanteil verhältnismäßig etwas zurück. Nachdem der Fettanteil am Körper im zweiten Schwangerschaftsdrittel seinen Gipfel erreicht hat, sinkt er wieder. Während die Mutter das Baby stillt, sammelt sich Fett in den Brüsten, den Oberarmen und dem Oberkörper. Doch etwa ein halbes Jahr nach dem Abstillen erreicht der Körper wieder seine normale Fettverteilung.

Essstörungen

Essstörungen sind buchstäblich gestörte Essgewohnheiten. Von ihnen sind sowohl Frauen als auch mehr und mehr Männer betroffen. Die Krankheit aber drückt sich unterschiedlich aus und wird entsprechend auf verschiedene Art erfolgreich behandelt. Die bekannteste Essstörung ist Magersucht (Anorexia nervosa), bei der Betroffene ihre Körpergestalt nicht so wahrnehmen können, wie sie wirklich ist: Sie fühlen sich sogar dann dick, wenn sie schon extrem abgemagert sind. Sie beschäftigen sich fast ausschließlich mit ihrem Körper und treiben auf extreme Weise Sport, um ihr Gewicht möglichst niedrig zu halten, die Muskeln zu formen und die Körperkonturen zu »perfektionieren«. Die Nahrung wird auf ein Minimum – schlimmstenfalls sogar bis zum Verhungern – reduziert. In der Tat ist die Todesrate von Magersüchtigen zwölf Mal so hoch wie die von gesunden Gleichaltrigen. Jedes Jahr sterben fünf von tausend Betroffenen an der Magersucht. Unbehandelt beträgt die Todesrate sogar zehn Prozent.

---

* Errechnet wird das Brust-Hüfte-Verhältnis, indem man den Taillenumfang durch den Hüftumfang dividiert. (Anm. d. Übersetzerin)

Für die Bulimie dagegen ist unmäßiges Essen charakteristisch, und Betroffene verlieren die Kontrolle darüber, was alles sie auf einmal in sich hineinstopfen. Dann aber, nach einer Episode des Überessens, werden sie durch den Gedanken an eine Gewichtszunahme alarmiert und tun alles, um das Zunehmen zu verhindern. Sie provozieren Erbrechen, nehmen Entwässerungs- oder Abführmittel ein. Aber all diese Maßnahmen heben die Wirkung des vielen Essens nicht vollkommen auf, deshalb haben Bulimiker – anders als Magersüchtige – oft eine völlig normale Gestalt. In einer kürzlich in Schweden durchgeführten Studie[64] zeigte sich, dass bei Jugendlichen mit Bulimie der Body-Mass-Index sogar deutlich höher war als bei gesunden Gleichaltrigen. Die Ärzte haben gelernt, nach Warnzeichen Ausschau zu halten, wie zum Beispiel nach Kratzern am Handrücken von den vielen Versuchen, Erbrechen herbeizuführen, oder nach einem von der Magensäure angegriffenen Zahnschmelz. Es gibt auch versteckte Zeichen, wie ein niedriger Puls oder ein abweichendes Elektrokardiogramm. Auffallend ist auch bei den meisten Bulimikern ein verhältnismäßig rundliches Gesicht, welches in Folge des Erbrechens durch angeschwollene Speicheldrüsen diese Kontur erhält.

Bei jeder Essstörung kann die Regel ausbleiben, eher aber bei Magersüchtigen, die ihren Nahrungskonsum dramatisch einschränken. Bei diesen Frauen werden niedrige Leptinspiegel gemessen, und ihre Fruchtbarkeit geht zurück. Die Signale, die das Gehirn an die Ovarien und die Hoden aussendet – es sind die Gonadotropin-Releasing-Hormone, die im Hypothalamus erzeugt und von der Hypophyse ausgesandt werden –, bleiben aus. Obwohl Ärzte eher dazu neigen, bei Frauen nach Bulimie Ausschau zu halten, sind heute 40 Prozent der an dieser Sucht Erkrankten Männer. Weitere Forschung hat ergeben, dass Bulimie bei Jungen verbreitet ist, die einen Sport betreiben, der ein niedriges Körpergewicht erfordert, wie Bodenturnen oder Skispringen. Männer können auch eine quasi umgekehrte Essstörung entwickeln, die sich Revers-Anorexie oder Bulking nennt, bei der sie – meist Bodybuilder oder Gewichtheber – Steroide und kalorienreiche Nahrung zu sich nehmen, um in kurzer Zeit eine große Muskelmasse zu erzielen.

Übergewicht und Essstörung als Frauenproblem

Ideologisierter Körperkult, die Koppelung der Identität an das Äußere und der ansteigende Leistungsdruck im Beruf haben die Lebensmodelle von Frauen drastisch verändert. Zwischen widersprüchlichen Anforderungen und Zwängen und der kulturellen Bedeutung des weiblichen Körpers können Frauen kaum eine natürliche Beziehung zum eigenen Körper finden. Körpersignale und -bedürfnisse werden verdrängt. Der von der Schönheits- und Diätindustrie mitgetragene »Weiblichkeitswahn« führt dazu, dass Frauen vermehrt zu einer Konfliktlösung durch Essstörungen neigen.

Frauen kritisieren, dass Mediziner vielfach die Anpassungsnormen vertreten und sich in Therapiemaßnahmen Zwänge und Entwertung der Frauen wiederholten. Es entgehe dem medizinischen System, dass sich auch in der Fettleibigkeit die Doppeldeutigkeit von Anpassung und Auflehnung gegen die weibliche Rolle ausdrücke.

Essstörungen sind eine versteckte Form, etwas über sich mitzuteilen. Doch nur selten fragen Ärzte Frauen nach essgestörtem Verhalten, auch wenn diese bereits mit massiven gesundheitlichen Problemen zu kämpfen haben[65].

Laut einer Untersuchung der Schweizerischen Vereinigung für Ernährung[66] wünschen sich zwei von drei Mädchen eine superschlanke Figur, doch nur jedes zweite Mädchen entspricht diesem Ideal. Neun von zehn Jungen sind mit ihrem Aussehen zufrieden, doch nahezu sechs von zehn der Mädchen zwischen 14 und 19 versuchen aus Angst vor dem Dickwerden abzunehmen: Mädchen unternehmen vier Mal häufiger als Jungen Diäten. Sowohl in der Schweiz als auch in Österreich geben fast ein Drittel der Mädchen an, von Heißhungerattacken (Binge-eating) geplagt zu werden, die nachher mit Schuldgefühlen gebüßt werden. Bereits jedes siebente Mädchen hat absichtlich erbrochen, und sechs Prozent haben Abführmittel eingesetzt, um abzunehmen[67].

Was sind die Gründe für Essstörungen? Die allgemeinen Schönheitsstandards haben natürlich einen großen Einfluss auf die persönlichen Vorstellungen von der Körpergestalt, aber es gibt ein ganzes Bündel von Ursachen: die Gene, das Vorbild der Eltern, der Stoffwechsel im Gehirn und sogar der soziale Status spielen eine Rolle in der Entwicklung von Magersucht und Bulimie.

Anders als andere psychische Krankheiten sind Essstörungen kulturell bedingt. In Gesellschaften, in denen Nahrungsmangel herrscht, gibt es sie nicht. Sie entstehen nur dort, wo Schlankheit mit Schönheit gleichgesetzt wird und wo es ein Überangebot an Nahrung gibt. Sicherlich spielen die Medien eine wichtige Rolle. In einer beeindruckenden Untersuchung über den Einfluss des Fernsehens auf das Körpererleben hat die Anthropologin der Harvard-Universität Anne Becker festgestellt, was mit den jungen Mädchen der Fidji-Inseln geschieht, die Fernsehsendungen aus den USA, Großbritannien und Australien sehen können. In der Fidji-Kultur spielt das Essen eine große Rolle. Man erwartet von Gästen, dass sie so viel essen wie nur möglich – weit mehr, als zum Sattwerden nötig ist. 48 Prozent der Frauen wurden in der Studie als übergewichtig und fettsüchtig eingestuft, und sie nahmen eine sehr fette Nahrung zu sich. In dieser Kultur hatten Menschen mit imposanter Körperfülle eine besonders hohe Geltung. Wenn eine Person dort an Gewicht verlor, vermutete man, dass ein Problem diesen Menschen »den Weg des Dünnwerdens gehen« ließ, und man verabreichte ihm Kräutermedizin, um den Appetit anzuregen.

Dies änderte sich rasch, als im Jahr 1995 das Fernsehen die Inseln erreichte. Innerhalb von drei Jahren stieg die Zahl der jungen Mädchen, die zur Gewichtskontrolle Erbrechen einsetzten, auf das Fünffache. Von denjenigen, die jede Woche an mehr als drei Abenden Fernsehprogramme konsumierten, empfanden sich 50 Prozent selbst als zu dick, 30 Prozent unternahmen sogar Diäten. Und das, obwohl die Fernseh-Konsumentinnen sich in ihren Körperformen nicht von den anderen Frauen unterschieden.

Neben den kulturellen Vorstellungen von Schönheit und Vitalität beeinflussen noch andere Faktoren das Körperbild. Essstörungen sind zum Beispiel in bestimmten Gruppen häufiger, wie etwa bei Balletttänzern, bei denen dünne Körper gefragt sind, und in Familien, bei denen Diäten einen übermäßigen Stellenwert haben.

Eine Patientin erzählte mir, sie sei erst zehn gewesen, als sie sich eigens für ihren Vater das neue Osterkleidchen anzog. Dieser sagte kritisch: »Na, ich hoffe, du wirst nicht so wie diese kleinen weichen, fetten Mädchen unter deinen Schulkolleginnen!« Meine Patientin konnte diese Bemerkung niemals vergessen und empfand ihren Körper fortan als beschämend. Ihr lebenslanger Wunsch, dünn zu sein, hatte wahrscheinlich seine Wurzeln in dieser Situation. Bei der Behandlung erklärte ich ihr, dass kleine Mädchen vor der Pubertät typischerweise sehr wenig Taille haben und dass ihr relativ großer Bauchumfang für den Körperfettanteil wichtig ist, der erreicht werden muss, bevor die Menstruationszyklen beginnen.

Dass Essstörungen nicht allein in späten Jugendjahren auftreten, ist eine der interessantesten neuen Erkenntnisse. Sorgfältige Studien haben gezeigt, dass sie schon im Kindesalter beginnen und bei Kindern zunehmen und dass sie sich auch erst nach dem Alter von 40 Jahren ausbilden können. Überdies ist es nicht nur ein Frauenproblem: Männer können davon ebenfalls betroffen sein. Jeder zehnte unter den Anorexie-Erkrankten ist männlich. Doch Ärzte erkennen Essstörungen bei Jungen und Männern oft nicht. Einerseits, weil sie es beim männlichen Geschlecht einfach nicht erwarten, andererseits, weil sie nicht damit vertraut sind, dass sich Essstörungen bei Männern anders ausprägen.

Männer fühlen sich schlank, sogar dann noch, wenn sie 105 Prozent des Normalgewichts auf die Waage bringen, Frauen dagegen nur dann, wenn sie nicht mehr als 87 Prozent des Idealgewichts haben. Männer sind eher mit ihrem Oberkörper unzufrieden, Frauen eher mit den Regionen unter der Taille. Frauen machen Diäten, weil sie überzeugt sind, sie müssten unbedingt schlank sein, Männer tun es aus vielen anderen Gründen: etwa, weil sie in ihrer Kindheit wegen ihres rundlichen Aussehens gehänselt wurden; um den Körper ihrer Sportart gemäß zu gestalten – das ist insbesondere in der Leichtathletik oder bei Ringern so, die gegenüber der Normalbevölkerung das Siebenfache an Magersüchtigen stellen[68]. Männer hungern auch, um nicht wegen Übergewichts zu erkranken, oder wegen einer homosexuellen Partnerschaft. Es ist erstaunlich, dass unter den Männern mit einer Essstörung jeder fünfte homosexuell ist und dass Essstörungen unter Homosexuellen vier Mal so häufig sind wie in der allgemeinen Bevölkerung[69]. Eine spezielle Art der Essstörung, die Revers-Anorexie (umgekehrte Anorexie), tritt nahezu ausschließlich bei Männern auf, unter Frauen manchmal bei Wettschwimmerinnen. Diese wollen ihre Muskelmasse vergrößern und haben eine schier krankhafte Angst – nicht vor dem Zu-, sondern dem Abnehmen!

Einige Konsequenzen der Magersucht sind für beide Geschlechter gleich: Heranwachsende Frauen mit Anorexie haben Knochen wie 80-jährige Frauen[70], und gemäß den Forschungsdaten scheint das bei jungen Männern ebenso problematisch zu sein. Obwohl Testosteronspiegel und Knochenverlust mit der Knochendichte korrelieren, hilft weder bei Männern noch bei Frauen eine Testosteron- oder Östrogentherapie, solange das Körpergewicht niedrig ist.

Essstörungen machen krank

Essstörungen können Schäden im ganzen Körper anrichten:

- Schäden am Zahnschmelz durch wiederholtes Erbrechen mit Magensäure
- Schäden an der Bauchspeicheldrüse durch extrem fette Nahrung
- Gefährlicher Knochenabbau, Osteoporose und Knochenbrüche sogar in frühen Erwachsenenjahren
- Rückgang der Menstruation
- Unfruchtbarkeit
- Elektrolytmangel im Blut, andauernde Müdigkeit
- in der Folge Herzrhythmusstörungen und Herzstillstand
- Zusammenbruch aller Organfunktionen

Die Behandlung von Essstörungen muss auf das Geschlecht der Erkrankten Rücksicht nehmen: Wenn ein männlicher Anorexie-Kranker im Krankenhaus dazu ermuntert wird, an Gewicht zuzunehmen, wird er mit einem größeren Körperumfang entlassen, aber rückfällig werden. Männer mit Anorexie sollten die zusätzliche Kalorienaufnahme unbedingt unter Anleitung eines Trainers mit körperlicher, sportlicher Betätigung kombinieren. So werden sich ihre Proportionen optimal gestalten. Auch die Sexualberatung ist wichtig, und sie sollte geschlechtsspezifisch sein: Weibliche Magersüchtige sind üblicherweise asexuell oder haben Angst vor Sex, während anorektische Männer fast immer die größten Probleme mit ihrer sexuellen Identität haben – also unsicher über ihre sexuelle Orientierung sind. Anders als bei

Männern ist bei Frauen häufig sexuelle Gewalt ein Auslöser der Magersucht. Nach dieser Ursache sollte in der Therapie sorgsam und einfühlsam gesucht – aber niemals drängend geforscht werden. Wenn es bei einer Frau tatsächlich zutrifft, wird am ehesten eine Einzelpsychotherapie Erfolg haben. Bei Männern scheint eine Gruppentherapie erfolgreicher zu sein, wenn die Gruppe ausschließlich Männer umfasst. Am Beginn sollten im Therapeutenteam Männer tätig sein. Ist einmal eine therapeutische Beziehung geknüpft, dann scheint das Geschlecht des Therapeuten nicht mehr so bedeutsam für den Erfolg der Therapie zu sein.

Was Frauenmedizin in der gastroenterologischen Praxis bedeutet

Worauf Frauen bei der Mundhygiene achten sollten

- In der Pubertät ist Schleimhautentzündung bei Mädchen drei Mal so häufig wie bei Jungen – ausdauerndes Bürsten ist hilfreich.
- Während der Menstruation kann die Mundschleimhaut besonders empfindlich gegenüber Entzündungen werden, die unter Umständen dramatisch werden können. In der Zeit der Blutung ist es also noch wichtiger als sonst, die Zähne achtsam mit Bürste und Zahnseide zu reinigen.
- Während einer Schwangerschaft sind Zahnfleischentzündung und -blutung üblich – aber kein Grund, auf intensive Mundpflege zu verzichten. Infektiöse Zahntaschen und außergewöhnliche Gewebebildungen an der Mundschleimhaut könnten wie Hauttumoren aussehen, insbesondere im zweiten und achten Schwangerschaftsmonat. In dieser kritischen Zeit sollte frau den Zahnarzt häufiger als gewohnt aufsuchen, mindestens im ersten und letzten Drittel der Schwangerschaft einmal.
- Bei Frauen nach der Menopause wird der Mund oft trocken, und die Zähne lockern sich infolge von Osteoporose. Nicht selten haben ältere Frauen auch Zinkmangel, und das kann die Geschmacksempfindungen verändern.
- Frauen, die an einer Essstörung wie Bulimie leiden, sollten zusätzlich zur Behandlung dieser Krankheit einen Zahnarzt aufsuchen, denn die beim Erbrechen immer wieder aufsteigende Magensäure könnte die Mundschleimhaut und den Zahnschmelz geschädigt haben.

- Zungenpiercing mit Ringen oder Knöpfchen können das Sprechen behindern; darüber hinaus begünstigen sie Infektionen, die kaum zu behandeln sind, so lange der Schmuck nicht entfernt wird. Solche Infektionen verursachen Mundgeruch, weil sich im Mund unzählige Bakterien befinden. Andauerndes Bewegen des Piercings kann schwerwiegende Risswunden verursachen.

Warnsignale für Reflux

- Permanentes Hüsteln, das den Schlaf vertreibt und nicht mit Fieber, Verkühlung oder anderen Symptomen einhergeht, kann auf Reflux hindeuten, den man oft mit Medikamenten gut behandeln kann.
- Ein starker Schmerz mitten in der Brust, der kommt und geht, kann von Krämpfen der Speiseröhre ausgehen, aber wie der typische Schmerz eines Herzinfarkts erscheinen. Ein sofortiger Arztbesuch und eine Untersuchung – für Frauen besonders wichtig: mit einem Echo-Kardiogramm – kann die Ursache klären. Eventuell ist eine 24-Stunden-Messung der Säure in der Speiseröhre und eine Kontrolle ihrer Kontraktionen nötig.

Verdauungsstörungen meiden

- Probleme wie Bauchschmerzen und ein mit Verstopfung wechselnder Durchfall, die auf keine Behandlung ansprechen, können unter Umständen mit stimmungsaufhellenden Mitteln (mit den Inhaltsstoffen Fluoxetin oder Paroxetin) erfolgreich gelindert werden.
- Jede Veränderung der Verdauung, die länger als eine Woche andauert, sollte bei einem Arztbesuch abgeklärt werden – sie kann die verschiedensten Ursachen haben, wie etwa eine Infektion oder Parasiten. Wurde kürzlich eine Reise unternommen, sollte der Arzt davon erfahren. Zwei Wochen nach Abschluss der Behandlung sollte ein Kontrolltest durchgeführt werden.
- Bei chronischen Verdauungsstörungen kann die Änderung von Essgewohnheiten helfen:
  - Häufiger kleine Portionen essen. Allein, langsam und konzentriert essen. Das gilt insbesondere bei Reflux und in der Schwangerschaft.

- Dem Essen ein wenig lösliche Ballaststoffe beifügen. Großen Anteil an löslichen Ballaststoffen enthalten: Haferflocken, Nudeln, Reis, Toastbrot, Sauerteigbrot. Unlösliche Ballaststoffe wie sie in Vollkornprodukten, rohen Früchten und Gemüse sowie Sprossen vorkommen, verschärfen das Problem.
- Einen Monat lang ein Essenstagebuch zu schreiben kann klären, welche Nahrungsmittel speziell die Probleme auslösen. Zu den schwer verdaulichen Speisen gehören Milchprodukte, Salate, Bohnen, Äpfel, Grapefruit, Bananen, Nüsse und Rosinen.
- Koffein, Nikotin, Schokolade, Alkohol, Gewürze und große, fettreiche Mahlzeiten meiden – sie erschweren sogar bei Gesunden die Verdauung.

Es gibt mehrere Tests, um die Ursache von Störungen der Darmtätigkeit zu ergründen, darunter auch die Kontrolle der Nahrungsbeförderung durch radioaktiv markierte Nahrung oder eine direkte Messung der Darmbewegungen. Viele Probleme – wie Darmbewegungsstörungen, Pseudo-Verstopfung (viscerale Neuropathie) und Muskelschwund (Myopathie) – haben konkrete organische Ursachen und müssen nicht mehr als »nervöse« Störung hingenommen werden.

Darmkrebs vorbeugen

Ab 50 sollte die jährliche Gesundenuntersuchung auch eine Untersuchung auf okkultes* Blut im Stuhl beinhalten. Sie ist für die Krebsvorsorge wichtiger als eine Mammographie oder ein PAP-Abstrich des Muttermundes. Ist das Testergebnis positiv, dann zeigt es das Vorhandensein von Polypen an. Das sind Gewebeausbuchtungen, die sich zu Krebs entwickeln können, wenn sie unbehandelt bleiben. Frauen über 50 sollten jedes zweite Jahr eine Endoskopie des Enddarms durchführen lassen, Frauen, deren Gallenblase operiert wurde, einmal jährlich.

* »Occultus« bedeutet im Lateinischen »verborgen«, in diesem Fall unerkannte Blutung. (Anm. d. Übersetzerin)

Warnzeichen für Essstörungen

Jugendliche mit Essstörungen verstecken ihre Sucht. Treten jedoch mehrere der folgenden Anzeichen auf, kann dies ein Hinweis auf Essstörungen sein:

- sehr unregelmäßige Nahrungsaufnahme
- selten oder nie mit der Familie essen – das fällt meist noch vor einer dramatischen Gewichtsabnahme auf
- Essen von manchmal großen Mengen
- vermehrt Karies
- häufige Aufenthalte auf der Toilette
- Es finden sich leere Packungen von Abführmitteln oder Entwässerungsmitteln.
- Der Kühlschrank ist oft leer geräumt.
- Oft kaufen betroffene Jugendliche selbst Essen ein.

Warnzeichen für Heißhunger und Übergewicht:

- unregelmäßige Nahrungsaufnahme
- Essen bei emotionalem Stress
- mehrfache Diätversuche
- Unzufriedenheit mit dem eigenen Körper
- niedriges Selbstwertgefühl
- depressive Stimmung und Gereiztheit im Wechsel
- niedriger Sozialstatus

Eine früh einsetzende Ernährungsberatung und monatliche Kontrolle der Nahrungsumstellung durch den Arzt sowie das Führen eines Tagebuchs über die Nahrungsmenge und Essenszeiten kann die Entwicklung einer Essstörung verhindern. Auch wenn die Essstörung bereits besteht, sind die Chancen auf Erfolg umso größer, je früher eine Behandlung einsetzt.

Nach Essstörungen die Gesundheit erhalten

- Auch wenn eine Magersucht überwunden ist, sollte ein Knochendichtetest klären, ob es nicht zu Knochenabbau gekommen ist und Kalzium oder sogar Bisphosphonate eingenommen werden sollten.
- Ist die Monatsblutung ausgeblieben, kann die »Pille« als Knochenschutz sinnvoll sein.
- Bulimikern kann ein stimmungsaufhellendes Mittel (Antidepressivum oder SSRI) helfen.

Bei jeder Essstörung ist es wichtig, professionelle Hilfe zu suchen. Die Teilnahme an einer Selbsthilfegruppe kann eine Therapie unterstützen und auch später stabilisieren. Es gibt viele Programme für Menschen mit Essstörungen und Übergewicht. In den meisten Fällen ist der Einstieg über eine zeitweilige stationäre Psychotherapie in einer Spezialklinik sinnvoll, anschließend eine ambulante Psychotherapie.

8 Die Haut

Fragt man einen Arzt auf einer Intensivstation für Verbrennungsopfer, was er am meisten für seine Patienten fürchtet, wird er wahrscheinlich zur Antwort geben: »Infektionen und Austrocknung, denn beides kann tödlich sein, wenn zu viel Haut zerstört ist.«

Die Haut ist bei genauer Betrachtung unser größtes Organ – ein erstaunlich funktionstüchtiger und hoch spezialisierter Teil des Organismus, der vielschichtig aufgebaut ist. Die Haut bildet unsere Grenze zur Umwelt, sie bringt uns in Kontakt mit ihr, aber schützt uns auch vor ihren Gefahren. So ist die Haut zum Beispiel imstande, den potenziell lebensgefährlichen Milzbrand-Bazillus (Anthrax) aufzunehmen und einzukapseln. Aus der Haut heraus bilden sich die Haare, die in ihr fest verwurzelt haften und Schutz gegen Wind und Wetter bilden. Dabei helfen noch die Schweißdrüsen und das dichte Netz feinster Blutgefäße (Kapillaren), welche die Haut durchziehen und die Körpertemperatur regulieren. Die Haut sorgt dafür, dass wir lebenswichtige Körperflüssigkeit nicht verlieren. Sie bildet die Nägel, welche die empfindsamen Finger- und Zehenspitzen schützen, damit wir sie zur Erkundung und zum Ertasten der Dinge und zur Handhabung der Umwelt nutzen können. Zu guter Letzt ist die Haut sogar imstande, Medikamente, Drogen, Hormone und andere Stoffwechselprodukte zu verarbeiten.

Die Haut besteht aus zwei Schichten, welche ganz unterschiedlich aufgebaut sind. Die dünnere äußere Schicht ist die Oberhaut (Epidermis), darunter liegt die wesentlich dickere Lederhaut (Dermis). Die Oberhaut wird ständig erneuert; sie schilfert sich ab und baut sich wieder auf. Sie besteht aus dicht gepackten Zellschichten, den so genannten Keratocyten, die in der untersten Schicht der Epidermis aus Stammzellen gebildet werden und allmählich zu den oberen Schichten hinaufgeschoben werden, wo sie schließlich die äußerste Hornschicht, das Stratum corneum, bilden. Diese Zellschicht enthält Keratin, einen festen Eiweißstoff, der auch in Haaren und Nägeln vorhanden ist. Dieses Protein verhindert die Austrocknung des Körpers. Diese oberste Hornhautschicht wird ganz allmählich durch Druck und Reibung abgeschilfert. Die Dicke der Oberhaut ist bei Männern und Frauen zwar gleich, doch entwickelt sich die Haut beim männlichen Fetus langsamer als beim weiblichen, weil Testosteron eine bremsende Wirkung ausübt. Östrogen hingegen fördert die Ausreifung der Haut. Vor diesem Hintergrund erklärt sich, dass früh geborene Jungen nicht so widerstandsfähig sind wie Mädchen, die weit bessere Überlebenschancen haben.

In der unteren Schicht der Oberhaut liegen die Melanozyten, jene Zellen, die das Hautpigment Melanin bilden und damit die Färbung der Haut bestimmen. Die Haut von Männern ist in der Regel etwas dunkler als die der Frauen, weil sie mehr Melanozyten besitzen. Mit dem Hormonspiegel hat dies nichts zu tun, denn auch Männer, denen Hoden entfernt wurden, haben dunklere, und Frauen, deren Ovarien entfernt wurden, haben hellere Haut. Werden die Melanozyten durch Sonneneinstrahlung stimuliert, bilden sie mehr Melanin, und die Haut färbt sich bräunlich. Dasselbe geschieht unter dem Einfluss der starken Hormonveränderungen in der Schwangerschaft oder in manchen Fällen bei Einnahme der »Pille«: Bei einigen Frauen kommt es zur Bildung des Melasma oder Chloasma, einer maskenähnlichen Dunkelfärbung der Haut im Gesicht.

Die weit dickere Lederhaut enthält das Kollagen, ein wichtiges strukturbildendes Protein, welches der Haut Festigkeit und Form verleiht. In der Dermis findet sich auch Elastin, ein weiteres Protein, welches für die Elastizität und Straffheit der Haut verantwortlich ist; darüber hinaus die Haarbälge (Follikel), Schweiß- und Talgdrüsen, Blutgefäße, Nervenenden und Lymphkanälchen. Unterhalb der Dermis liegt eine mehr oder weniger dicke Schicht isolierenden Fettgewebes. Diese bewahrt den Körper vor Auskühlung und Überhitzung gleichermaßen und verleiht dem Körper seine charakteristischen Konturen, wie etwa in den Gesichtszügen besonders deutlich zu sehen.

Wie Alter und Sonnenlicht die Haut beeinflussen

Oft wird behauptet, dass Männer »besser« alterten als Frauen – was man durchaus der Haut zuschreiben könnte, denn sie ist in der Tat verschieden bei beiden Geschlechtern. Die Haut der Männer ist eben insgesamt dicker – in allen Lebensaltern; wenn auch die Hautdicke selbst bei Männern kontinuierlich mit den Jahren abnimmt. Bei Frauen hingegen bleibt die Hautdicke bis zu den

Wechseljahren erhalten – und deshalb wirken Frauen länger jugendlich als Männer. Mit der Menopause jedoch gibt es einen recht plötzlichen Einbruch. Die natürlicherweise sinkenden Östrogenspiegel bedeuten für die Haut weniger Hautaufbauaktivität und entsprechend dünnere Haut. Wenn sich dazu noch die chronischen Wirkungen von allzu viel Sonneneinstrahlung addieren, wird die Haut schnell ledrig und grob. Die Lederhaut verliert an Kollagen und Elastin: Sie bekommt Fältchen und dort, wo im Gesicht die Mimikfalten ihre Spuren gezogen haben, werden bald Falten daraus. Zudem schwindet das Unterhautfettgewebe – besonders auffallend im Gesicht – und die Haut wird zarter und durchscheinend: Die feinen Blutgefäße und auch die Sehnen zeichnen sich stärker ab. All diese Veränderungen – zusammen mit den häufig auftretenden Pigmentverschiebungen in Folge lebenslanger starker Sonneneinstrahlung – verraten selbst bei bester Pflege doch das Alter; ganz besonders auf den Handrücken, wo sich die so genannte Altersatrophie* der Haut besonders bemerkbar macht. Nach der Menopause verlaufen auch Heilungsprozesse in der Haut langsamer, Infektionen sind häufiger, und Druckgeschwüre können gegebenenfalls schneller eintreten als in jüngeren Jahren.

Die Haut von Frauen besitzt mehr Östrogenrezeptoren als die der Männer, und Frauen brauchen auch mehr Östrogen, um ihre Haut mit ausreichend Feuchtigkeit zu versorgen, um ihr Unterhautfettgewebe zu erhalten und den Verlust an Elastin aufzuhalten, der nicht nur im Gesicht, sondern am ganzen Körper Schlaffheit und Faltenbildung bewirkt.

Neulich erzählte mir eine Patientin, dass sie darüber nachdenke, ein Facelifting machen zu lassen. Sie habe sich überlegt, sagte sie lachend, dass der Chirurg doch einfach an den Zehen anfangen solle und ihre ganze locker und faltig gewordene Haut wieder an den alten Platz zurechtziehen solle.

Aus den genannten Gründen ist auch eine Hormonersatztherapie in gewissem Umfang hilfreich, um die Haut dicker, straffer und

* Atrophie ist ein Fachbegriff aus dem Griechischen = Schrumpfung, Rückbildung. (Anm. d. Übersetzerin)

elastischer zu erhalten. Man hat beobachtet, dass die Wunden operierter Ratten sich besser schlossen, wenn sie mit einer östrogenhaltigen Salbe behandelt wurden. Das Hormon förderte die Bildung eines für die Wundheilung wichtigen Proteins, des Beta-Transformations-Wachstums-Faktors.

Die Wirkung von Östrogen haben manche Frauen im Selbstversuch getestet. Sie haben einfach Östrogen-Cremes, die ihnen zur Behandlung von Scheidentrockenheit verordnet worden waren, als Gesichtscreme gebraucht. Und sie schworen auf den Verjüngungseffekt dieser wahrhaft einfallsreichen »zweckentfremdeten« Nutzung eines Medikaments!

Es kann schon ein gewisser Trost sein, dass die Gewichtszunahme in den Wechseljahren auch ihre guten Seiten hat. Eine davon ist, dass das Gesicht auch straffere Konturen behält. Nicht nur sorgen die berühmten »zehn Kilo zu viel« für ausreichend östrogenbildendes Gewebe, sie polstern auch manch hagere Falte weg. So ist ein größerer Gewichtsverlust gerade in den Jahren vor der Menopause mit unweigerlich stärkerer Faltenbildung im Grunde ein hoher Preis für eine schlanke Figur. Die Haut muss sehr elastisch sein – und das ist bei älteren Menschen eben nicht mehr der Fall – um die Folgen raschen Gewichtsverlustes nicht als Falten offen zu legen.

Zwei Faktoren tragen zur Alterung der Haut bei: Das so genannte intrinsische Altern geschieht ohne weiteres Zutun in allen Organen und ist kaum beeinflussbar. Extrinsische, also Umweltfaktoren jedoch tun ihr Übriges – doch sie können zum Glück frühzeitig beeinflusst werden. Zu den belastenden äußeren Einwirkungen gehört vor allem die Sonneneinstrahlung, die schon die Haut von Babys trifft und lebenslang einwirkt. Das bleibt nicht ohne Spuren, denn die Haut vergisst nicht: Sonne fördert die Faltenbildung – das wird aber erst nach Jahren sichtbar! Gegen alle Erwartung sind Männer jedoch empfindlicher gegen Sonneneinstrahlung als Frauen.

Auch das Rauchen ist faltenbildend – und zwar direkt proportional zu der Zeit, dic man geraucht hat, und der Anzahl von Zigaretten. Eine der Ursachen für die schädigende Wirkung auf die Haut ist die Eigenschaft des Nikotins, die Blutgefäße zusammenzuziehen. Das geschieht in allen Organen, aber in der Haut hinterlässt es besonders sichtbare Spuren: Blässe, Fahlheit, Trockenheit und Falten. Eine weitere Wirkung kommt noch hinzu: Rauchen erhöht die Konzentration von Kohlenmonoxid im Blut, welches die Sauerstoffzufuhr ins Gewebe noch weiter drosselt. Dieser Effekt ist für Frauen noch etwas ausgeprägter als für Männer: Das Risiko für männliche Raucher, Falten zu bekommen, liegt 2,3-mal höher als das für männliche Nichtraucher – bei Frauen ist es 3,1fach erhöht. Doch die weibliche Eitelkeit lässt sich auch nutzen, denn sie ist für viele Frauen ein weit mächtigeres Argument mit dem Rauchen aufzuhören als die Gesundheit: Hautärzte haben festgestellt, dass Frauen eher für eine faltenfreie Schönheit als wegen des Risikos für Lungenkrebs das Rauchen aufgeben (siehe Kap. 6, »Die Lunge«)!

Die Haut und Autoimmun-Krankheiten

Die Haut ist ein wichtiger Bestandteil des Immunsystems, denn sie bildet die erste Barriere gegen potenziell eindringende Fremdkörper. Deshalb spielt die Haut auch eine bedeutende Rolle als Schutz gegen Autoimmun-Krankheiten. Zu diesen gehört etwa die Krankheit Lupus erythematodes (siehe auch Kap. 11, »Das Immunsystem«). Sie befällt innere Organe und ist von Symptomen begleitet, die der Krankheit den Namen gaben: einem Hautausschlag auf der Nase und den Wangen, der die Erstbeschreiber der Krankheit an die Maske im Wolfsgesicht erinnerten: Lupus = lateinisch für Wolf, und Erythem ist der medizinische Begriff für eine Rötung. Unter Östrogen verstärkt sich die Symptomatik, und bei den meisten Betroffenen wird der Lupus in der Schwangerschaft schlimmer. Und je länger eine Frau jenseits der Wechseljahre eine Hormonersatztherapie nutzt, desto größer wird ihr Risiko für das Auftreten von Lupus.

Sklerodermie ist eine weitere Autoimmun-Krankheit, die sich an der Haut zeigt. Sie tritt bei Frauen vier Mal so häufig auf wie bei Männern. Auch diese Krankheit kann viele innere Organe befallen, doch am eindrucksvollsten und subjektiv belastendsten geschieht das auf der Haut. Die Haut schrumpft, wird lederartig fest, faltenfrei stramm im gesamten Gesicht und zieht sich vor allem um den Mund unangenehm fest zusammen – wie bei einem Tabaksbeutel. Doch manche Frauen lehnen angeblich genau wegen dieses – natürlich eigentlich krankhaften – kosmetischen Effekts, der einem zu straffen Facelifting ähnelt, sogar die Behandlung ab.

Auch die Schuppenflechte (Psoriasis) ist eine Krankheit der Haut, die wohl immunologische Ursachen hat. Sie zeigt sich an roten, schuppigen Flecken auf der Haut. Diese entstehen dadurch, dass die nachwachsenden Hautzellen sich zu schnell teilen, dabei aber nicht ausreifen. Doch über immer neue Blutgefäße werden sie ständig zu weiterem Wachstum angeregt.

Die Psoriasis oder Schuppenflechte betrifft zwar beide Geschlechter gleichermaßen, doch scheinen Raucherinnen sie häufiger als Raucher zu bekommen. Und einmal aufgetreten, kann sich die Schuppenflechte durch Rauchen noch verstärken. Eine der Begleiterscheinungen der Psoriasis sind schmerzhaft entzündete Gelenke: Diese Störung ist bei Frauen eindeutig häufiger zu finden.

Haare und Hormone

Haare haben für jeden Menschen eine besondere, oft ganz persönliche Bedeutung und Wichtigkeit. Sie stellen auch ein charakteristisches Merkmal der Person dar. Umso verständlicher ist das Leiden an Haarausfall – gleichermaßen für Männer und Frauen. Doch gerade Haarausfall ist oft sehr schwer zu behandeln und auf jeden Fall eindeutig verschieden für die Geschlechter. Vorübergehender und harmloser Haarausfall ist häufig und begleitet oft Phasen von Stress; bei Frauen tritt er häufig in Zeiten der Hormonumstellung auf, wie etwa nach einer Entbindung. Doch bei manchen Menschen kann es auch zu vollständigem und irreversiblem Haarausfall kommen – bis hin zu den Augenbrauen und Wimpern.

Das Haar wächst aus den Haarbälgen (Follikel) heraus: spezialisierten Poren der Haut, in deren Tiefe haarbildende Zellen sitzen. Diese Matrix-Zellen produzieren das Keratin-Protein, aus welchem das Haar aufgebaut ist. Melanozyten, also Farbpigment bildende Zellen im Follikel, geben Melanin an das wachsende Haar ab und färben es je nach individuell ererbter Haarfarbe. Die Haarfollikel entstehen bereits in der neunten Schwangerschaftswoche – zuerst am Kopf und dann am ganzen Körper, mit Ausnahme der Genitalien, der Handflächen und Fußsohlen. Jeder Mensch besitzt rund fünf Millionen Haare. Das Haar durchläuft in seinem Lebenszyklus drei Phasen. Zunächst wächst es als so genanntes anagenes Haar, entwickelt sich zu einem so genannten katagenen, nicht mehr wachsenden »Übergangs«-Haar und wird dann zum so genannten telogenen, ruhenden Haar, welches schließlich ausfällt. Jeden Tag fallen rund hundert Kopfhaare aus. Ein Haar hat eine Lebensspanne von etwa 4,5 Jahren und wächst etwa 1,2 Zentimeter im Monat. Brünette Menschen haben die meisten Haare: rund 155.000; Blonde etwa 140.000 und Rothaarige nur etwa 85.000.

Die Geschlechtshormone besitzen einen bedeutsamen Einfluss auf die Qualität der Haare und ihre Verteilung auf der Haut. Das liegt an der Fähigkeit der Haut, bestimmte Hormone in stoffwechselaktive Formen umzubauen, welche die Eigenschaften der Haare beeinflussen. So kann zum Beispiel der Haarfollikel das im Blut zirkulierende Testosteron mit Hilfe des Enzyms 5-alpha-Reduktase in eine biochemisch noch wirkungsvollere Variante umsetzen: das Dihydrotestosteron (DHT). DHT ist ein sehr stark wirksames männliches Hormon. Es entsteht zuerst in der der Pubertät und heftet sich seinerseits an bestimmte Rezeptoren, die auch im Haarfollikel sitzen. Andere Rezeptoren im Follikel binden wieder ausschließlich Testosteron, ohne es in DHT umzuwandeln. Diese beiden chemisch verschiedenen Varianten des Hormons haben auch recht unterschiedliche Wirkungen. Denn die Testosteron-empfindlichen Follikel sitzen vor allem im unteren Schamhaarbereich und in den Achselhöhlen beider Geschlechter – wohingegen die Follikel mit den DHT-Rezeptoren im Bereich der typisch männlichen Behaarung liegen: Bart, Brust, oberer Schamhaarbereich, in der Nase und im Ohr. Bei einer seltenen Chromosomenstörung, dem männlichen Pseudohermaphroditismus (siehe auch Kap. 2, »Das Gehirn«), fehlen den Betroffenen Rezeptoren für Testosteron und DHT. Sie entwickeln deshalb keinerlei männliche Behaarung – aber auch keine Achsel- und Schamhaare. In der Pubertät bilden die Betroffenen zwar Testosteron, der Organismus kann es aber nicht nutzen – mangels Rezeptoren. Durch das ebenfalls in den Hoden gebildete Östrogen entwickeln sie ein ganz »normales« weibliches äußeres Erscheinungsbild – obwohl diese Menschen einen männlichen Chromosomensatz haben.

Bei einer anderen Störung fehlt den betroffenen Männern das Enzym 5-alpha-Reduktase. Solange sie Kinder sind, ist es schwer, vom äußeren Anschein her das Geschlecht festzulegen, denn ihre Genitalien wirken weder eindeutig männlich noch eindeutig weiblich. In der Pubertät entwickeln sie jedoch unter dem Einfluss des Testosterons aus den Hoden eindeutig männliche Geschlechtsorgane und die anderen Charakteristika wie eine tiefe Stimme und kräftige Muskulatur. Allerdings verlieren sie nie ihr Kopfhaar wie Männer ohne diesen Enzymdefekt, und sie haben keinen Haarwuchs im oberen Schamhaarbereich. Diese Befunde sind leicht verständlich, wenn man bedenkt, dass die Rezeptoren für DHT nicht angeregt werden, weil der Betroffene gar kein DHT bildet. Bedauerlich für die Betroffenen ist jedoch, dass es zwei unterschiedliche Typen der 5-alpha-Reduktase gibt. Typ 1 stimuliert die Produktion der Talgdrüsen, Typ 2 findet sich ausschließlich in den Haarbälgen. Den von der Störung Betroffenen fehlt aber Typ 2. Das hat zur Folge, dass sie in der Pubertät trotzdem Akne bekommen können. Die beschriebenen Störungen sind zugegebenermaßen selten, doch illustrieren sie auf eindrucksvolle Weise die Wichtigkeit von Hormonen und Genen für geschlechtstypische Merkmale.

Die häufigste Form des Haarausfalls bei beiden Geschlechtern ist auf die Wirkung des Testosterons zurückzuführen, weshalb sie androgene Alopezie (androgen bedingte Kahlheit) genannt wird. Das Muster des Haarausfalls ist bei beiden Geschlechtern unterschiedlich, weil die Verteilung der DHT-bildenden und DHT-empfindlichen Follikel auf dem Kopf des Mannes ein ganz typisches Muster einhält. Sie liegen nämlich im Stirnbereich und kappenförmig im Bereich des Scheitels. Manche Männer zeigen eine intensivere Empfindlichkeit auf DHT, deshalb verlieren sie als Erstes in den genannten Arealen ihr Haupthaar, und nur der Haarkranz bleibt. Doch obwohl dieser charakteristische Haarausfall eigentlich ein Zeichen der Virilität ist – geht er doch auf einen hohen Testosteronspiegel und reichlich Hormonrezeptoren in der Kopfhaut zurück –, wird Haarausfall nur selten so empfunden. Und zudem ist er auch ein Zeichen für ein erhöhtes Herz-Kreislauf-Risiko.

Bei Frauen sieht Haarausfall ganz anders aus. Sie behalten das Haar im Stirnbereich, können es aber im ganzen restlichen Kopfbereich verlieren. Grund dafür sind die bei Frauen nur im Randbereich der Stirn vorliegenden DHT-Rezeptoren. Außerdem besitzen Frauen höhere Spiegel von Aromatase in ihren Haarfollikeln, einem Enzym, welches Testosteron in Östrogen umwandeln kann, und weit niedrigere Spiegel von 5-alpha-Reduktase als Männer.

Nach der Menopause kann auch das Schamhaar schütter und glatter werden – ein Symptom, welches jedoch nicht wirklich behandelt werden muss.

Wenn man sich beim Friseur einmal umschaut und den Haarschopf von älteren Kundinnen genauer ansieht, kann man oft erkennen, dass das Haar im gesamten Kopfbereich mit den Jahren immer dünner wächst – außer im Stirnbereich, wo es üppig und dicht wie gehabt bleibt. Viele Friseure stellen sich darauf ein und schneiden die Frisur entsprechend: Sie kämmen das dichte Stirnhaar zurück, oder sie legen das Haar zusätzlich in Wellen, mit denen sich der Kopf leichter und fülliger bedecken lässt.

Tumore der Nebenniere erhöhen bei Frauen die Androgenspiegel im Blut. Betroffene zeigen ähnliche Symptome wie die älteren Frauen beispielsweise in den Mittelmeerländern, die zwar normale Spiegel von Androgenen haben, aber eine stärkere Sensitivität für Testosteron und Testosteron-ähnliche Hormone. Diese Frauen entwickeln mit den Jahren einen männlich erscheinenden Haarausfall, haben häufig Akne und die Neigung zum Damenbart. Wenn solche Symptome allerdings vor den Wechseljahren auftreten, sollte der Hormonstatus untersucht werden, um einen Nebennierentumor oder eine hormonbildende Zyste am Eierstock auszuschließen. Solche Zysten können sogar gehäuft auftreten – Betroffene haben durch zahlreiche androgenbildende Zysten (polyzystisches Ovar) verstärkten Haarwuchs im Gesicht, Bluthochdruck, eine Neigung zur Zuckerkrankheit (Diabetes) und sind oftmals unfruchtbar.

Was sich gegen Haarausfall tun lässt

Haarausfall ist ein Problem, das die Menschheit seit je her begleitet und immer wieder Anlass für intensive wissenschaftliche Forschung bietet. Versuche an Mäusen, deren Pelz sich zu üppigerem Wachstum anregen ließ, können in Zukunft vielleicht weiterhelfen.

An der Harvard Medical-School hat Michael Detmar im Massachusetts General Hospital ein Protein entdeckt, den Gefäß-Endothel-Wachstumsfaktor (*vascular endothelial growth factor* – VEGF), welcher möglicherweise einen bedeutenden wachstumsfördernden Einfluss auf den Haarwuchs hat. VEGF weitet die Blutgefäße in den Haarfollikeln und fördert die Zufuhr an Nährstoffen für die wachsenden Haare. In den genannten Versuchen hat man die Erbinformationen von Mäusen gezielt verändert, sodass sie vermehrt VEGT bilden. Diesen Mäusen wuchs ein Pelz, der 70 Prozent dichter als der normaler Mäuse war[71].

An der Columbia-Universität hat Angela Christiano sich mit der genetischen Ursache des so genannten kreisrunden Haarausfalls (Alopezia areata) beschäftigt, an der sie selbst leidet. Sie hat die genetischen Besonderheiten in betroffenen Familien erforscht, in denen mehrere Familienmitglieder an den typischen Symptomen leiden: Ohne erkennbaren Grund und Auslöser fällt büschelweise das Haar auf dem Kopf – bei Männern auch im Bartbereich – aus. Möglicherweise sind immunologische Gründe verantwortlich, und das Immunsystem selbst greift die Haarbälge an.

Forscher des Howard Hughes Medical Center haben bei Mäusen aus normalen Hautzellen durch die Gabe eines Proteins namens Beta-Katenin Haarbalgzellen schaffen können. Das Protein kann damit verstärkten Haarwuchs erzeugen. Doch ist noch nicht klar, ob diese Prozedur nicht eine gewisse Gefahr in sich birgt, denn es ist noch nicht möglich, die Zahl der sich umwandelnden Zellen zu begrenzen, und es könnte sein, dass man mit diesem Mittel übermäßigen und unkontrollierbaren Haarwuchs erzeugt. Solche Mittel sind erst im Teststadium und für den Menschen nicht zugelassen.

Selbst hervorgerufener Haarausfall

Eine eigentümliche Variante des Haarausfalls ist der selbst erzeugte, die so genannte Trichotillomanie*, die man von der Erscheinung her mit der Alopezia areata verwechseln kann. Das Phänomen kommt in allen Altersgruppen vor – bei Erwachsenen ist sie bei Frauen häufiger als bei Männern; Mädchen und Jungen

---

* Trix = griechisch für Haar; Tillomanie = griechisch für Zupfzwang. (Anm. d. Übersetzerin)

sind gleich häufig betroffen. Diese Störung ist dadurch charakterisiert, dass die Betroffenen zwanghaft an ihren Haaren zupfen, ziehen und reißen – bis hin zum Abknicken und Ausreißen ganzer Haarbüschel. Dadurch entstehen entsprechende Kahlstellen am Kopf. Oft werden die Haare genutzt, um sich an anderen Körperstellen zu streicheln, darauf herumzukauen und sie sogar aufzuessen. Diese Störung korrespondiert mit erhöhtem Stress, kann aber auch gerade im umgekehrten Fall auftreten, wenn die Betroffenen sich entspannen, unaufmerksam sind oder wenn sie lesen oder fernsehen. Viele Betroffene versuchen durchaus, sich von ihrer Zwangshandlung selbst abzuhalten, was jedoch wieder zu erhöhter Anspannung führt, die durch erneutes Haareausreißen gemildert werden kann. Nicht nur das Kopfhaar, auch andere Körperbehaarung kann ausgezupft werden, und manche Betroffene können stundenlang nicht von ihrem Zwang lassen. Üblicherweise wird die Trichotillomanie in den USA mit einer Kombination von SSRI-Antidepressiva und Psychotherapie behandelt, doch kann die Störung auch jeder Behandlung hartnäckig widerstehen.

Mit Haut und Haar: Seelisches am Körper austragen

Trichotillomanie ist zwar ein einzeln beschreibbares Symptom, doch tritt es meist in einem problematischen Lebenskontext auf, den es zu erforschen gilt.

Betroffene Kinder sollten unbedingt und möglichst frühzeitig einem Kindertherapeuten vorgestellt werden, denn oft ist es nicht simpler Stress allein, sondern eine schwere Verhaltensstörung aus ganz unterschiedlichen und komplexen Gründen. Kinder- und Familientherapie ist dann angezeigt. Geistig behinderte Kinder oder Psychosekranke neigen verstärkt zu selbstschädigenden Zwangshandlungen.

In Deutschland würde man Erwachsene wie in den USA auch mit einem Antidepressivum behandeln, und in jedem Fall sollte zur Bewältigung der Zwangsimpulse eine Verhaltenstherapie versucht werden. Unbedingt sollte aber auch psychotherapeutisch abgeklärt werden, ob nicht noch andere selbstverletzende Handlungen bestehen – insbesondere betroffene junge Frauen, die sich zum Beispiel durch Schnitte selbst verletzen, werden diese Symptome eher verschweigen und auch in typischem Widerstand wenig Motivation zur Therapie aufbringen. Gerade sie brauchen aber dringend fachpsychotherapeutische Behandlung – meist sogar stationär – als Kombination von Medikamenten, Verhaltenstherapie, körpertherapeutischen Übungen und tiefenpsychologischer Erforschung der Hintergründe. In solchen Fällen liegen oft Gewalterfahrungen oder sexueller Missbrauch den Symptomen zu Grunde.

Akne

Unter dem Einfluss steigender Hormonspiegel machen nahezu alle Jugendlichen eine Phase der Hautprobleme durch. Pickel und Entzündungen belasten die Haut und das Selbstbewusstsein. Akne ist eine besonders ausgeprägte Form dieser Störung. In manchen Körperbereichen, zum Beispiel an Stirn, Nase und Kinn, am Dekolleté und an Rücken und Schultern münden in die Haarbälge gleichzeitig auch die Ausführungsgänge der Talgdrüsen. Wenn unter dem Einfluss des Testosterons die Talgdrüsen stimuliert werden und verstärkt ihre fetthaltigen Sekrete bilden, können diese die Haarbälge als »Mitesser« (Komedo) verstopfen und sich sogar entzünden. Behandeln lässt sich die Akne neben der Reinigung und Pflege der Haut vor allem mit Mitteln, welche die Testosteronwirkung bremsen. Das ist bei jungen Männern natürlich nicht angezeigt.

Bei jungen Frauen sieht es anders aus. Sie können die »Pille« nutzen, um ihre Akne zu bekämpfen. Es sollten aber nicht Pillen mit den Progesteron-Wirkstoffen Levonorgestrel oder Norethindrin sein, denn diese Gestagene wirken testosteronähnlich und verschlimmern die Symptome. Die modernen Verhütungspillen wirken weit weniger androgen, zum Beispiel die Wirkstoffe Desogestrel oder Norgestimat. Man kann diese Pillen geradezu als Aknemedikamente nutzen, weil sie die Menge an Sexualhormon bindenden Proteinen im Blut erhöhen, die das zirkulierende Testosteron abfangen und damit unschädlich machen.

Nagelprobleme

Frauen erleben mit den Wechseljahren typische Veränderungen an Haut und Nägeln. Dazu gehören nicht nur eine verstärkte

Empfindlichkeit der Haut, sondern oft auch trockene Haut und gespaltene Nägel. Das kann so weit führen, dass die Nägel einzureißen beginnen. Oft bildet sich zusätzlich ein längsverlaufender Wulst vom Nagelbett aus, der zu einem Riss werden und schließlich den herauswachsenden Nagel an der Spitze spalten kann. Manchmal bluten die Risse sogar. Es gibt nur wenig Möglichkeiten, diese Probleme zu beheben. Eins ist die sorgfältige und intensive Pflege der Hände. Es kann sinnvoll sein, das Nagelbett täglich mit Feuchtigkeitscreme einzureiben. Auch mehrere Schichten schützender Nagellack können den Nagel für eine Weile so stabilisieren, dass er nicht mehr einreißt. Problematisch sind allerdings die Nagellackentferner, weil sie den Nagel wieder entfetten und schwächen.

Hautkrebs

Die Sonne – so schön sie ist und so sehr wir sie uns in den dunklen Wintermonaten herbeisehnen – tut den Menschen nicht nur Gutes. Das ist den meisten durchaus bewusst, und doch richten sich nur wenige danach. Ob man sich sonnt, um braun zu werden, oder ob man der Sonne durch lokale klimatische Gegebenheiten einfach unausweichlich ausgesetzt ist, selbst bei größter Vorsicht zieht Sonnenbaden eine ganze Reihe unangenehmer Folgen nach sich, von vorzeitigen Falten bis zur schlimmsten Konsequenz Hautkrebs.

Es gibt drei häufige Formen von Hautkrebs. Die gefährlichste ist das maligne Melanom, das fast ausschließlich auf zu viel Sonnenbestrahlung und ultraviolettes Licht zurückzuführen ist. UV-Strahlen werden bei der Sonnenbank im Sonnenstudio zur Bräunung eingesetzt – inzwischen ist aber eindeutig nachgewiesen, dass beide Arten des UV-Lichts, UV-A und UV-B, die Haut schädigen. Sonnenblocker schützen übrigens nur gegen UV-A. Die Häufigkeit von Melanomen nimmt seit Jahren ständig zu – in den USA hat sich die Zahl der Erkrankten zwischen 1973 und 1994 um 120 Prozent erhöht, also mehr als verdoppelt. Im Jahr 1998 hatte bereits einer von 80 US-Amerikanern ein Melanom[72]! Sechs von sieben an Hautkrebs Verstorbenen hatten ein Melanom. In Deutschland sieht es noch schlimmer aus: Die Häufigkeit ist bei Männern zwischen 1970 und 1996 um 170 Prozent, bei Frauen um 150 Prozent gestiegen. Zum Teil liegen die Zahlen auch deshalb so hoch, weil der Hautkrebs früher entdeckt wird – das verbessert zwar die Überlebensrate, die heute für Männer bei 78 Prozent und für Frauen bei 88 Prozent liegt. Warum die Überlebensrate der Frauen – und das, obwohl einige Melanome sogar Östrogenrezeptoren haben – höher ist als die der Männer, weiß man bis heute nicht genau. Trotzdem erhöhen weder Schwangerschaft, Östrogeneinnahme durch die »Pille« noch eine Hormonersatztherapie das Melanom-Risiko. Frauen haben insgesamt eine bessere Heilungschance[73] – aber die beste Überlebensstrategie wäre natürlich, die Krankheit ganz zu meiden: durch ausreichend Sonnenschutz, wenig Sonnenbäder und kompletten Verzicht auf Sonnenbankbestrahlungen.

Die Sommerkleidung von Frauen zeigt meist mehr Haut als die von Männern, weshalb die Verteilung von Hautkrebs bei Männern und Frauen differiert. Männer, deren Erkrankungsraten ab 45 Jahren die der Frauen übertreffen, erkranken eher an Nacken und Ohren. Frauen hingegen haben mehr Melanomtumoren in jüngeren Jahren unter vierzig, und bei ihnen sitzen sie eher an Beinen und Hüften. Frauen tragen eben Bikini und Röcke und keine geschlossenen Badeanzüge und lange Hosen.

Risikofaktoren meiden – Hautkrebs verhindern

Auch in Deutschland starten die Hautärzteverbände inzwischen jeden Sommer eine Präventionskampagne gegen den Hautkrebs – mit zum Teil drastischen Bildern. Aber was anders könnte helfen, gegen die Verführungskünste knackiger Sonnenbräune anzukommen?

Die Risikofaktoren für Hautkrebs sind eindeutig:

- An erster Stelle steht helle Haut: Hellhäutige tragen ein 20-faches Risiko im Vergleich zu Afro-Amerikanern, Hautkrebs zu entwickeln.
- Hautkrebs in der Vorgeschichte: Zwischen 35 und 50 Prozent derjenigen, die bereits einmal ein Basalzellkarzinom erlitten haben, werden ein weiteres innerhalb der folgenden fünf Jahre bekommen.
- Chronische Sonnenexposition: Häufige Sonnenbäder oder häufiger Sonnenbrand in frühen Lebensjahren stellen ein hohes Risiko für ein Melanom dar.

- Sommersprossen sind ein Zeichen für eine starke Sonnenreaktion auf Grund von Sonnenempfindlichkeit. Sommersprossige Hellhäutige sollten jährliche hautärztliche Kontrolluntersuchungen machen lassen.
- Muttermale sind an sich nicht gefährlich. Sie können sich jedoch unter Strahlenbelastung in Hautkrebs umwandeln. Die sorgfältige Selbstuntersuchung kann dem vorbeugen. Es gibt heute ausgefeilte Techniken, um auf relativ einfache Weise Krebs schon in Frühstadien zu diagnostizieren und zu entfernen. Ein früher Eingriff kann das Leben retten. Risikobehaftete sollten die Vorsorge unbedingt nutzen.

Es gibt noch zwei weitere häufige Hautkrebs-Arten, das Basalzellkarzinom und das squamöse Karzinom. Beide Arten rühren von den keratinbildenden Zellen in der Epidermis her. Das squamöse Karzinom neigt zwar zu schneller Ausbreitung, das Basalzell-Karzinom ist jedoch vier Mal häufiger und wird leicht erkannt, weil es sehr entstellend wirken kann. Auch diese beiden Hautkrebs-Formen werden häufiger, und sie finden sich eher bei Männern. Auch sie werden in den meisten Fällen durch zu viel Sonneneinstrahlung verursacht.

Als Mutter mache ich mir oft die größten Sorgen um meine Heranwachsenden und ihre Freunde. Könnten wir doch bloß all diesen Sonnenverrückten klarmachen, dass es heute zwar schick aussieht, nahtlos gebräunt den Sommer zu verträumen, dass aber die Zukunft möglicherweise nicht mehr Karibik-braun, sondern düster aussehen kann! Es könnte so leicht sein, dieser Krebs-Epidemie ein Ende zu bereiten. Nicht umsonst kannte noch unsere Elterngeneration kaum Hautkrebs – man trug ja auch Sonnenhut und spazierte unterm Sonnenschirm. Nur die Feldarbeiter, die trotz Sonnenschutz mit Hut, langen Ärmeln und Hosenbeinen hohe Bestrahlungsdosen ertragen mussten, bekamen vor 50 Jahren Hautkrebs: meist am Nacken.

Basalzelltumoren treten aus unbekannten Gründen bei Männern zwei Mal häufiger auf als bei Frauen, und das Verhältnis ist bei den squamösen Karzinomen für Männer noch ungünstiger. Und auch hier ist die Verteilung geschlechtstypisch: bei Männern häufiger an den Ohren und bei Frauen eher an den Beinen – wahrscheinlich wegen der kürzeren Haarschnitte der Männer und den strumpflosen Beinen der Frauen im Sommer. Auffallend ist, dass eine das Immunsystem unterdrückende Behandlung – wie sie zum Beispiel nach Transplantationen notwendig ist – zu einem enormen Anstieg der Häufigkeit von squamösen Karzinomen führt.

Kürzlich sprach ich mit einem Patienten, der ein ungemein entstellendes Basalzellkarzinom hatte: Fast seine gesamte Nase und die Oberlippe waren von dem Tumor zerfressen. Ich fragte ihn, warum er bloß so lang gewartet habe, bevor er einen Arzt aufsuchte? »Ich hatte gehofft, es würde von selbst vergehen.« Damit solche schrecklichen Dinge nicht geschehen, sollte man sich wirklich jährlich von einem erfahrenen Hautarzt untersuchen lassen: von Kopf bis Fuß! Melanome kann es überall geben: sogar an der Vulva, zwischen den Zehen, unter den Nägeln und auf der Kopfhaut. Ich kenne einen wirklich sorgfältigen Arzt, der den Kopf seiner Patienten mit dem Föhn untersucht: So kann er richtig gut zwischen die Haare blicken und die Haut genau untersuchen. Es kann nur helfen, auch selbst an den verborgenen Hautstellen prophylaktisch nachzusehen – nutzen Sie einen Handspiegel, wenn es nicht anders geht.

Was Frauenmedizin für die Praxis der Hautversorgung bedeutet

Vermännlichungserscheinungen

Wenn typisch männliche Charakteristika an Frauen sichtbar werden, kann das mehrere Ursachen haben. Bartwuchs oder eine tiefe Stimme sind für fast jede Frau äußerst störend. Bei manchen Frauen kann ein stärkerer Haarwuchs mit dem genetischen Typus zu tun haben: Frauen aus Mittelmeerländern beispielsweise entwickeln immer dichtere Behaarung als nordische Blondinen – bei denen aber auch die Haare weniger auffallend sind. Die genetische Disposition lässt sich nicht beeinflussen – und wenn die Hormonspiegel normal sind, ist auch keine Hormontherapie nötig. Kosmetische Mittel, wie Laser-Epilation störender Gesichtshaare oder Rasieren von Beinhaar, sind hilfreich für jene Frauen, die es möchten.

Wenn jedoch stärkerer Haarwuchs in Kombination mit tieferer Stimme eine neu eingetretene Symptomatik ist, sollte abgeklärt werden, ob ein hormonbildender Tumor an der Hirnanhangsdrüse oder den Eierstöcken die Ursache ist. Blutuntersuchungen zeigen in solchen Fällen auch veränderte Hormonspiegel, meist erhöhte männliche Hormone (Hyperandrogenämie).

Eine Erkrankung der Eierstöcke, die häufig übersehen wird, ist die multiple Zystenbildung in den Eierstöcken (polyzystische Ovarien). Sie fällt meist nur bei einer Ultraschalluntersuchung auf. Die genaue Ursache dieser Störung ist unbekannt – typisch sind Symptome wie leicht erhöhte männliche Hormone im Blut, verstärkter Haarwuchs im Gesicht, Unfruchtbarkeit, Neigung zu Bluthochdruck und Zuckerkrankheit.

Eine medikamentenbedingte Nebenwirkung mancher hormonellen Verhütungspillen kann das Auftreten von Akne sein. Je nach den in der »Pille« enthaltenen Gestagenen kann bei manchen Frauen ein leicht vermännlichender (androgener) Effekt auftreten, der sich als Akne äußert. Ein Pillenwechsel hilft umgehend.

Nicht zu empfehlen: Bodystyling mit Anabolika

Muskelaufbauende Mittel werden heute in vielen Bodybuilding-Studios verwendet – über die schädlichen Wirkungen sind sich die meisten Verwender zwar grob im Klaren, und doch hoffen sie, dass sie selbst keine Nebenwirkungen erleiden werden. Neben den eher harmlosen Eiweiß-Konzentraten greifen viele Sportler zu hormonellen Mitteln, den Anabolika*. Anabolika sind Steroidhormone, aus denen auch Testosteron im Organismus gebildet wird. Diese Hormone stimulieren den Muskelaufbau, und je nach Dosis kann die Wirkung beträchtlich sein. Doch dosisabhängig kommt es auch zu starken schädigenden und im schlimmsten Fall tödlichen Nebenwirkungen. Die harmloseste ist noch der Haarausfall, der bei Männern weniger auffällt als bei Frauen, die typischerweise »Geheimratsecken«, dünnes und fettiges Haar bekommen. Manche Bodybuilderinnen versuchen dies durch Lockenfrisuren zu verbergen. Bei Frauen kann sich die Stimme verändern – wenn junge Frauen, die noch in der Entwicklung sind, Dopingmittel benutzen, kann die Stimme lebenslang tief bleiben. Im schlimmsten Fall bleibt die Periode aus, Eierstockzysten

---

* Anabolika = griechisch für Aufbaumittel. (Anm. d. Übersetzerin)

mit teils bleibender Unfruchtbarkeit können entstehen, es verschwinden die Brüste, und es vergrößert sich sogar die Klitoris. Männer tragen unter Anabolika-Einfluss ein wesentlich erhöhtes Risiko für Bluthochdruck und Herz-Kreislauf-Krankheiten bis hin zum plötzlichen Herztod, für Diabetes und Impotenz.

Das erschreckende Ausmaß, in welchem Anabolika als ganz »normale« Lifestyle-Droge angesehen werden, offenbart eine Studie in den USA. Dieses »Monitoring the Future« genannte Projekt hat seit 1975 die Lebensgewohnheiten von 45.173 Jugendlichen von 435 öffentlichen und Privatschulen in den achten, zehnten und zwölften Klassen untersucht. 1989 wurde das Thema Anabolika neu in die Studien aufgenommen. Die Daten zeigten, dass die meisten Steroid-Benutzer männlich sind; 1999 nahmen schon 2,2 Prozent der Achtklässler, 2,8 Prozent der Zehntklässler und 2,5 Prozent der Zwölftklässler Steroide ein, in der Hoffnung damit ihre Muskelmasse erhöhen zu können*.

---

* Das der University of Michigan angegliederte Institute for Social Research betreibt die »Monitoring the Future«-Studie, die vom National Institute on Drug Abuse (NIDA) und dem National Institute of Health unterstützt wird. Die neuesten Daten sind auf der NIDA-website einzusehen: http://www.drugabuse.gov.

9 Das Knochengerüst

Man könnte meinen, das Knochengerüst sei wie ein Gebälk, auf dem die Körperteile drapiert sind wie Kleider auf einem Kleiderständer. Aus diesem vereinfachten Blick ist das Skelett nur so lange lebendig, wie wir wachsen, danach wird es steif und hart, sodass nichts außer diesem Gebein übrig bleibt, nachdem unser Leib verwest und zu Staub geworden ist.

Doch unsere Knochen sind weit mehr als ein starres Gerüst. Das Skelett ist ein lebendes Gewebe, das uns nicht nur das lebensnotwendige Kalzium liefert, sondern auch die Oberfläche, auf der unsere Muskeln ansetzen. Das ist von beiderseitigem Vorteil: Einerseits geben die Knochen den Muskeln Halt, von dem aus sie kräftig ziehen können, und der Zug der Muskeln an den Knochen andererseits regt die knochenaufbauenden Zellen an. Ohne Muskelzug und -druck beginnen die Knochen zu verkümmern, werden spröde und brüchig. Deshalb führt längere Bettruhe zu schädlichem Knochenabbau – und das nicht nur bei älteren oder kranken Menschen.

Was die Knochen stark macht

Zwischen Zugkraft und Knochenmasse muss ein ausgewogenes Gleichgewicht herrschen. Die Knochenmasse muss zwar ausreichen, um unser Gewicht zu tragen und den Zug der durch die Sehnen mit den Knochen verbundenen Muskeln auszuhalten – wäre die Masse allerdings zu groß, stellte sie eine untragbare Bürde dar. Der menschliche Organismus ist so raffiniert konstruiert, dass das Knochengerüst sich täglich selbst kontrolliert und regeneriert, um die Kräfte, die auf es einwirken, auch tatsächlich aushalten zu können. Werden die Knochen nicht durch Aktivität angeregt, verlieren sie – wenn auch zunächst minimal – augenblicklich an Substanz. Wenn man jedoch regelmäßig Schweres trägt oder durch Ziehen besonders starken Muskelzug ausführt, reagieren die Knochen, indem sie an Masse zulegen. Allerdings sind die grundlegenden Aufbauprozesse nur bis ins junge Erwachsenenalter so effektiv. Dann hat das Knochengerüst seine Spitzenwerte an Knochenmasse (*peak–mass*) erreicht. Diese Masse gilt es zu erhalten – und das ist durchaus bis ins hohe Alter möglich. Dazu braucht es jedoch Aktivität. Das ist der Grund, warum leichtes

Gewichtheben so ein wirksames und wichtiges Training darstellt, um eine ausreichend starke Knochenmasse zu erhalten und uns vor Knochenbrüchen zu schützen. Unterhalb des kritischen Bereichs der Kräfteeinwirkung bauen sich die Knochen ab, oberhalb davon legen sie bis zur möglichen *peak-mass* an Masse zu.

Wie genau der aktive Muskelzug auf den Knochen in ein Signal verwandelt wird, das den Zuwachs der Knochenmasse anregt, ist noch ungeklärt. Wissenschaftler vermuten, dass der Muskelzug winzige Deformationen und Rauigkeiten an der Knochenoberfläche provoziert. Und diese stimulieren die so genannten Osteoblasten, knochenaufbauende Zellen an der Oberfläche des Knochens. Die Osteoblasten senden durch ein System dünner Kanäle über Botenstoffe Signale zu den tief in den Knochen liegenden Knochenstammzellen, den Osteozyten. Als Antwort auf die Signale produzieren sie neue Knochensubstanz. Ihre Produktivität wird durch wieder andere Zellen ausgeglichen, die dafür sorgen, dass nicht zu viel Knochensubstanz entsteht. Dieses sind die knochenabbauenden Osteoklasten. Zwischen den aufbauenden und abbauenden Knochenzellen gibt es einen regen und komplexen Austausch. In den so genannten knochenformenden Einheiten (*bone-forming units*) lösen die Osteoklasten das Knochenmaterial langsam auf und hinterlassen dabei feinste Hohlräume, die so genannten Kavernen. Während dieser Abbauprozesse geben sie chemische Signalstoffe ab, die die Osteoblasten dazu anregen, wieder neue Knochensubstanz zu erzeugen und die Höhlungen mit einem an Kollagen reichen Material zu füllen, der so genannten Knochenmatrix. Sie bildet das Gerüst für den Knochen, in das Mineralien wie Kalzium, Phosphor, Natriumsalz, Kohlenstoff und Magnesium eingebaut werden. Die wichtigsten Mineralien für die Knochenbildung sind Kalzium und Phosphor. Erwachsene verarbeiten täglich etwa 500 Milligramm Kalzium. Für Deutschland ist ein täglicher Bedarf von 1200 bis 1800 Milligramm festgelegt – eine Menge, die in einem Liter Milch oder 50 Gramm Hartkäse enthalten ist. Phosphor ist in vielen Lebensmitteln enthalten – in konservierten und Fertiggerichten aber im Übermaß. Letztere Lebensmittel sollten gemieden werden, weil zu viel Phosphat nachweislich die Kalziumaufnahme aus dem Darm blockiert.

Knochenproduktion und Mineralstoffaufnahme werden üblicherweise laufend ausbalanciert, um die Knochenmasse und

Knochendichte auf optimalem Niveau zu halten. Wenn die Knochenproduktion hinter dem Knochenabbau zurückbleibt, geht Knochensubstanz verloren – bei der Osteoporose in einem Ausmaß, das zu gefährlichen Knochenbrüchen führen kann. Das gesunde Gleichgewicht ist von mehreren Faktoren abhängig: von erblichen Faktoren, der Knochendicke, der Knochenstruktur, dem Körpergewicht, der Muskelstärke, der körperlichen Aktivität und – was besonders wichtig ist – vom Einfluss der Hormone auf den Knochenstoffwechsel. Letzteres ist die Hauptursache für viele geschlechtsspezifische Unterschiede der Knochenqualität.

Zur Gruppe der hier wichtigen Hormone gehören nicht nur die Geschlechtshormone, sondern auch das Parathormon (PTH). Es wird von einer der vier kleinen Nebenschilddrüsen produziert, die vorn am Hals unterhalb der Schilddrüse liegen. PTH reguliert den Kalzium- und Phosphorspiegel in unserem Blut. Sinkt der Kalziumspiegel in Blut, entzieht PTH das Kalzium aus der Knochenmasse, die vom Organismus für solche Fälle als Kalziumdepot genutzt wird. Gleichzeitig signalisiert PTH den Nieren, aus den über die Ernährung aufgenommenen Vorstufen das vom Organismus nutzbare Vitamin D zu erzeugen. Dieses wird benötigt, um Kalzium aus dem Verdauungstrakt aufzunehmen.

Die Knochenbildner, die Osteoblasten, haben geschlechtsspezifische Merkmale. Als Wissenschaftler die Charakteristika dieser Zellart bei Frauen vor und nach den Wechseljahren untersuchten und diese mit Zellen von Männern im jeweils gleichen Alter verglichen, stellten sie fest, dass die Osteoblasten bei Frauen durch den Alterungsprozess selbst stärker angegriffen wurden. Das ist eine der Ursachen, warum ältere Frauen ein höheres Risiko für Knochenabbau, die Krankheit Osteoporose, haben.

Die jugendlichen Knochen

Die Art und Weise, wie die Knochen wachsen und sich formen, ist bei Jungen und Mädchen unterschiedlich. In der Jugendzeit wachsen Knochen nicht nur in die Länge, sie legen auch an Masse zu und ändern ihre Gestalt. Während vor der Pubertät hauptsächlich die Beine wachsen, ist es nach der Pubertät der Rumpf. Zwischen der Pubertät und dem frühen Erwachsenenalter verdoppelt sich die Knochenmasse. Die Hormone spielen dabei wie in jeder Phase der Knochenentwicklung und des Wachstums eine bedeutende Rolle – vor allem die Geschlechtshormone Östrogen, Progesteron und Testosteron. Sie steuern und erhalten die Balance zwischen Knochenaufbau und Knochenabbau. Sowohl die Osteoblasten als auch die Osteoklasten sind hormonsensibel: Im Zellinneren tragen sie spezielle Moleküle, die so genannten Rezeptoren, an denen die Hormone Östrogen und Testosteron andocken und Wachstumsreize geben. In der Pubertät steigt der Hormonspiegel im Körper und deshalb wächst der Körper in dieser Phase so stark und ändert sein Aussehen so dramatisch. Ein weiterer wichtiger Faktor dieses Veränderungsprozesses ist bei beiden Geschlechtern das Wachstumshormon, das so genannte Somatotrope Hormon (STH), welches die Produktion des insulinähnlichen Wachstumsfaktors 1 anregen. In der Pubertät werden Kinder folglich größer, weil sich an den Knochenenden, der Epiphyse oder Wachstumsfuge, ständig neues, knochenaufbauendes Material bildet und den Knochen in die Länge schiebt[74]. So lange diese Zonen neues Knochenbein bilden, wachsen Kinder in die Höhe. Jungen haben jedoch ein anderes Wachstumsmuster als Mädchen. Erstens dauert bei ihnen die Wachstumszeit der Vorpubertät zwei Jahre länger als bei Mädchen, weil bei ihnen die Pubertät erst später eintritt: um das 14. Lebensjahr herum. Bei Mädchen dauert die Pubertät etwa drei Jahre, bei Jungen rund ein Jahr länger. Eine Studie, welche die Knochenveränderungen von 107 Mädchen während der Pubertät untersuchte, zeigte, dass der größte Zuwachs an Knochenmasse in der frühen Pubertät der Zunahme an Knochenlänge zuzuschreiben ist, während der Knochen in der späten Pubertät mehr an Dichte zunimmt. Das ist insbesondere dann von Bedeutung, wenn das Wachstum eines Kindes zum Beispiel durch Krankheit und Bettlägrigkeit gebremst wird, denn dann wird letztlich die Struktur der Knochen anders sein – je nachdem, in welchem Alter die Krankheit auftritt.

In der späten Pubertät schließt sich die Wachstumsfuge als Reaktion auf den Östrogenspiegel. Das gilt für Mädchen wie für Jungen gleichermaßen, denn in deren Körper wird Testosteron durch ein Enzym namens Aromatase in das benötigte Östrogen umgewandelt. Manche Männer, die durch einen Enzym-Defekt entweder keine Aromatase bilden können oder keine Rezeptoren für Östrogen in ihren Knochen haben, wachsen weiter und können eine enorme Körpergröße erreichen. Dr. John Bilezikian von der Medizinischen Klinik der Columbia-Universität war der Erste, der einen Patienten, dem das Enzym Aromatase fehlte, mit Östrogenersatz behandelte. Daraufhin schloss sich die Wachstumsfuge, das übermäßige Wachstum wurde gebremst, und eine bereits eingetretene schwere Osteoporose konnte gelindert werden[75].

Während der Jugendzeit und im frühen Erwachsenenalter produziert der Organismus Knochenmasse für die Zukunft. Er legt quasi ein Knochendepot an, von dem er im Alter zehren kann. Leider ist das Zeitfenster für den Knochenaufbau sehr begrenzt: Bei Männern und Frauen ändert sich im dritten Lebensjahrzehnt das Gleichgewicht zwischen Knochenauf- und -abbau – bei Frauen nur etwas früher. Der Knochenabbau überwiegt allmählich und allem Anschein nach unvermeidlicherweise den Wiederaufbau. Dieser Prozess ist bei Frauen stärker ausgeprägt, insbesondere in den Knochen der Wirbelsäule. Die Wirbelkörper sind bei Mädchen zum Beispiel während der Jugendzeit am dichtesten, verlieren aber in jeder darauffolgenden Dekade an Masse. Bei Frauen erreicht die Knochenmasse um 20 ihren Gipfel, während die der Männer darüber hinaus bis etwa zum 26. Lebensjahr zunimmt.

Leider können wir aus dieser im Leben einmaligen Gelegenheit, Knochenmasse anzulegen, keinen langfristigen Vorteil ziehen. Teenager brauchen rund 1300 Milligramm Kalzium jeden Tag, das ist kürzlich in den Richtlinien der National Academy of Sciences festgelegt worden. Trotzdem erhalten – das ergab eine Studie aus dem Jahr 1996 – erschreckend wenige die ausreichende Menge: Nur zwei Prozent der 15- bis 18-jährigen Mädchen in den USA bekommen so viel Kalzium, wie sie täglich tatsächlich brauchen. Ältere Menschen brauchen noch höhere Kalziummengen: bis zu 1500 Milligramm täglich.

Osteoporose Typ I – Die Rolle des Östrogens

In den mittleren Lebensjahren ist die Knochenmasse bei beiden Geschlechtern relativ konstant, doch bei Frauen beginnt nach der Menopause – abhängig vom altersgemäßen Rückgang des Östrogenspiegels – eine Periode relativ raschen Knochenabbaus der nicht durch entsprechenden Knochenzuwachs ausgeglichen wird. Dieser Knochenverlust wird auch Typ-I-Osteoporose genannt. Die Ursache dafür ist aber nicht allein das Absinken der

Östrogenspiegel. Nur jede fünfte Frau erleidet innerhalb der zwei Jahrzehnte nach der Menopause einen durch Osteoporose bedingten Knochenbruch. Und nicht immer haben diese Frauen unbedingt niedrigere Östrogenspiegel als ihre Altersgenossinnen. Der Lebensstil – Alkohol- und Kaffeekonsum, Bewegungsmangel und Rauchen – sowie bestimmte genetische Faktoren spielen eine weit bedeutendere Rolle, ob eine Frau im Alter Osteoporose entwickeln und Knochenbrüche erleiden wird.

Aus jüngsten Untersuchungen über das Vitamin D-Rezeptor-Gen wissen wir, dass dieses Gen in verschiedenen Varianten vorkommt und jedes jeweils unterschiedlichen Einfluss auf die Knochendichte nimmt – auch bei Menschen gleichen Alters. In einer Studie mit vorpubertären Mädchen zeigte sich, dass die einzelnen sehr unterschiedlich auf die gleiche Menge an zugeführtem Kalzium reagierten. Ihre Körper bauten unterschiedlich große Mengen an Knochenmaterial auf, wenn sie als Ergänzung ihrer Ernährung Kalzium erhielten – abhängig von ihrer genetischen Ausstattung (Genotyp). Bei jungen Männern scheint eine bestimmte Genvariante mit einem höheren als dem normalen Spiegel an Parathormon assoziiert zu sein. Eine Forschergruppe schloss daraus, dass Frauen weit mehr als Männer durch Unterschiede der Vitamin D-Rezeptor-Gene gefährdet seien. Bei Männern dagegen treten offenbar als Folge solcher Varianten keine Unterschiede in der Knochenmasse oder der Häufigkeit von Wirbelbrüchen auf[76]. Tatsächlich hatten in dieser Studie Männer und Frauen die gleiche Anzahl der drei möglichen Genotypen. Es scheint also, dass es bei Männern zwar nicht weniger Genotypen gibt, dass diese aber weniger empfindliche Reaktionen nach sich ziehen. Eine andere interessante Schlussfolgerung dieser Untersuchung war, dass der Unterschied in der genetischen Ausstattung mehr Einfluss auf die höchstmögliche Knochenmasse bei heranwachsenden Mädchen hatte als auf die Geschwindigkeit und den Umfang des Knochenverlusts nach der Menopause. Man hatte entdeckt, dass die Unterschiede in den Genen, die für die Ausprägung der Östrogen-Rezeptoren verantwortlich sind, auch für die Knochendichte entscheidend sind. Diese neuen Erkenntnisse können Ärzten helfen, Risikopatienten frühzeitig zu erkennen, um ihnen beispielsweise Osteoporose oder gar Knochenbrüche zu ersparen – so ähnlich, wie die Familiengeschichte

Hinweise ergibt, ob jemand ein besonderes Risiko für Bluthochdruck oder Herzkrankheiten hat.

Risikofaktoren für Osteoporose bei Frauen

Das Risiko, in den Wechseljahren eine Osteoporose zu entwickeln, ist besonders hoch bei Frauen, die

- Osteoporose in der Familie haben,
- zu wenig Kalzium über die Nahrung aufnehmen (<1500mg/Tag)
- eine sitzende Lebensweise führen,
- einen zarten Körperbau haben,
- keine Schwangerschaften erlebt haben,
- über lange Zeit Kortison oder Schilddrüsenhormon einnehmen mussten,
- früh (unter 40 Jahren) in die Wechseljahre kamen,
- rauchen,
- zu viel Alkohol trinken,
- wiederholt auszehrende Fastendiäten gemacht haben.

Viele denken, Osteoporose sei ein Problem der Hochbetagten oder Bettlägrigen. Dem ist nicht so. Jeden Monat kommt mindestens eine junge Frau unter 20, die ich mit dem Verdacht auf beginnenden Knochenabbau – als Folge von Essstörungen – zu einer Knochendichtemessung schicken muss. Fast immer werden meine Befürchtungen bestätigt. Besonders junge Tänzerinnen und Sportlerinnen, aber auch viele andere Jugendliche leiden an Essstörungen und ihren Folgen: Ausbleiben der Monatsblutung (Amenorrhö) und Osteoporose. Auch bei jungen Männern gibt es immer häufiger solche Essstörungen. Insbesondere junge Athleten, die Sportarten betreiben, für welche Leichtgewicht erforderlich ist, wie Skispringen, Rudern, Eislaufen oder Tanzen, haben als Männer das gleiche Risiko, eine Essstörung, insbesondere Magersucht, zu entwickeln, weil sie ihr Gewicht zwanghaft auf Wettkampfniveau halten wollen. Es gibt immer noch sehr wenig wissenschaftliche Daten über die Knochenmasse dieser jungen Männer. Von jungen Frauen weiß man mehr: Die Eierstöcke junger Frauen reduzieren durch forciertes Hungern vorübergehend ihre Hormonproduktion, und durch den Hormonabfall kann die

Knochenmasse gefährlich abnehmen – manchmal schon in ganz jungen Jahren. Diese Mädchen können ihr Skelett nur dann vor unwiederbringlichen Schäden bewahren, wenn ihrem Organismus wieder ausreichend Östrogen zugeführt wird. Der sinnvollste und wahrscheinlich schwierigste Weg ist die ursächliche Therapie – also die Essstörung psychotherapeutisch zu kurieren und dadurch wieder ausreichend zu essen.

Medikamentös ist zusätzlich eine östrogenhaltige empfängnisverhütende »Pille« empfehlenswert, damit sie wieder menstruieren.

Therapie der Osteoporose

Östrogen spielt bekanntlich eine wichtige Rolle für den Erhalt der Knochensubstanz. Wie bei den beschriebenen Athletinnen, die aus Östrogenmangel keine Periode mehr haben, schützt auch bei Frauen nach den Wechseljahren eine Östrogenersatztherapie die Knochen. Denn Östrogen hält die knochenabbauenden Osteoklasten in Schach. Und umgekehrt gehen niedrige Östrogenspiegel einher mit erhöhten Werten von so genannten Zytokinen, Botenstoffen, welche die knochenabbauenden Osteoklasten zu vermehrter Aktivität anregen. Deshalb wurde zur Behandlung von Osteoporose die Östrogentherapie eingeführt, in der Hoffnung, Frauen nach dem Wechsel vor dem gefürchteten Knochenabbau schützen zu können. Nach Jahren unkritischer Begeisterung wird die Hormonersatztherapie inzwischen jedoch diskutiert. Zweifellos kann Östrogen knochenabbauende Prozesse aufhalten. Doch die Forschergruppe um Dr. Elizabeth Barrett-Connor, die über Jahre hinweg den Gesundheitszustand einer Seniorengemeinde beobachtete, kam zu einem völlig überraschenden Ergebnis, als sie die Frauen jenseits der Menopause und die gleichaltrigen Männer vergleichend untersuchte. Wider Erwarten ergab sich aus niedrigen Östrogenwerten bei Frauen kein direkter Zusammenhang mit dem Auftreten von Knochenbrüchen. Bei den Männern jedoch bestand eindeutig ein Zusammenhang zwischen dem Östrogenspiegel und dem Vorkommen von Knochenbrüchen: Je niedriger der Östrogenspiegel, umso mehr Knochenbrüche gab es unter den männlichen Teilnehmern der Erhebung! Barrett-Connor schreibt in ihrer Studie: »Es gibt sehr wenig Hinweise, dass niedrige Östrogenspiegel bei Frauen den

Knochenabbau beeinflussen. Möglicherweise haben nur die Östrogenspiegel vor der Menopause oder Werte höher als Schwellen-Konzentrationen einen Effekt auf die Knochen«[77].

Anders gesagt, zeigt ihre Forschungsarbeit, dass Östrogen zwar den vorübergehend relativ rapiden Knochenabbau in den Jahren nach der Menopause stoppen kann, dass aber niedrige Östrogenwerte in späteren Jahren bei Frauen keinen Einfluss auf das Vorkommen von spontan auftretenden Wirbelbrüchen haben. Bei der Anzahl der Brüche, die Männer erleiden, spielen sie aber sehr wohl eine Rolle. Die Gründe dafür sind nicht bekannt und müssen noch ergründet werden.

Neben der Östrogen-Ersatztherapie stehen noch andere sehr effektive Medikamente zur Verfügung, speziell die so genannten Bisphosphonate. Sie vermehren die Knochenmasse und reduzieren das Risiko von Frakturen. Die Behandlung mit Bisphosphonaten sollte durch eine entsprechende Einnahme von Kalzium ergänzt werden. Frauen nach den Wechseljahren brauchen täglich 1500 Milligramm Kalzium und zusätzlich 400 Einheiten von Vitamin D, damit der Mineralstoff vom Verdauungssystem auch aufgenommen werden kann. Ergänzend ist ein leichtes Muskeltraining sinnvoll, das insbesondere Hebe-Übungen beinhaltet – zum Beispiel Übungen mit leichten Gewichten. Knie und Ellbogen sollten vor Überanstrengung geschützt werden. Das Training mit geführten Bewegungen in Maschinen ist schonender als freie Hantelübungen. Jogging kann vielfach mehr schaden als nützen, weil die Kniegelenke und eventuell auch die Knochen überfordert werden. Walken hingegen hat in diesem Zusammenhang den besten Trainingseffekt und ist zudem gelenkschonend – ergänzt mit leichten Gewichtsmanschetten zum Muskelaufbau.

Jogging überlastet Frauenknochen

Überdehnte Sehnen und gezerrte Muskeln sind zwar durch richtiges Training vermeidbar, gehören aber bei vielen anscheinend zum Läuferalltag. Doch auch die Knochen sind gefährdet: Wenn untrainierte Sportler zu lange, zu schnell oder mit falscher Technik laufen, ermüden die Muskeln. Stöße durch ungebremsten Aufprall der Füße und Beine werden dann voll von den Gelenken und Knochen aufgefangen. Bei starker Belastung können sogar feine Haarrisse in Wadenbein, Schienbein und Mittelfußknochen entstehen. Diese so genannten Ermüdungsfrakturen schmerzen zwar, aber auf dem Röntgenbild sind sie kaum zu sehen, weshalb das Problem als solches lange nicht erkannt wurde.

Frauen sind davon drei Mal so häufig betroffen wie Männer. Viele Frauen betreiben Laufsport und halten zusätzlich noch Diäten, um schlank zu bleiben. Bei herabgesetztem Hormonspiegel oder extremer Diät sind ihre Knochen aber geschwächt und entsprechend anfälliger.

Zur Vorbeugung von Überlastungsschäden sollten Frauen – und Männer ebenso – mit dem Lauftraining langsam beginnen und zusätzlich die Beinmuskeln trainieren. Dazu eignet sich zum Beispiel Unterwassergymnastik und Aqua-Jogging. Vor jedem Lauf sollten sie unbedingt Dehnübungen zum Aufwärmen machen und insgesamt nicht zu schnell laufen[78].

Wenn Knochenschwund einmal begonnen hat, kann man ihn nur aufhalten, aber er lässt sich nicht dauerhaft rückgängig machen – das ist das Problem! Und es kommt noch ärger: Alle Verbesserungen, die man mit Hormonersatztherapie oder Trainingsprogrammen erreicht, sind bestenfalls provisorische Lösungen. Sobald man eine dieser Therapien unterbricht, geht der Knochenverlust auf genau dasselbe Niveau zurück, bei dem die Behandlung begonnen hat.

Osteoporose Typ II – Die Rolle des Parathormons

Der rasante Knochenabbau bei den Frauen nach der Menopause ist graduell unterschiedlich, doch gleicht er sich dem der Männer an, die mit dem Älterwerden ebenfalls allmählich an Knochenmasse verlieren. Der altersabhängige Knochenverlust – die so genannte Typ-II-Osteoporose – trifft beide Geschlechter im selben Ausmaß, und er hängt vom allmählichen Anstieg des Parathormon (PTH)-Spiegels ab. Die Aufgabe des PTH ist es, den Kalziumspiegel im Körper zu regulieren. Seine Aufgaben sind komplex, sie ändern sich mit dem Alter in der Zeit nach der Menopause und sind abhängig von den jeweiligen Knochen, in denen das Hormon wirkt.

Üblicherweise stimuliert PTH beide Gruppen von Spezialzellen, die Osteoblasten wie die Osteoklasten. Wenn PTH – ausgelöst durch Alter oder Krankheit – über den optimalen Blutspiegel steigt, stimuliert es vornehmlich die Osteoklasten, mit Abbau der Knochenmasse als Folge. Der altersbedingte Anstieg des PTH ist wahrscheinlich auf die abnehmende Fähigkeit der Nieren zurückzuführen, stoffwechselaktives Vitamin D zu bilden. Das hat zur Folge, dass der Verdauungstrakt das Kalzium aus der Nahrung weniger effizient aufnehmen kann. Deshalb wird Kalzium schließlich aus den Knochen abgebaut, weil die vermehrt aktiven Osteoklasten die Nieren nun dazu anregen, mehr Vitamin D zu erzeugen und Kalzium zurückzuhalten, statt es in der üblichen Menge auszuscheiden. Interessanterweise gewinnt das PTH den Mineralstoff Kalzium recht selektiv vom Knochen. Es schützt die zentral stabilisierenden Wirbelknochen und bevorzugt die langen Röhrenknochen von Armen und Beinen.

PTH könnte zur Behandlung von Frauen mit beginnender Osteoporose zum Schutz gefährdeter Wirbelknochen wichtig werden, weil bei diesen Frauen, die meist bereits über die Wechseljahre hinaus sind, das PTH natürlicherweise niedrig und viel leichter gezielt zu unterdrücken ist als bei jüngeren Frauen. Die Nebenschilddrüsen dieser Patientinnen reagieren auch nicht so stark auf die niedrigen Kalziumwerte.

Darüber hinaus gibt es bei der normalen Produktion des PTH in den Nebenschilddrüsen auch Geschlechtsunterschiede. Frauen und Männer unterliegen bei der Ausschüttung von Hormonen im Laufe des Tages unterschiedlichen Rhythmen, so genannten zirkadianen Rhythmen. Sie reagieren auch anders auf Nahrungsknappheit: Wenn Frauen fasten, wird nur wenig mehr PTH ausgeschüttet, und die Nieren halten Kalzium weniger effizient zurück. Diese Unterschiede – so gering sie für sich genommen auch sind – summieren sich bei Frauen im Lauf des Lebens, und das erklärt, warum sie der Osteoporose letztlich mehr ausgesetzt sind als Männer.

Es gibt noch eine weitere in diesem Zusammenhang erwähnenswerte Krankheit, die Überfunktion der Nebenschilddrüsen. Bei dieser Störung schütten die Nebenschilddrüsen aus bislang unersichtlichem Grund mehr Hormon aus als normal. Man hatte diese Erkrankung bisher für eher selten gehalten, doch als im Rahmen jährlicher Routineuntersuchungen von Gesunden bei

Bluttests routinemäßig die Kalziumspiegel im Serum untersucht wurden, stellte sich heraus, dass diese Erkrankung häufiger ist als angenommen – und Frauen drei Mal so oft trifft wie Männer. Eine Überfunktion der Nebenschilddrüse fällt meist innerhalb der ersten zehn Jahre nach der Menopause auf. Im Zuge der Gesundheitsreform ist es in USA und zunehmend auch in Europa zum finanziellen Problem geworden, bei den Vorsorge-Untersuchungen auch alle sinnvollen Bluttests zu machen. So können auf Grund der einschränkenden Medicare-Vorschriften in USA die Kalziumspiegel nicht mehr kostenfrei überprüft werden. Da die primäre Nebenschilddrüsenüberfunktion aber üblicherweise keine spürbaren Symptome hervorruft, wird sie oft erst viel zu spät erkannt: häufig sogar bei einem durch Osteoporose bedingten Knochenbruch.

Man weiß bisher nicht, warum einer oder mehrere der Nebenschilddrüsenlappen plötzlich beginnen, mehr Hormone als nötig zu produzieren. Doch ist bekannt, dass diese Störung bei Personen häufiger auftritt, die wegen Akne eine Bestrahlungstherapie des Gesichts, des Nackens und des oberen Brustbereichs, in dem die Schilddrüse mitbetroffen ist, bekommen haben – eine Behandlung, die in den 30er und 40er Jahren des 20. Jahrhunderts in den USA häufig angewendet wurde. Manchmal ist auch ein Tumor der Nebenschilddrüsen, ein Adenom, dafür verantwortlich; wird er operativ entfernt, ist die Störung behoben.

Weil die individuellen Faktoren zur Erhaltung der Knochenmasse so komplex und variabel sind, sollten Ärzte bei gefährdeten Patienten und bei solchen, die eine medikamentöse Therapie zum Erhalt der Knochenmasse bekommen, regelmäßig im Abstand von höchstens zwei Jahren eine Knochendichtemessung durchführen. Man sollte sich nicht täuschen und einfach davon ausgehen, dass eine Therapie mit Östrogen schon ausreichen wird. Manchen Frauen, die eine Hormonersatztherapie erhalten, wird von einer Knochendichtemessung abgeraten, weil Ärzte der irrigen Ansicht sind, dass diese Frauen wegen der Hormone Osteoporose gar nicht entwickeln könnten, und die Untersuchung für überflüssig halten. Die Kosten für die Knochendichtemessung werden in Deutschland von den Krankenkassen auch nur dann übernommen, wenn die Behandlungsdiagnose für den Verdacht auf Osteoporose spricht. Als reine Vorbeugungsuntersuchung wird sie nicht bezahlt. Was die Osteoporosetherapie betrifft, ist die Sachlage recht kompliziert, und Ärzte sollten nicht vergessen, dass manche Patienten eine Kombinationsbehandlung benötigen, die Östrogen, Bisphosphonate, Gewichttraining und die Zufuhr von Kalzium sowie Vitamin B einschließt.

Schließlich sind auch Steroide, also Kortisonpräprate, eine nicht unbeträchtliche Gefahr für die Knochen – sie können die Knochenmasse – abhängig von der Dosierung und der Länge der Einnahme – innerhalb recht kurzer Zeit verringern. Patienten, die eine solche Behandlung erhalten, sollten auf Veränderungen der Knochendichte geprüft und behandelt werden, sobald solche Anzeichen auftauchen. Oft bekommt ein Patient beispielsweise wegen Neurodermitis oder Asthma eine Kur mit Steroiden, die nicht so rasch wirken wie erwartet. Wird das Medikament nach einiger Zeit wie üblich schrittweise reduziert, tauchen möglicherweise die Symptome wieder auf, und der Patient muss die niedrige Dosis viel länger einnehmen als ursprünglich geplant. Besonders diese Betroffenen benötigen eine penible Überwachung der Medikamentenwirkung auf die Knochenmasse.

Osteoporose beim Mann

Bei der Osteoporose ist die Situation der Männer spiegelverkehrt zu jener der Frauen beim Herzinfarkt: Da relativ viele direkte Beobachtungen bei Frauen gemacht worden sind, ist über den Verlauf der Krankheit bei Frauen weit mehr bekannt als bei Männern. Wie man beim Herzen geirrt hatte in der Meinung, Frauen seien weniger von Infarkten betroffen, so wurde das Osteoporose-Problem bei Männern lange unterschätzt. Doch Männer leiden ebenfalls an der Osteoporose Typ II, wenn auch tatsächlich weniger häufig. Bei Männern liegt das Risiko bei 13 bis 25 Prozent, die Krankheit im Lauf des Lebens zu bekommen, doch unter den älteren Frauen ist jede zweite davon betroffen. Wie Dr. John Bilezikian in seiner Studie über Osteoporose bei Männern betont[79], gibt es noch keine Standardwerte, an denen die Diagnose beim männlichen Geschlecht gemessen werden könnte – weil die Untersuchungen, wann die Grenzen eines bedrohlichen Knochenabbaus überschritten sind, ausschließlich an Frauen vorgenommen worden sind[80]. Diese Werte können für Männer nicht gelten, denn Männer haben größere Knochen und eine entsprechend höhere Knochenmasse als Frauen. Lange war man der Ansicht, dass diese Krankheit nahezu ausschließlich ein Frauenproblem sei, doch heute wissen wir, dass es so nicht stimmt, und es müssen neue Standards für die Diagnose und Behandlung der Osteoporose beim Mann entwickelt werden.

Das Krankheitsbild bei Männern unterscheidet sich von dem der Frauen: Erstens tritt der Hormonrückgang ihrer Wechseljahre (Andropause) bei ihnen nicht so abrupt ein wie bei den Frauen mit der Menopause. Nur bei Männern, deren Hoden operativ entfernt werden, kann man einen gleich raschen Knochenverlust feststellen, wie er bei Frauen nach dem Wechsel auftreten kann. Bei Männern tritt Osteoporose vorwiegend auch in anderen Knochen auf: So verlieren sie in der Wirbelsäule nur ein Viertel dessen, was bei Frauen an Knochendichte dort verloren geht, und nur ein Drittel der Knochenmasse an der Hüfte.

Bei Männern sind die wesentlichen Risikofaktoren Rauchen, unterentwickelte Keimdrüsen, exzessiver Alkoholkonsum und eine Störung des Kalziumstoffwechsels. Bei beiden Geschlechtern bringt die Einnahme von Steroiden eine große Gefahr. Deshalb ist es inzwischen fast schon Standard, parallel zu einer – sogar nur kurzfristigen – Kortisontherapie Bisphosphonate zur Knochenprophylaxe zu verordnen, damit neue Knochenmasse aufgebaut und das Frakturrisiko gesenkt wird.

Andere, seltenere Ursachen für Osteoporose beim Mann sind Erkrankungen des Verdauungstraktes, Überfunktion der Schilddrüse, Epilepsie-Therapie, Knochenkrebs und hoch dosierte Chemotherapie. Diese Krankheiten greifen alle in den Kalziumstoffwechsel ein. Trotz intensiver Nachforschung bleiben bei jedem zweiten betroffenen Mann die Ursachen der Osteoporose letztlich ungeklärt.

Osteoporose in Zahlen

Die Weltgesundheitsorganisation WHO hat Osteoporose in die Liste der zehn bedeutsamsten Erkrankungen aufgenommen. Zu den schwerwiegendsten Folgen der Krankheit zählen Brüche des Oberschenkelhalsknochens.

In Deutschland wird die Zahl der Osteoporosekranken auf mehr als fünf Millionen geschätzt, davon sind 80 Prozent

Frauen. Knapp 40 Prozent der Frauen und 13 Prozent der Männer über fünfzig Jahre haben das Risiko, einen durch Osteoporose bedingten Knochenbruch zu erleiden[81].

Jedes Jahr erleiden etwa 135 800 Personen einen Oberschenkelhalsbruch[82]. Vitamin D und Kalzium können Unsicherheiten im Stehen vermindern und die Häufigkeit von Stürzen sowie das Risiko von Knochenbrüchen senken[83].

Jüngste Studien haben gezeigt, dass Östrogenmangel das Knochengerüst beider Geschlechter bedroht. Bei Frauen wird durch die sinkenden Östrogenspiegel der Menopause eine Periode beschleunigten Knochenabbaus eingeleitet, die so lange anhält, bis sie aktiv durch Gegenmaßnahmen gebremst wird. Dieser Abbauvorgang verlangsamt sich aber auch spontan, bis er genau den üblichen Grad bei gleichaltrigen Männern erreicht. Und – wie gesagt – während Testosteron bei Männern die Knochenmasse der Röhrenknochen von Armen und Beinen bewahren hilft, sind ihre Östrogenwerte ebenso von Bedeutung. Dies haben vier Studien gezeigt, die 1410 Männer jeden Alters – von Jugendlichen bis zu Betagten – umfassten. Es zeigte sich, dass nicht die Testosteronspiegel, sondern die Östrogenwerte ausschlaggebend waren für die Prognose hinsichtlich eines Abbaus aller Knochen – die langen Röhrenknochen ausgenommen.

Bei Männern wie Frauen hat Östrogen einen wichtigen, Wachstum und Aufbau anregenden Einfluss auf den Organismus, der auf die Knochengesundheit zurückwirkt. Bei älteren Menschen haben geringe Östrogenspiegel eine geringere Kalziumaufnahme im Darm zur Folge sowie eine erhöhte Kalziumausscheidung mit dem Urin und – durch direkte Einwirkung auf die Nebenschilddrüsen – einen niedrigeren Spiegel des Parathormons. Dadurch geht dem Körper in der Bilanz Kalzium verloren, sodass er auf seine Depots zurückgreifen muss: Er löst Kalzium aus den Knochen heraus, um den für die Stoffwechselprozesse notwendigen Kalziumspiegel im Blut aufrechtzuerhalten. Diese Prozesse finden sich bei beiden Geschlechtern. Ein weiterer Grund für den Verlust an Knochenmasse im Alter ist, dass die direkt stimulierende Einwirkung des Östrogens auf die Osteoblasten entsprechend dem sinkenden Hormonspiegel zurückgeht. Männer können das in gewissem Maß kompensieren, weil die Osteoblasten auch Rezeptoren für Testosteron besitzen und durch die länger stabil bleibenden Blutspiegel dieses Hormons weiterhin angeregt werden.

Viele wissenschaftliche Studien zeigen, dass das Östrogen und nicht das Testosteron eine zentrale Rolle bei der Ausformung und Erhaltung der Knochenmasse spielt: Das umfasst sowohl Studien an Tieren – an männlichen Ratten – als auch Untersuchungen bei Männern, deren Körper Testosteron nicht in Östrogen umwandeln können, entweder wegen eines Mangels am Enzym Aromatase oder wegen eines Defekts an dem Gen, das an den Zellen Rezeptoren für Östrogen ausbildet.

Man kann sich natürlich nun fragen, ob Männer deshalb nicht besser eine Östrogentherapie bekommen sollten? Leider verweiblicht dieses Hormon den männlichen Körper – außerdem ist bekannt, dass Östrogen beim Mann das Risiko für Brustkrebs steigert. Deshalb könnte man es überhaupt erst verabreichen, wenn man diese Eigenschaften des Östrogens für ein Medikament entsprechend chemisch verändert hätte. Das ist Zukunftsmusik. Wenn aber ein Mann gar kein Östrogen im Organismus hat – wie jener Patient, von dem Dr. Bilezikian in seinem Fallbericht schrieb –, kann er von einer Östrogenersatztherapie profitieren und muss dabei weder seine Fruchtbarkeit noch andere männliche Eigenschaften einbüßen.

Ein weiterer interessanter Aspekt ist, dass die Osteoporose weitaus häufiger bei Männern mit chronischen Erkrankungen der Lunge auftritt – noch ist der Grund unklar. Diese Krankheiten werden häufig mit Kortison behandelt, entweder durch Einnahme von Tabletten oder in Form von nur örtlich wirkenden Inhalationssprays. Man weiß heute, dass die Kortisontherapie – vor allem die mit den im gesamten Organismus wirkenden Tabletten – üblicherweise zu raschem Knochenmasseverlust führt. Eine Studie an amerikanischen Kriegsveteranen zeigte, dass diese Behandlung deren Knochen wie zu erwarten stark angriff, und zwar unabhängig davon, ob das Kortison oral eingenommen oder inhaliert wurde. Doch die Studie zeigte auch, dass lungenkranke Patienten, die kein Kortison bekamen, dennoch Osteoporose entwickelten[84]. Interessanterweise hatte diese Gruppe der Lungenkranken einen niedrigeren Östrogenspiegel als gleichaltrige gesunde Männer. Die Testosteronspiegel jedoch waren in beiden Gruppen gleich hoch.

Verschleiß am Skelett

Knieverletzungen

Es gibt einen wirklich auffallenden und nicht unbedingt zu erwartenden Unterschied bei der Anzahl der Knieverletzungen von Sportlerinnen und Sportlern: Frauen trifft es zwei bis acht Mal häufiger. Besonders häufig sind Frauen von einem Riss der vorderen Kreuzbänder betroffen, die das Kniegelenk stabilisieren. Dieses Verletzungsrisiko bedroht Frauen 2- bis 18-mal mehr. Das gilt ebenso für die körperlich besonders aktiven Frauen im Militärdienst wie Frauen aller Altersstufen, die überhaupt Sport betreiben. Kreuzbandrisse sind auch ein enormer Kostenfaktor: Jede Behandlung dieser Verletzungen kostet in den USA etwa 17 000 Dollar, und die Rehabilitation dauert Monate.

Das Kniegelenk verbindet das Schienbein und das Wadenbein mit dem Oberschenkelknochen. Die Zwischenflächen sind durch Knorpel gepolstert und durch ein System von robusten Sehnen zusammengehalten. Zusammen mit den großen Oberschenkelmuskeln halten sie das Gelenk stabil und alle seine Teile gesund, wenn wir springen, uns drehen oder beim Laufen die Richtung wechseln. Die Ärzte Alison P. Toth und Frank A. Cordasco am Krankenhaus für spezielle Chirurgie in New York haben eine sehr nützliche Überblicksarbeit über die Kreuzbandprobleme bei Frauen geschrieben und darin entscheidende Unterschiede im Skelett, in den Gelenken, Sehnen und Muskeln der beiden Geschlechter herausgearbeitet. Hier lässt sich nachlesen, warum Frauen für Knieverletzungen so anfällig sind[85]:

- Das breitere Becken mit einer stärker ausgeprägten Vorwärtsneigung lässt Frauen – um das Gleichgewicht zu halten – die Knie eher überstrecken, wenn sie nach einem Sprung landen.
- Die Gelenke von Frauen sind ganz allgemein weicher, teilweise wegen des Einflusses der Hormone Östrogen und Relaxin, deren Spiegel sich während des Zyklus verändern. Östrogen verringert die Kollagenerzeugung in Bändern und Sehnen, wodurch sich ihre Elastizität und Zugkraft verringert. Im Lauf des Zyklus ereignen sich gerade in der Phase des Eisprungs, wenn auch der Östrogenspiegel ansteigt, häufiger Verletzungen.
- Erstaunlicherweise hat die Einnahme einer östrogenhaltigen Antibabypille darauf keinen Einfluss – obwohl man meinen könnte, dass die »Pille« das Problem lösen könne, weil sie die

Östrogenspiegel auf niedrigem Niveau konstant hält. Möglicherweise ist der Grund für diesen Befund, dass die empfängnisverhütenden Mittel den Spiegel des Hormons Relaxin anheben. Relaxin ist ein Hormon, das in der Schwangerschaft in großer Menge bereitgestellt wird, um die straffen Bänder, Sehnen und Knorpelverbindungen des Beckenausgangs allmählich zu lockern, sodass sich der Geburtskanal weiten kann und dem Kind bei der Geburt der Austritt durch den knöchernen Teil des Beckens erleichtert wird. In geringerer Konzentration ist Relaxin auch im Körper nicht schwangerer Frauen vorhanden, und seine Konzentration wechselt im Lauf des Zyklus: Während und nach dem Eisprung steigt sie an. Ähnlich dem Östrogen beschleunigt Relaxin den Kollagenauf- und -abbau, lockert die Bänder und Sehnen und schwächt damit die Stabilität der Gelenke.

- Die Muskelstärke von Mann und Frau ist sehr verschieden. Das hat mit der Statik des weiblichen Körpers zu tun. So nutzen Frauen bei sportlicher Betätigung eher den vorderen Streckmuskel am Oberschenkel (Quadrizeps) als ihre hinteren Oberschenkelmuskeln und die Sehnen in der Kniekehle, um ihr Knie zu stabilisieren. Für Männer gilt das Gegenteil: Sie setzen die hinteren Oberschenkelmuskel mit der dreifachen Kraft ein, wenn sie ihre Laufrichtung ändern oder nach einem Sprung landen. Überdies sind die hinteren Oberschenkelmuskel der Frauen überhaupt schwächer als die der Männer. Dr. Frank Noyes, Direktor der Cincinnati Sportmedizin am Orthopädischen Zentrum meint dazu, dass besagte Muskeln mindestens 60 bis 70 Prozent der Stärke des Quadrizeps erreichen müssten, um durch die dann entstandene Kraftbalance Verletzungen am Knie zu verhindern. Bei Frauen jedoch erreicht die Kraft der hinteren Oberschenkelmuskeln nur 45 bis 55 Prozent.

Eine weitere Schwachstelle junger Sportlerinnen ist die Instabilität der Verbindung zwischen der Kniescheibe und dem Gelenk, insbesondere in der Phase schnellen Wachstums. Das typische Symptom für diese Dysfunktion sind Schmerzen in der Kniekehle, hinter dem Kniegelenk. Wenn man auf die Kniescheibe drückt, lässt sich vielfach dann auch ein Knirschen – medizinisch Crepitus – hervorrufen. Dieses Problem lässt sich mit besonderen krankengymnastischen Übungen nahezu immer beheben. Zur Stärkung der Oberschenkel-Streckmuskeln wird der Fuß mit leichten Gewichtsmanschetten belastet, und man hebt das Bein bei gestrecktem Knie aus der Hüfte heraus hoch.

Männliche Jugendliche dagegen haben häufig mit einem anderen Problem zu kämpfen, dem so genannten Osgood-Schlatter-Syndrom. Dieses verursacht Schmerzen auf der Vorderseite der Knie direkt unterhalb der Kniescheibe, denn dort setzen die Sehnen am Schienbein an, welche die Kniescheibe stabilisieren. Sobald die Phase schnellen Wachstums vorüber ist und die Wachstumsfuge des Schienbeins sich schließt, geht der Schmerz von selbst zurück.

Schulterprobleme

Das Schultergelenk wird von drei Knochen gebildet: dem Schlüsselbein, dem Oberarmknochen und dem Schulterblatt. Vier Muskeln halten die Knochenflächen zusammen; gemeinsam bilden sie die Drehmuskel- oder Rotatoren-Manschette, die den Arm gegenüber dem Schulterblatt in Position hält. Zusätzlich verbinden etliche verschiedene Bänder die Knochen in einer bestimmten Anordnung miteinander. Zwei Schulterprobleme sind weit verbreitet: Einrisse bei der Rotatoren-Manschette oder Entzündungen der Sehnen, welche die Drehmuskeln mit den Knochen verbinden. Chronische Risse der Rotatoren-Manschette sind bei Männern über vierzig recht verbreitet, während sich Sehnenentzündungen eher bei Frauen einstellen. Das typische Symptom in diesem Fall sind tief reichende Schmerzen an der Schulter und am Oberarm, die es verhindern oder unmöglich machen, den Arm seitlich anzuheben oder hinter den Rücken zu drehen. Viele Patientinnen mit diesem Problem haben sich deshalb angewöhnt, ihren Büstenhalter vorne zu schließen, denn der Schmerz hindert sie daran, die Häkchen am Rücken zu erreichen.

Sehnenverschleiß – das RSI-Syndrom

Eine Sehnenabnützung kann Ursache von unzähligen Beschwerden sein: Sie entsteht, weil eine bestimmte Bewegung während eines bestimmten Handlungsablaufs immer und immer wieder durchgeführt wird, und zwar in einer Position, die übermäßigen Zug auf einen Muskel oder ein Gelenk ausübt. Abnützungen und

Verschleiß des Sehnen- und Bandapparates können auf sehr unterschiedlichen wiederholten Bewegungen beruhen: am Computer arbeiten, ein Musikinstrument spielen, Nägel einschlagen, sogar Hände schütteln – wieder und wieder. Es ist paradox: Am Computer lässt sich eigentlich viel leichter und schneller schreiben als mit der Schreibmaschine, doch das traditionelle Tippen verlangt die unterschiedlichsten Bewegungsabläufe: Man muss das Papier einspannen, Tipp-ex auftragen, den Wagen für die nächste Zeile zurückbewegen und so weiter. Und so verhindert das Tippen letztlich eine ununterbrochene Serie von immer gleichen Bewegungsabläufen. Als diese einfachen Schreibmaschinen noch den Büroalltag dominierten, gab es viel weniger Fälle von Ermüdungsverletzungen, so genannten *repetetiv strain injuries*, kurz RSI.

Frauen sind für das RSI-Syndrom anfälliger als Männer, nicht zuletzt auch deshalb, weil Büromöbel oftmals für die größeren Körper von Männern konzipiert sind. Dem lässt sich allerdings leicht begegnen: mit der Auswahl wirklich geeigneter, ergonomisch passender Büroeinrichtungen. Wesentlich entscheidender jedoch ist, dass Frauen insgesamt weit mehr Computerarbeiten verrichten als Männer.

Die Arbeitsplätze, an denen die meisten RSI-Probleme entstehen, sind die des Grafikers und der Hilfsschreibkraft: Beide müssen in einer relativ starren und unbeweglichen Körperhaltung die ewig gleichen kleinen Bewegungen der Hand und der Finger ausführen.

Büroarbeit macht krank

Muskel- und Skeletterkrankungen bedingen in Deutschland heute nahezu ein Drittel der Arbeitsunfähigkeitstage. Das lange Sitzen, die intensive Konzentration und Zwangshaltung am Computer ziehen sowohl den Bewegungsapparat der Arme und des Rückens in Mitleidenschaft als auch die Augen. Zwei Drittel der Menschen, die Bildschirmarbeit verrichten, leiden an den davon herrührenden Beschwerden: Sie haben Verspannungen im Nackenbereich, die mit Kopfschmerzen und Augenbeschwerden einhergehen, sowie Rückenschmerzen durch falsche, unflexible Sitzhaltung und ungeeignete Sitzmöbel. An Händen, Handgelenken und Unterarmen entstehen

Durchblutungsstörungen und Überbeanspruchung, wenn die Büromöbel falsch eingestellt, die Tastaturen unergonomisch und die Eingabearbeiten monoton sind. Der Magen wird in zu enger Kleidung dauerhaft zusammengedrückt, die Oberschenkel werden eingezwängt. Nach einem Dutzend Jahren sind die betroffenen Sehnen und Muskeln verschlissen – Berufsunfähigkeit kann die Folge sein. Trotzdem wird das RSI-Syndrom in Deutschland, Österreich und der Schweiz nicht als Berufskrankheit anerkannt.

Durch regelmäßige Arbeitspausen und Ausgleichsübungen sowie ergonomische Tastaturen kann das Risiko, an RSI zu erkranken, verringert werden.

Eine sehr wichtige Arbeit zur Behandlung von RSI wurde von Dr. Emil Pascareli durchgeführt, der am Roosevelt-Krankenhaus in New York das Miller-Institut gründete, um speziell Musiker – Frauen und Männer – zu behandeln, die wegen langen Übens an ihren Instrumenten an heftigen RSI-Beschwerden litten. Bald dehnte er seine Arbeit auf RSI-Geschädigte aller Berufe aus, und er entwickelte eines der wichtigsten Trainingsprogramme des Landes. Er unterrichtete Ärzte und medizinisches Personal darin, wie sie die Bewegungsabläufe korrigieren könnten, die die verkrüppelnden Schäden ausgelöst hatten. Er begann, Videoaufnahmen von den Patienten anzufertigen. Und er analysierte diese Filme, die jene Bewegungen und Haltungen all der Körperpartien wiedergaben, die von dem Schaden betroffen waren. Oft wechselte und veränderte er die Instrumente der Musiker, um bestimmte Verspannungsquellen zu eliminieren. Diese Studie wurde zu Beginn der 90er Jahre am Düsseldorfer Symphonieorchester wiederholt. Seit die MusikerInnen die vorgeschlagenen Gymnastikübungen zur Lockerung und Entlastung durchführen und die muskelaufbauenden Trainingsrunden regelmäßig vornehmen, ist die Zahl der Arbeitsunfähigkeitstage wegen RSI deutlich zurückgegangen[86].

An einen faszinierenden Fall erinnere ich mich gut. Eine meiner eigenen Patientinnen im Miller-Institut war ein junges Mädchen, das sich auf eine Karriere als Konzertpianistin vorbereitete. Sie hatte nichts dagegen, dass ihre Mutter, die ihr auch Unterricht gab, sie ausschließlich Musik von Johann Sebastian Bach spielen ließ. Es war leicht, die präzise, regelmäßige Abfolge der Noten seiner Partituren zu spielen und die Tasten immer mit gleich starkem Druck anzuschlagen, und sie meisterte die Übungen problemlos.

Sie hatte uns aufgesucht, weil sie plötzlich schreckliche Schmerzen in ihren Handrücken, Unterarmen, Schultern und Rücken bekam, die es ihr nahezu unmöglich machten, weiter zu üben. Bei der Befragung wurde offenbar, dass die Schwierigkeiten begonnen hatten, als sie von Bach zu Johannes Brahms überwechselte. Bei dieser völlig anderen Art von Musik war eine wesentlich größere Spannweite nötig, sie musste nun die Geschwindigkeit ihrer Griffe jeweils beschleunigen und verringern und dauernd die Kraft verändern, mit der sie die Tasten anschlug. Anders als bei Bach musste sie bei Brahms mit ihrem rechten Fuß das Pedal bedienen. Wir zeigten ihr, wie sie ihre Körperhaltung verändern sollte. Sie musste nun insbesondere den Kopf, den Nacken die Unterarme, Handgelenke und Finger anders halten, um diesen anderen Musikstil richtig zu spielen. Innerhalb einiger Monate war sie umgewöhnt, und der Schmerz verschwand völlig.

Was Frauenmedizin in der Praxis bei Problemen des Bewegungsapparates bedeutet

Osteoporosegefahr bei Männern mit Asthma

Bestimmte Formen von Asthma werden traditionell mit Kortison in Tablettenform behandelt. Seit langem ist das Risiko dieser Therapie bekannt, die Knochensubstanz anzugreifen. Deshalb hat man heute Kortisonpräparate in Anwendung, die in Spray-Form nur lokal auf den Schleimhäuten wirken und kaum Nebenwirkungen hervorrufen. Um diese weitgehend auszuschließen, wird die Kortisonbehandlung vielfach durch eine Gabe von Bisphosphonaten ergänzt. So kann gefährlicher, von Kortison verursachter Knochensubstanzverlust vermieden werden. Sogar dann, wenn eine Kortisonbehandlung nur für einige Wochen oder Monate vorgesehen ist, sollten die Patienten heute zugleich eine schützende Behandlung mit Bisphosphonat erhalten.

Gefährdung heranwachsender junger Männer mit Nahrungsmangel

Essstörungen gibt es nicht nur bei Mädchen. Auch junge Männer laufen Gefahr, eine Essstörung zu entwickeln. Insbesondere bei jungen männlichen Athleten, deren Sportart ein geringes Körpergewicht erfordert, und bei Tänzern ist diese Krankheit gar nicht selten. Als Eltern sollten Sie dieses mögliche Problem kennen und mit den Lehrern und den Trainern Vorsichtsmaßnahmen besprechen, damit der junge Mensch nicht seine Knochen riskiert. Eine ausreichende Menge an vollwertiger und ausgewogener Nahrung ist unerlässlich, um gesund und normal zu wachsen. Jugendliche, die an Bulimie leiden und nach jeder Mahlzeit das Essen gezielt erbrechen oder Abführmittel anwenden, um schlank zu bleiben, halten diese Strategien typischerweise vor der Familie und vor Freunden geheim. Wenn junge Menschen auffallend oft über extreme Müdigkeit klagen, kann dies ein Zeichen von Mineralstoffmangel sein – eine Folge der Brech- und Abführmethode. Im Extremfall kann der Mineralstoffmangel zu gefährlichen Störungen des Herzrthythmus führen und sogar einen Herzstillstand verursachen.

Nagende Schmerzen am äußeren Oberarm

Männer und Frauen neigen bei der Verschleißerkrankung des Schultergelenks zu unterschiedlichen Symptomen. Männer bekommen eher Verspannungen in Muskeln und/oder den Sehnen, die das Schultergelenk halten und bewegen, Frauen dagegen entwickeln eher eine Entzündung einer beteiligten Sehne – und dann kann der Schmerz in den Oberarm ausstrahlen. Gegen Entzündungen können die kortisonfreien so genannten nicht-steroidalen Entzündungshemmer (NSAR) helfen, die etwa auch bei Rheuma angewendet werden, zum Beispiel Ibuprofen. Da bei Frauen, die eine Verletzung oder eine Infektion haben, das Immunsystem zur Verteidigung eine intensivere Entzündungsreaktion als bei Männern entwickelt, muss man bei Frauen als ersten Schritt der Behandlung auf einer Gabe von NSAR bestehen. Meist ist eine Operation vermeidbar: Eine Eispackung – mehrmals täglich für je zwanzig Minuten auf die schmerzhafte Stelle gelegt – lindert den Schmerz, weil Kälte die Entzündungsreize dämpft. Entlasten kann auch eine Armschlinge, in die man den Arm legt und ruhig stellt. Doch das darf man nur für kurze Zeit machen, denn sonst kann die Schulter mangels Bewegung sehr schnell versteifen und die Muskelkraft schwinden.

Der Arzt wird wahrscheinlich ein paar Übungen verordnen, die Sie daheim täglich durchführen sollen: Bei einer Übung lässt man die Finger des schmerzenden Arms die Wand »hinaufkrabbeln«, um das Schultergelenk wieder an einen größeren Bewegungsspielraum zu gewöhnen. Für die andere beugt man sich im Stehen ein wenig auf die kranke Seite, während man den Arm hängen lässt. Nun lassen Sie den Arm kleine Kreisbewegungen beschreiben und sich allmählich in immer größeren Kreisen bewegen.

Schmerzen an der Daumenbasis

Die Schmerzen an der Daumenbasis treten vorwiegend bei Frauen auf und sind ein Zeichen von Arthritis. Bei Frauen sind die einander gegenüberliegenden Flächen der Knochen, die das Gelenk bilden, von ungleicher Größe; Verschleiß durch immer wiederkehrende Bewegungen kann deshalb den Knorpel abnützen und das Gelenk entzünden. Männer haben kaum jemals Schmerzen an dieser Stelle, denn bei ihnen sind die Knochen, die das Gelenk bilden, von annähernd gleicher Form und Größe.

Stellen Sie den Daumen für kurze Zeit ruhig. Wärme jeder Art – Packungen und physikalische Therapie – sowie Heilgymnastik und regelmäßige Übungen tun gut.

Übungsprogramme

Männer wie Frauen sollten ihren Bewegungsapparat durch Training auf Trab halten. Das Ziel ist, Beweglichkeit, Kraft und Ausdauer zu erhalten. Allerdings ist die Ausgangslage bei Frauen und Männern verschieden:

- Die körperliche Beweglichkeit ergibt sich in gewisser Weise aus dem Bewegungsspielraum eines oder mehrerer Gelenke. Im Allgemeinen sind Männer aller Lebensalter in all ihren Gelenken weniger beweglich als Frauen. Während der Schwangerschaft sorgt die erhöhte Ausschüttung des Relaxin-Hormons bei Frauen für noch deutlich größere Gelenkigkeit. Häufiges Training macht beweglich: Berufstänzer etwa haben ungewöhnlich gelenkige Knöchel und Beine – während ihre Oberkörper nicht sonderlich beweglich sind.

- Durch Wärme oder auch durch Übungen gegen einen Widerstand kann die Beweglichkeit eines Gelenkes gesteigert oder erhalten werden. Das Altern kostet beide Geschlechter viel an Beweglichkeit, weil für gewöhnlich die Bänder und Sehnen, die die Muskeln mit den Knochen verbinden und die Gelenke zusammenhalten, an Elastizität verlieren.
- Männer haben eine größere Muskelmasse und Kraft als Frauen, insbesondere haben Frauen weniger Kraft in ihrem Oberkörper. Deshalb sollten Frauen mit gezielten Übungen besonders die Muskeln ihres Oberkörpers kräftigen, um sich körperliche Fitness zu erhalten.

Übungen zur Vermeidung von Knieverletzungen

Mädchen, die einen Sport betreiben wollen, der Laufen, Springen und rasche Richtungswechsel erfordert, sollten unbedingt folgende Übungen in ihr Konditionsprogramm aufnehmen:

- Immer mit Stretchübungen für den ganzen Körper starten, mit besonderem Augenmerk auf den Oberschenkelstrecker (Quadrizeps) und die Muskeln der Kniekehle.
- Training mit Gewichten, um diese beiden Muskelstränge gezielt zu stärken, sollte von Trainern und Coaches konsequent eingebaut werden.
- Sprungtraining lässt sich am besten mit unterschiedlich hohen Kästen absolvieren: vom Boden auf den Kasten und wieder hinunterspringen – je nach persönlicher Leistung werden verschiedenen hohe Kästen genutzt.
- Gleichgewichts- und Koordinationsübungen ergänzen das Fitnessprogramm. Dazu eignen sich zum Beispiel hervorragend Balanceübungen auf einem niedrigen Schwebebalken. Eine einfache Möglichkeit ist auch, mit geöffneten Augen auf einem Bein zu stehen, dann die Augen zu schließen und so lange wie möglich die Balance zu halten.

Ab 35 dem Knochenverlust vorbeugen

Am wichtigsten ist leichtes Hanteltraining, flottes Gehen und sportliches Walking. Das übt Druckreiz auf den Knochen aus und fördert durch Muskelzug den Knochenaufbau. Überdies fördert das Sonnenlicht die Bildung von Vitamin D. Vielen Frauen hilft es weiter, in der Familiengeschichte nach Osteoporose zu forschen: Denn wenn die Mutter oder andere weibliche Verwandte an Osteoporose gelitten haben, besteht ein erhöhtes Risiko, selbst zu erkranken. Es ist dann besonders wichtig, für ausreichende Kalziumzufuhr zu sorgen. Die Nahrung sollte nun mindestens 1500 Milligramm Kalzium täglich enthalten, und auf das Rauchen sollte man ganz verzichten. Exzessive Diäten, insbesondere solche, die zum Ausbleiben der Regel geführt haben, sind nahezu ein Garant dafür, dass sich später Osteoporose entwickelt. Eine Knochendichtemessung in den mittleren Jahren kann als Referenzwert für spätere Jahre genutzt werden. Falls es jetzt schon Hinweise auf Knochenabbau gibt, sollte unbedingt zusätzlich zum Sportprogramm eine Behandlung mit Bisphosphonaten begonnen und zur Kontrolle verlässlich jedes zweite Jahr eine Knochendichtemessung vorgenommen werden.

10 Sexualstörungen

Die Sexualität erscheint vielen Menschen wie eine Selbstverständlichkeit, ein Trieb, eine Funktion, die einfach klappen muss. Dabei übersehen sie, dass kaum ein Bereich der menschlichen körperlich-seelischen Empfindung so komplex und deshalb so anfällig für Störungen ist. Auch das Spektrum möglicher erotischer Gefühle ist enorm: Ein sexuelles Miteinander kann zutiefst erfüllen, alle Sinne erregen und lange nachhallen – Sex kann aber auch eine ziemlich bedeutungslose Begegnung sein, die binnen Minuten vorbei ist, oder schlimmstenfalls sogar Ekel erregend und voller Gewalt sein. Schon in der Sprache, die wir nutzen, um sexuelles Empfinden und Tun zu fassen, bildet sich dieses Spektrum ab. Zwischen *miteinander schlafen* oder *sich lieben* und *Sexualverkehr haben* oder *den Geschlechtsakt vollziehen* liegt ein weites Feld und völlig verschiedene innere Haltungen; das eine vermittelt Zuneigung und emotionale Bezogenheit, das andere beschreibt einen funktional-technischen Akt – im Deutschen sogar noch ohne den leisesten Anklang körperlicher Lustbefriedigung.

Ganz davon abgesehen, dass es äußerst schwierig ist, Sexualität messbar oder in Daten fassbar zu machen, gibt es umfassende und aussagereiche wissenschaftliche Untersuchungen zu den körperlichen Abläufen der Sexualität. Weil die verschiedenen Abläufe sexuellen Erlebens, die körperlichen Veränderungen und die Phasen von Begehren, Erregung, Höhepunkt und Entspannung so gut beschrieben sind, ist es auch möglich, ihre Störungen genau zu fassen und sexuelle Dysfunktion als Störungsbild medizinisch zu beschreiben. Männer und Frauen sind nicht nur in ihrem Erleben gelingender und beglückender Sexualität, sondern auch in deren Störungen sehr verschieden. Männer genießen beispielsweise oft stärker als Frauen einen erotischen Anblick und entwickeln Phantasien und sexuelles Begehren durch sichtbare Reize. Sie suchen dann auch häufig eher nach optischen Stimulationen, wenn ihre Libido nachlässt, als Frauen dies tun würden. Andererseits sind auch Frauen optisch sexuell stimulierbar – es kommt bei ihnen aber mehr auf die Inhalte der Bilder an. Auch der Alterungsprozess beeinflusst die Sexualität bei beiden Geschlechtern unterschiedlich.

Was sexuelle Funktionsstörung bedeutet

Störungen des sexuellen Erlebens und ihrer Funktion werden in der internationalen Klassifikation von Krankheiten als so genannte krankheitswertige Störungen anerkannt. Fünf der Kategorien sollen genauer beschrieben werden:

- *Mangel oder Verlust von sexuellem Verlangen*: Diese Probleme können für Männer und Frauen sehr verschieden aussehen. Das Lustempfinden ist bei Männern viel leichter als bei Frauen zum Beispiel durch optische Reize anzuregen. Rund ein Drittel der Frauen klagt über mangelhaftes sexuelles Verlangen – laut deutschen Veröffentlichungen[87].
- Für Frauen wiederum ist die *sexuelle Aversion* und *mangelnde sexuelle Befriedigung* wesentlich häufiger. Frauen mit dieser Störung spüren Angst oder Ekel in Verbindung mit Sexualität. Wenn auch nicht in jedem Fall, so ist doch dieses Problem nicht selten Folge eines früheren sexuellen Missbrauchs oder einer Gewalterfahrung.
- *Versagen genitaler Reaktionen* bedeutet für Männer die Schwierigkeit, eine Erektion zu erreichen oder zu halten. Die Häufigkeit dieses Problems steigt mit dem Alter: Zehn Prozent der Männer zwischen 40 und 70 Jahren sind vollkommen impotent, bei 25 Prozent sind die Probleme mittelschwer, und weitere 15 Prozent erleben immerhin leichte Einschränkungen[88]. Jugendliches Alter ist allerdings kein Garant für sexuelle Potenz. Im Alter zwischen 19 und 49 Jahren haben fünf bis zehn Prozent der Männer Erektionsschwierigkeiten, und zwischen 50 und 59 Jahren steigt die Häufigkeit schon auf 20 Prozent[89]. Einen eigentümlichen Befund beschreiben nahezu alle Wissenschaftler, die sich mit der Sexualität beschäftigen: Frauen können alle körperlichen Anzeichen sexueller Erregung zeigen, dabei aber nicht die mindeste Empfindung sexueller Lust erleben. Diese Beobachtung allein zeigt schon, wie schwer es ist, gerade Frauen objektiv zu untersuchen und warum das Versagen genitaler Reaktionen bei Frauen so schwer zu fassen ist. Die Diagnose hängt vom subjektiven Erleben der Betroffenen ab – nicht von irgendwie messbaren körperlichen Anzeichen. Bei Männern ist das alles viel einfacher: Ihre Erektion ist nahezu immer mit Lustempfinden gekoppelt und ein eindeu-

tiges Zeichen – für Frauen gibt es kein verlässliches Diagnostikum.

- *Orgasmusstörungen*: Die meisten Experten gehen davon aus, dass Frauen eher ein erfülltes Sexualleben haben als Männer. Schwierigkeiten, einen Orgasmus zu erleben, werden meist einer sexuell restriktiven Erziehung, mangelhafter Aufklärung oder eingrenzenden gesellschaftlichen und kulturellen Einstellungen zur weiblichen Lust und Sexualität zugeschrieben. Doch manche Frauen können tatsächlich körperlich keinen Orgasmus erleben – ganz unabhängig von der Situation. Anders bei manchen, die zwar beim Verkehr den Höhepunkt nicht erreichen, doch durch Selbstbefriedigung oder orale und manuelle Stimulation durch den Partner sehr wohl. Das ärztliche Gespräch ist für die Betroffenen oft schambesetzt und unangenehm – und für viele Ärzte ebenso. So braucht es meist mehrere Gespräche in einer vertrauensvollen Umgebung, bis eine Diagnose wie Unfähigkeit zum Orgasmus gestellt werden und ein entsprechender therapeutischer Ansatz gefunden werden kann. Wie schwierig sich das therapeutische Gespräch oft gestaltet, zeigt eine Telefonumfrage unter amerikanischen Erwachsenen: Junge Frauen sprechen ihre Ärzte nicht auf ihre Sexualprobleme an, weil sie fürchten, diesen sei es peinlich und sie könnten deshalb keine passende Behandlung für sie finden*. Rund 25 Prozent der Frauen in Deutschland berichten von Orgasmusstörungen[90].
- *Schmerzen beim Verkehr* (nichtorganische Dyspareunie) kommen hauptsächlich bei jungen Frauen vor – möglicherweise angstbedingt oder wegen mangelnder Erfahrung. In den USA und Deutschland sind zehn bis 15 Prozent der Frauen betroffen. Solche Schmerzen sind nicht allein auf eine aktuelle sexuelle Begegnung beschränkt, es gibt auch Schmerzen durch Erregung und Lust allein – so genannte non-koitale Dyspareunie.

---

* Psychotherapeuten nennen dieses Phänomen Projektion: Man sieht das eigene Problem nicht bei sich, sondern vermeintlich beim anderen. Das schützt vor allzu großen Schamgefühlen oder anderen Emotionen, die nicht zu bewältigen zu sein scheinen. (Anm. d. Übersetzerin)

Sexualstörungen: häufiger als man denkt

Sandra Leiblum hat es meiner Ansicht nach sehr genau auf den Punkt gebracht, wenn sie sagt: »Obwohl die Menschheit täglich mit Sex geradezu bombardiert wird – in zweideutigen Anspielungen, Bildern, Artikeln und den öffentlichen ›Ergüssen‹ berühmter und weniger berühmter Leute –, ist allem Anschein nach wahres Glück und unangestrengte Befriedigung in der Sexualität eher selten. Im Gegenteil: beide Geschlechter klagen unentwegt über Probleme!«[91]

Sexualwissenschaftler können dies nur bestätigen[92, 93]. Ellen Frank hat beispielsweise in einer Untersuchung an »normalen« Paaren feststellen können, dass obwohl die Befragten sich als glücklich verheiratet betrachteten, doch ein recht großer Prozentsatz – 14 Prozent der Männer und 15 Prozent der Frauen – ihr Sexualleben eindeutig als verbesserungswürdig ansahen. 40 Prozent der Männer litten an Erektionsproblemen und Störungen der Ejakulation – hauptsächlich an vorzeitigem Samenerguss (Ejakulatio praecox), und nahezu 70 Prozent der Frauen hatten Schwierigkeiten, Lust zu empfinden und zum Orgasmus zu kommen[94].

In anderen Studien fanden sich ähnliche Zahlen, zum Beispiel 15 Prozent der Männer und 35 Prozent der Frauen fühlten sich nur unzureichend erregt, zehn bis 20 Prozent der Männer hatten Schwierigkeiten mit der Erektion und 35 Prozent litten an vorzeitigem Samenerguss. Zwischen fünf und 30 Prozent der Frauen kamen nicht zum Orgasmus[95]. Fasst man die Ergebnisse zusammen, haben rund 43 Prozent der Frauen und 31 Prozent der Männer Sexualstörungen irgendeiner Art.

Heute haben viele Ärztinnen und Ärzte ein Interesse daran, die Sexualfunktionen besser zu verstehen und ihren Patienten bei der Bewältigung von Problemen zu helfen. Das geht nicht zuletzt auf die bahnbrechenden Arbeiten von Masters, Johnson und Kaplan zurück. Sie haben auf differenzierte Weise die Details sexueller körperlicher Reaktion erforscht und bei ihren Veröffentlichungen die Unterschiede zwischen Männern und Frauen herausgearbeitet. Seither kennt man nicht nur die normalen Funktionen, sondern es sind auch die Gründe für Sexualprobleme viel eher nachvollziehbar und verständlicher geworden. So ist inzwischen wohl bekannt, dass mit dem Älterwerden die Lust am Sex nicht automatisch verschwindet, ganz im Gegenteil. Die schlichte Tatsache, dass ihre Menopause eingetreten ist, führt bei Frauen keineswegs zum Erlöschen ihrer Liebesfähigkeit oder ihrer sexuellen Begierde, und erfüllende erotische Begegnungen können bis weit ins hohe Alter hinein stattfinden. Gerade wenn auch die Belastungen und Veränderungen, die mit dem Altern einhergehen – dazu gehört auch das Absinken der Sexualhormone –, allgemein bekannt sind, können auch Hilfen und im Bedarfsfall Behandlungen angemessen ausgewählt werden.

Menopause und Andropause: Wechseljahre für beide Geschlechter

Eine große Untersuchung in den USA, die Massachusetts Women's Health Study II, hat viele wertvolle Informationen über wechseljahres- und alterungsbedingte Veränderungen bei den Sexualfunktionen von Frauen erbracht. Die 200 untersuchten Frauen waren zwischen 51 und 61 Jahre alt. Sie berichteten vor allem von drei Beobachtungen an sich selbst: weniger Interesse an Sexualität als früher; die Überzeugung, dass sexuelle Aktivitäten sich mit dem Älterwerden verlieren; und weniger intensive Erregung, verglichen mit der Zeit vor der Menopause, als sie um die 40 waren.

Männer und Frauen erleben gleichermaßen weniger sexuelle Aktivitäten, wenn sie älter werden. Die Gründe hierfür sind jedoch ganz verschieden. Während Männer ihre Schwierigkeiten damit haben, eine Erektion zu erreichen und zu halten, haben Frauen oftmals schlicht keinen passenden Partner.

Oft herrscht die Überzeugung, dass jenseits von 35 Jahren Männer mehr Interesse an Sexualität hätten als Frauen, doch das scheint nicht zu stimmen. Wenn beispielsweise eine Frau über 35 mit einem älteren Partner zusammenlebt, kann er in seinem Alter durchaus schon Erektionsprobleme haben und sie deshalb die Lust daran verlieren, ihn immer wieder vergeblich oder mit Mühe zu stimulieren, und es deshalb vorziehen, gleich auf sexuellen Kontakt zu verzichten. Männer geben es anscheinend weniger freimütig zu, wenn ihr Interesse an Sexualität schwindet. Eins ist jedenfalls eindeutig klar: Männer verlieren mit den Jahren ganz allmählich die Lust am Sex – Frauen jedoch nicht unbedingt. Hat sie dazu die Möglichkeit und Lust darauf, wird eine Frau bis ins hohe Alter hinein sexuelle Begegnungen nutzen oder auch Sex allein mit sich genießen.

Wahrscheinlich ist ein großer Teil des angeblichen sexuellen Desinteresses der Frauen jenseits der Wechseljahre einfach kulturell tradiert. Dazu gehören die Vorstellungen, dass es sich für Frauen nicht gehört, Sex ohne Liebe zu erleben, und ebenso wenig, sich als reife Frau mit einem jungen Mann einzulassen. Doch diese Vorurteile schmälern die Möglichkeiten für Frauen, sich erotisch frei zu bewegen. Wenn man einmal Frauen hinsichtlich dieser Vorurteile befragt, zeigt sich schnell, dass eine ganze Reihe von Frauen durchaus Sex ohne tiefe Liebe und Zuneigung zu schätzen wissen, und zwar gerade, wenn sie älter und damit selbstsicherer sind. Zwar fällt es nicht allen Frauen leicht, sich eine Partnerschaft mit einem jungen Mann vorzustellen – obwohl dieser sicher ein mindestens ebenso guter und zuverlässiger Partner wie ein gleichaltriger Mann sein kann. Viele junge Männer sind auch speziell an selbstbewussten älteren Frauen interessiert und fühlen sich von deren attraktiver Ausstrahlung angezogen. Das Klischee, der Mann habe in einer Beziehung älter zu sein als die Frau, sollte wirklich längst der Vergangenheit angehören.

Auch Männer erleben ihre Wechseljahre und kommen in die so genannte Andropause. Ähnlich wie bei Frauen ist die Umstellung auf das allmähliche Absinken der Sexualhormone zurückzuführen – in diesem Fall vermindertes Testosteron. Die Andropause ist erst seit wenigen Jahren zu einem Thema für Urologen und Endokrinologen geworden – daher gibt es noch uneinheitliche Vorstellungen über diese Lebensphase. Ein Modell beschreibt die männlichen Wechseljahre als einen ganz langsam, über viele Jahre und allmählich verlaufenden Prozess, ein anderes, dass sich männliche Wechseljahre in ihrem Ablauf kaum von den weiblichen unterscheiden. Jedenfalls erleben Männer ähnliche Symptome: Konzentrationsstörungen, Schwierigkeiten, ganz klar zu denken, und vor allem auch Stimmungsschwankungen durch sinkende Testosteronspiegel. Hitzewallungen, verminderte sexuelle Lust und gebremste Potenz sind ebenfalls häufig und typisch. Nur bei echtem Testosteronmangel ist eine Hormonersatztherapie Erfolg versprechend[96], aber mit dem Risiko behaftet, einen latenten Prostatakrebs anzuregen – den haben relativ viele Männer bereits mit 50 Jahren.

Wie Hormone zum sexuellen Erleben beitragen

Hormone bei Frauen

Die drei für den weiblichen Organismus wesentlichen Hormone entstehen in den Eierstöcken und der Nebennierenrinde: Östrogen, Progesteron und Testosteron. In den fruchtbaren Jahren der Frau, wenn in nahezu jedem Periodenzyklus ein Eisprung stattfindet und bis zur Menopause dann die Möglichkeit zur Befruchtung besteht, spielt die Hirnanhangsdrüse eine wesentliche Rolle bei der Regulation der Hormonzyklen. Diese etwa erbsengroße Drüse, die an einem kleinen Stiel an der Unterseite des Großhirns sitzt, reguliert als Schaltzentrale die Rhythmen der Hormone.

Der französische Philosoph Descartes hatte die Vorstellung, die Hirnanhangsdrüse sei der Sitz der Seele. Als ich noch Studentin war und zum ersten Mal von den unglaublichen Fähigkeiten dieser winzigen und doch so hoch spezialisierten Drüse erfuhr, habe ich mich gefragt, ob er nicht vielleicht sogar Recht hatte!

Neben anderen Aufgaben entsendet die Hirnanhangsdrüse zwei Hormone in den Blutkreislauf, um die Aktivität der Keimdrüsen (Gonaden) in Gang zu bringen. Eines dieser Hormone ist das Luteinisierungshormon (LH), das andere ist das follikelstimulierende Hormon (FSH). In den Eierstöcken gibt es zwei unterschiedliche Zelltypen: Die eine Gruppe reagiert auf LH und bildet auf dieses Signal hin eine ganze Reihe von Androgenen, also männlichen Hormonen, unter anderem das Testosteron. Der andere Zelltyp reagiert auf FSH – diese Zellen besitzen das Enzym Aromatase (siehe Kap. 2, »Das Gehirn«), welches Testosteron chemisch in Östrogen umwandeln kann. Frauen haben zwar insgesamt einen höheren Östrogenspiegel als Männer, bei beiden Geschlechtern ist der Grundbaustein für das weibliche Hormon jedoch das Testosteron. Noch etwas ist wichtig zu wissen: Beide Geschlechter besitzen alle drei Sexualhormone – allein die Konzentrationen und Blutspiegel sind verschieden und machen die Unterschiede zwischen den Geschlechtern aus.

Östrogen und Testosteron nehmen gleichermaßen Einfluss auf die weiblichen Sexualität. Das Lustempfinden steht weitgehend unter der Kontrolle des Testosterons, während die eigentlichen körperlichen Sexualfunktionen, also Erregung und Orgasmusfähigkeit, auf die Wirkung des Östrogens zurückgehen. Vor den Wechseljahren wird das weibliche Lusthormon Testosteron hauptsächlich von den Eierstöcken gebildet. Nach der Menopause sinkt der Testosteronspiegel ganz allmählich – obwohl weiterhin Androgene im weiblichen Organismus produziert werden, wie etwa das Dehydroepiandrosteron (DHEA). Im Alter sinken die Werte weiter und mit ihnen bei vielen Frauen das Interesse am Sex und die Intensität sexuellen Empfindens. Doch andere Frauen wieder behalten ihr sexuelles Begehren und genießen erotische Begegnungen bis ins hohe Alter. Inzwischen ist es möglich, bei Frauen jenseits der Wechseljahre Testosterondefizite zu messen und im Bedarfsfall eine Hormonersatztherapie zu verordnen. Testosteronpräparate bewirken nicht nur eine Zunahme des Lustempfindens, sondern sie steigern die Muskelmasse, regenerieren die Kräfte und steigern das Haarwachstum in den Testosteron-abhängigen Haarfollikeln in den Achseln und im Schamhaarbereich. Auch trockene Haut und brüchige Nägel können damit verbessert werden*.

Mit dem Älterwerden geht für Frauen noch eine weitere wichtige Umstellung einher: Die Eierstöcke stellen ihre Östrogenproduktion ein. Das verbleibende Östrogen stammt großenteils aus dem Fettgewebe, in denen Androgene aus der Nebenniere chemisch zu Östrogen umgewandelt werden. Das kann dazu führen, dass bei starkem Gewichtsverlust auch Hormonspeicher verloren gehen und selbst nach der Menopause erneut Wechseljahresbeschwerden auftreten können – alle Anzeichen von Östrogendefizit wie Hitzewallungen und Schlafstörungen. Doch wie sieht dann das Idealgewicht einer älteren Frau aus? Evolutionsbiolo-

---

* Die Behandlung mit Testosteronspritzen als so genanntem Stärkungsmittel galt lange Zeit als eine Art Geheimtipp unter Gynäkologen. Mit der Kritik der Frauenbewegung an Hormontherapien, deren Nebenwirkungen ungewiss und deren Auswirkung auf die Männerwelt auch war, die Frau als immer verfügbar einzuschätzen, ist Testosteron seit den 70er Jahren zunehmend seltener verwendet worden. In Deutschland, Österreich und der Schweiz gilt heute als medizinische Indikation für Testosteron zur Anwendung bei Frauen nur die kräftigende Maßnahme bei schweren auszehrenden Krankheiten oder die Therapie seltener Krebserkrankungen: K. Langbein, H.-P. Martin, H. Weiss: Bittere Pillen. Köln 2002. (Anm. d. Übersetzerin)

gisch gesehen scheinen die Pölsterchen jenseits der Wechseljahre ihren Sinn zu machen, denn sie stellen die wichtigste Ressource für Östrogen und dessen biochemisch aktive Form Östriol dar. Anders als beim Östrogen bleiben die Eierstöcke jedoch hinsichtlich der Testosteronbildung aktiv, wenn auch etwas gebremst.

Die veränderten Hormonspiegel, mit denen die Wechseljahre einhergehen, ziehen wichtige Konsequenzen für den weiblichen Organismus nach sich:

- Die Schleimhäute der Vagina werden zarter, trockener und dünner. Die Drüsen am Scheideneingang und innerhalb der Vagina bilden weniger Feuchtigkeit, weil sie sich allmählich zusammenziehen. Die Folgen können eine größere Empfindlichkeit für Infektionen und manchmal Schmerzen beim Verkehr sein.
- Auch die Schleimhaut der Harnröhre zwischen Blase und Vulva wird zarter. Diese größere Empfindlichkeit bedeutet auch hier ein größeres Risiko für Infektionen. Zudem kann Stressinkontinenz, also unwillkürlicher Harnverlust beim Husten und Niesen, oder Harnverlust durch mangelnden Verschluss der Blase die unangenehme Folge sein. Betroffene Frauen beklagen das Gefühl ständigen Blasendrucks, wobei auch das häufige Entleeren der Blase nicht gegen das Druckgefühl hilft.
- Das Schamhaar wird dünner, und der Schamhügel flacht ab. Die Vulva mit den Schamlippen wird weicher und lockerer, und auch die Scheide verliert einen Teil ihrer Elastizität.
- Während sexueller Erregung verändern sich die körperlichen Reaktionen: Die Haut rötet sich nicht mehr so intensiv, die Harnröhrenöffnung lockert sich, die Brüste schwellen bei Stimulation weniger an, die Feuchtigkeit in der Scheide fließt langsamer oder bleibt aus, und die Scheide weitet sich weniger, wenn sie den Penis aufnimmt.
- Die niedrigeren Hormonspiegel können auch dazu führen, dass es für die alternde Frau schwieriger wird, den Orgasmus überhaupt zu erreichen, und wenn sie den Höhepunkt erreicht, kann er enttäuschend flach ausfallen. Manche Frauen berichten auch davon, dass ihre Gebärmutterkontraktionen beim Orgasmus nicht befriedigend, sondern schmerzhaft ausfallen. Die meisten älteren Frauen erleben seltenere und

weniger intensive Orgasmen als in jüngeren Jahren. Doch glücklicherweise kann heute eine individuell maßgeschneiderte Östrogen- und in manchen Fällen auch Testosterontherapie die Beschwerden lindern oder ganz zum Verschwinden bringen.

Die beiden häufigsten Beschwerden im Zusammenhang mit dem Sexualleben sind für Frauen eindeutig der Verlust sexueller Begierde und Schmerzen beim Verkehr. Schwieriger zu behandeln ist der Verlust der Lust, doch ist die Hormonersatztherapie eine gute Möglichkeit, die sich zur Behebung beider Störungen anbietet. Um zu entscheiden, ob eine Hormonersatztherapie sinnvoll ist oder nicht, bietet sich die Blutuntersuchung an. Liegt der Östrogenspiegel unter 25 bis 50 Picogramm pro Milliliter, steht das Auftreten von Scheidentrockenheit und schmerzhaftem Sex sehr wahrscheinlich im Zusammenhang mit den niedrigen Hormonen. Allerdings sind diese Messungen im Blutserum nicht zuverlässig, denn verschiedene Faktoren können darauf Einfluss nehmen und die Werte verfälschen, zum Beispiel die Bindungsproteine im Blut, die ab einer bestimmten Menge frei zirkulierendes Hormon in einem Umfang abfangen, dass es in der Messung unkenntlich wird. Zuverlässiger sind mikroskopische Untersuchungen vom Abstrich der Scheidenschleimhaut: Gut durchfeuchtete und mit ausreichend Östrogen versorgte Schleimhaut zeigt viele Zelllagen.

Paradoxerweise kann eine Östrogentherapie sogar zum Nachlassen sexueller Begierde und Lustempfindung führen, weil sie die Spiegel an Bindungsproteinen für Sexualhormone im Blut anhebt – Testosteron wird darin gebunden und wird wirkungslos. Wenn Frauen unter Hormonersatztherapie diese Nebenwirkung verspüren, sollten sie zusätzlich zum Östrogen auch Testosteron als Ersatztherapie erhalten.

Die Verbindung zwischen dem Verlust an sexuellem Begehren und außergewöhnlich niedrigen Testosteronspiegeln durch einen echten Hormonmangel ist unstrittig. Doch man sollte nun nicht deshalb alle Schwierigkeiten ausschließlich auf die Hormone schieben, sondern bedenken, dass auch die Lebensumstände Einfluss auf das Sexualleben nehmen.

Wenn meine Patientinnen darüber klagen, dass ihr Eheleben dürftig geworden sei und sie kein Interesse mehr an erotischer Begegnung mit ihrem Mann verspürten, frage ich sie immer, ob sie in letzter Zeit einmal miteinander im Urlaub waren – allein miteinander, ohne Kinder und frei von nagenden Alltagsbelastungen, Arbeit und finanziellen Sorgen. Wenn dem so war und dort im Urlaub zweite Flitterwochen ausgebrochen sind, ist ganz klar, wo das Problem liegt, nämlich in den Lebensumständen und nicht im Hormonhaushalt. Wenn eine Frau jedoch ihrem Mann liebevoll verbunden ist und trotz genügend Möglichkeiten zu Ablenkung und intimer Privatheit die Sexualität krankt, ist zumindest ein Versuch einer Hormontherapie empfehlenswert.

Hormonspiegel korrekt zu messen ist keine einfach Sache – Testosteron bildet da keine Ausnahme. Und ebenso wenig ist es einfach zu entscheiden, ob die Hormonspiegel tatsächlich zu niedrig sind. Die meisten Experten sind sich darin einig, dass für eine Frau, die ganz normale Östrogen- und Progesteronwerte aufweist, nur dann eine Testosterontherapie in Frage kommt, wenn sie an geringem Lustempfinden, Motivationsmangel, Schwäche und Erschöpfung leidet und ganz deutlich den Eindruck hat, sich nicht wohl zu fühlen. All diese Symptome jedoch können ebenso Hinweise auf eine Depression sein! Um nun herauszufinden, ob tatsächlich ein echter Testosteronmangel vorliegt, sollte das Verhältnis von Testosteron zum Sexualhormone bindenden Globulin (SHGB), dem Bindungsprotein, bestimmt werden oder das freie Testosteron gemessen werden. Liegt der Wert im untersten Drittel der Normwerte für Frauen in der entsprechenden Altersgruppe, kann man von einem echten Mangelzustand ausgehen. Dieser Mangel tritt am häufigsten dann auf, wenn die Eierstöcke komplett ausfallen – wie nach einer Bestrahlung – oder chirurgisch entfernt werden, da bekanntlich die Hauptquelle für Androgene bei Frauen die Eierstöcke sind – vor allem in der Mitte des Zyklus sind die Werte hoch.

Wenn Frauen eine Hormonersatztherapie oder hormonelle Verhütungsmittel nutzen, können sie niedrigere Testosteronwerte haben, weil durch die Behandlung die SHBG ansteigen und das freie Testosteron abfangen und unwirksam machen. Zudem unterdrückt die Hormongabe von außen das Luteinisierungs-Hormon (LH) aus der Hirnanhangsdrüse, das damit in seiner stimulierenden Wirkung auf die Eierstöcke gehemmt wird. Auch die Einnahme von Kortisonpräparaten bremst die Bildung von Testosteron, weil Kortikosteroide die Nebennierenrindenfunktion blockieren* – und damit wieder einen Teil der Anregung für die Bildung männlicher Hormone.

Testosteron wirkt auf unterschiedlichen Wegen verbessernd auf das Sexualleben der Frau. Einerseits können männliche Hormone, die Androgene, direkt an Androgenrezeptoren andocken; sie können durch die Aromatase im Gewebe chemisch in Östrogen umgewandelt werden, oder aber sie senken die Spiegel an SHBG und erhöhen damit die Menge aller frei zirkulierenden Hormone. Wahrscheinlich ist, dass jeder dieser Mechanismen zum Tragen kommt und die Sexualität lebendig hält.

Werden Östrogen- und Testosterontherapie miteinander kombiniert, mindert das die möglichen Nebenwirkungen einer alleinigen Östrogentherapie – das haben Studien ergeben. Es treten weniger Übelkeit, weniger Brustspannen und Brustempfindlichkeit auf sowie weniger Druck- und Spannungsgefühle im Unterbauch und Beckenbereich.

Hormone bei Männern

Bekanntlich sinken die Testosteronspiegel bei Männern mit den Jahren. Dass Männer im Alter deutliche Schwierigkeiten haben, eine kräftige und vollständige Erektion zu bekommen und zu halten, ist jedoch nur in fünf Prozent aller Fälle erektiler Dysfunktion tatsächlich auf Testosteronmangel zurückzuführen, in den meisten Fällen hingegen mit Krankheit oder Medikamenteneinnahme zu erklären. Deshalb ist es so wichtig, mögliche Nebenwirkungen von Medikamenten zu kennen und – auch wenn sie bisher nicht beschrieben sind – mit dem Arzt oder der Ärztin zu besprechen. Im Fall störender erektiler Dysfunktion kann ein

---

* Kortikosteroide werden natürlicherweise in der Nebennierenrinde (der Begriff Kortison stammt von Cortex = lateinisch für Rinde) gebildet und über einen Rückkopplungskreislauf reguliert. Wenn ein gewisser Pegel an Steroiden im Blut bereits vorhanden ist, bildet die Nebenniere keine weiteren Hormone – erst wieder, wenn die Spiegel sinken. (Anm. d. Übersetzerin)

Medikament auch in seiner Dosierung eventuell angepasst werden – allerdings nur, wenn es damit nicht seine Wirksamkeit gegen das Grundleiden einbüßt.

Auch andere altersbezogene Veränderungen in den Hormonspiegeln wirken sich besonders bei Männern aus. So sinkt das Wachstumshormon mit dem Älterwerden bei Männern stärker als bei Frauen. In jungen Jahren sorgt das Wachstumshormon für den Erhalt gesunder Nervenzellen, fördert den Nachwuchs an Körperzellen, erhält die Gewebe möglichst lang am Leben und beugt der Osteoporose vor (siehe Kap. 9, »Das Knochengerüst«). Doch mit zunehmenden Jahren haben niedrigere Wachstumshormonspiegel den störenden Nebeneffekt, das SHGB im Blut zu steigern – und damit werden die Sexualhormone unwirksam, weil sie an die Trägerproteine gebunden sind.

Melatonin ist ein weiteres wichtiges Hormon, welches bei beiden Geschlechtern mit dem Altern sinkt. Seine Aufgabe ist es, den Schlaf-Wach-Rhythmus und andere zyklische Funktionen zu regulieren. Man nennt diese die zirkadianen Rhythmen – und sinkende Melatoninspiegel können hinter dem verminderten Schlafbedürfnis und der größeren Störanfälligkeit des Schlafs in den späten Jahren stehen*. In Rattenversuchen konnte man zeigen, dass die Tiere »wie ein Ratz« schlafen konnten, wenn sie nach Entzug wieder Melatonin erhielten.

Körperliche Ursachen der Sexualstörungen

Fahrradfahren

Ernst zu nehmende sexuelle Störungen können bei Frauen und Männern gleichermaßen durch zu viel Radfahren hervorgerufen werden – gleich ob als Profi oder als Freizeitsportler. Das hat zwei Gründe: Einer ist die Druckbelastung auf das weiche Beckengewebe gegen harte, ungepolsterte Fahrradsättel. Das kann sowohl die Nerven, welche die Genitalregion versorgen, quetschen wie

* Schlafforscher beschreiben diesen Effekt jedoch nur für die Wechseljahre mit ihren schwankenden Hormonspiegeln. Sie führen weniger Nachtschlafbedürfnis und die mangelnde Fähigkeit, im Alter gut zu schlafen, eher auf psychosoziale Faktoren, wie Unausgelastetheit, zu viel Mittagsschlaf und zu wenig ermüdende körperliche Aktivitäten zurück. (Anm. d. Übersetzerin)

auch die Blutzufuhr drosseln, die für Erektion und Orgasmusfähigkeit benötigt wird. Der zweite Grund ist die Möglichkeit, auf die harte Fahrradstange des Herrenrads zu rutschen und sich Verletzungen am Genital zuzuziehen. Die Kraft, die bei einem solchen Sturz auf die Gewebe einwirkt, kann dem Gewicht einer halben Tonne entsprechen! Die Folgen solcher Stürze und Kompressionsverletzungen können beträchtlich sein: Bis zu 13 Prozent der Radler sind impotent. Doch noch mehr klagen über eine gewisse erektile Dysfunktion, Orgasmusschwierigkeiten und häufigere Harnwegsinfektionen, als sie normalerweise bei Männern auftreten. Bei Frauen sieht es nicht viel anders aus: Verbreitet sind Taubheitsgefühle im Dammbereich, Orgasmusschwierigkeiten, weniger intensive orgasmische Lustempfindungen und häufige Harnwegsinfekte*. Sogar Trainingsfahrräder, die zum Konditionstraining und zur Gewichtsregulierung weit verbreitet sind, können langfristig Probleme hervorrufen und die Sexualfunktionen und die Harnwege schädigen. Man geht von rund 100 Millionen Radlern in den gesamten USA aus: Ein ernsthafter Grund, darüber nachzudenken, welchem Freizeitsport man sich verschreiben sollte beziehungsweise welche Ausrüstung man wählen sollte. Allerdings sind es schon die Profis, also Straßenradler und Mountainbiker, die wegen ihres extensiven Trainings und des zum Teil holprigen Geländes, das sie durchqueren, die meisten Probleme haben.

Sexualität, Krankheit und Medikamente

Ob Mann oder Frau: Krankheit dämpft die Lust, schraubt die erotischen Aktivitäten zurück und kann das Sexualleben sogar zu einem kompletten Stillstand bringen. So kann beispielsweise ein Herzkranker, der soeben einen Herzinfarkt überstanden hat, aus lauter Angst vor der körperlichen Anstrengung, welche die Sexu-

* Inzwischen hat die Industrie auf diese lang bekannten Probleme reagiert und nicht nur gelgepolsterte Spezialsättel, sondern sogar so genannte Spaltsättel entwickelt. Letztere bestehen aus zwei variabel miteinander verbundenen Sattelhälften mit einem das Genital entlastenden Spalt dazwischen. Man sitzt nur mehr auf den knöchernen Sitzhöckern, und die Weichteile bleiben völlig frei von Reibungsflächen und Druck. (Anm. d. Übersetzerin)

alität ja auch bedeutet, sein Intimleben ganz auf Eis legen. Aus Gründen, die nicht ganz klar sind, scheinen Frauen eher solchen Ängsten nachzugeben und sich stärker als Männer sexuell zurückzuziehen, wenn sie irgendwie erkrankt sind.

Die Zuckerkrankheit (Diabetes) kann das Sexualleben in beträchtlichem Ausmaß stören und einschränken. Dabei haben diejenigen Diabetiker, die bereits in Behandlung sind, eher Probleme mit Erektionsstörungen und leiden an mangelnder Orgasmusfähigkeit (Anorgasmie) als unbehandelte Diabetiker. Das kann einerseits mit der Schwere der Krankheit selbst zusammenhängen, kann aber auch auf die Nebenwirkungen der Medikamente zurückzuführen sein, die zur Diabetesbehandlung eingesetzt werden. Eine erektile Dysfunktion in Folge einer Diabetes geht auf zwei Aspekte zurück: einerseits die Schäden an den feinen Blutgefäßen, welche die Genitalien versorgen (diabetische Mikroangiopathie) und andererseits die Schäden an den Nerven im Beckenbereich (diabetische Neuropathie) durch zu hohe Blutzuckerspiegel. Erektionsstörungen sind unter Diabetikern sehr häufig.

Sexualstörungen sind auch unter Herz-Kreislauf-Kranken vielfach anzutreffen. Einerseits mag es die Krankheit selbst sein, denn durch Arteriosklerose werden auch die Blutgefäße im Beckenbereich empfindlich verengt, andererseits können die Medikamente Schuld tragen. Ähnlich wie bei Diabetes sind sexuelle Dysfunktionen bei den behandelten Herz-Kreislauf-Kranken häufiger als bei den unbehandelten. Von allen bei diesen Krankheitsbildern verwendeten Medikamenten ist sicher das Digitalis – am häufigsten wird Digoxin eingesetzt – am schädlichsten für das Sexualleben, denn dieses Medikament unterstützt die Kontraktionskraft der Muskelzellen. Während dieser Effekt für die Herzstärkung angestrebt wird und zur Behandlung eines Altersherzens äußerst wirkungsvoll ist, wirkt er ebenso kräftig, aber schädlich auf die weichen Muskelzellen der Blutgefäße im Beckenbereich. Denn diese müssen für die sexuelle Erregungsphase und den Orgasmus entspannen können – nicht kontrahieren. Andererseits ist Digoxin ein sehr wirkungsvolles und sinnvolles Medikament zur Behandlung eines Priapismus, einer krankhaften, äußerst schmerzhaften und natürlich peinlichen Dauererektion.

Nahezu alle Medikamente, die zur Behandlung eines überhöhten Blutdrucks eingesetzt werden, dämpfen und schränken die Sexualfunktionen bei beiden Geschlechtern ein. Das macht es so schwierig, einen wirkungsvollen und effektiven Blutdrucksenker zu finden und gleichzeitig Nebenwirkungen so weit wie möglich auszuschließen. Deshalb und weil die Hochdruckbehandlung ohnehin heikel ist, zieht sich die Einstellung der richtigen Therapie oft über Monate hin – und in dieser Zeit liegt das Sexualleben brach und kommt auch manchmal danach nicht wieder recht in Schwung. Vielen Hochdruckkranken hat die Potenzpille Viagra mit dem Wirkstoff Sildenafil* über ihre Probleme hinweghelfen können, doch für Frauen gibt es kein entsprechendes Medikament. Das bringt Betroffene und Ärzte in eine rechte Zwickmühle, denn natürlich ist die Herz-Kreislauf-Krankheit in jedem Fall dringlicher behandlungsbedürftig, doch zugleich ist ein Patient, der keine befriedigende Sexualität erlebt, um einen wesentlichen Teil seiner Lebensfreude beraubt.

Depressionen sind ebenfalls ausgesprochene Lustkiller. Rund 60 Prozent derjenigen, die von einer mittelschweren bis schweren Depression betroffen sind, verlieren ihr Interesse an der Sexualität. Die allgemeine Lustlosigkeit ist sogar eines der Hauptsymptome der Depression – nach Schlafstörungen und frühmorgendlichem Aufwachen. In einer Studie stellte sich ein interessanter Unterschied zwischen Männern und Frauen heraus: 68 Prozent der Männer, doch keine einzige der Frauen, die sexuelle Störungen beklagten, litten an einer Angststörung[97]. Dieser Befund kommt unerwartet, denn Angststörungen sind bei Frauen wesentlich verbreiteter. Dass sich bei Frauen keine Korrelation zwischen Angst und sexueller Dysfunktion feststellen lässt, ist eines der überraschenden geschlechtsspezifischen Ergebnisse und stellt die Wissenschaft erneut vor bisher unbeantwortete Fragen über die inneren Zusammenhänge biologischer Funktionen.

Weitere bedeutende Arbeiten haben gezeigt, dass verminderte Libido nicht notwendigerweise mit Orgasmusunfähigkeit gekoppelt ist. R. J. Mathew und M. L. Weinman haben bei einem

* Gerade bei Hochdruckkranken hat Viagra aber auch zu unerwarteten Todesfällen geführt – weltweit sind es sind bereits mehr als tausend –, unkritisch darf es deshalb keinesfalls eingesetzt werden. (Anm. d. Übersetzerin)

Test an depressiven Frauen und Männern festgestellt, dass 22 Prozent von gesteigertem sexuellen Verlangen berichteten, während umgekehrt bei 31 Prozent die sexuelle Lust deutlich gedämpft war. Der Grund ist nicht ganz klar: Entweder war die erste Personengruppe gerade in einer manischen Phase ihrer manisch-depressiven, so genannten bipolaren Erkrankung – in diesem Fall wäre ein solcher Befund typisch –, oder sie hatten ein ausgeprägteres Bedürfnis nach emotionaler Nähe und Unterstützung als normalerweise[98]. Und noch ein interessanter Befund aus einer anderen Untersuchung: Alle Frauen, die wegen Alkoholismus in eine Suchtklinik eingewiesen wurden, berichteten von Sexualproblemen. Ob der Alkoholmissbrauch dieser Frauen die primäre Erkrankung war, oder ob andere Faktoren wie Depression oder chronische Krankheit zum Alkoholmissbrauch geführt hatten, war aus den Ergebnissen nicht ersichtlich.

Unglücklicherweise verstärken einige Antidepressiva noch das Problem sexueller Dysfunktion. Die ersten Antidepressiva, die nach ihrer chemischen Struktur so genannten trizyklischen Antidepressiva und die so genannten Monoamin-Oxidase-Hemmer (MAO-Hemmer) können sexuelle Probleme verstärken – auch die moderneren SSRI (siehe Kap. 2, »Das Gehirn«), ziehen diese Nebenwirkung nach sich. Rund 43 Prozent der Patienten, die SSRI einnehmen – so schätzt man –, haben mit Sexualproblemen zu kämpfen, und zwar medikamentenbedingt und nicht als Folge der Depression. Es gibt durchaus Möglichkeiten, diese Nebeneffekte ärztlich zu behandeln: durch eine kurze Therapiepause, eine Umstellung auf ein anderes Antidepressivum oder die Kombination mit einem Medikament gegen die Nebenwirkungen.

So wie Digoxin eine mögliche Behandlung des Priapismus darstellt, können einige Antidepressiva Männern mit vorzeitiger Ejakulation helfen. Rund 30 Prozent der an Ejakulatio praecox Leidenden können von SSRI profitieren. Anders als bei der durch Herz-Kreislauf-Krankheiten oder Diabetes hervorgerufenen Impotenz gibt es für die Ejakulatio praecox keine Risikofaktoren. Man weiß nur, dass sie in einer festen Beziehung häufiger auftritt – vielleicht durch das größere Vertrauensverhältnis zueinander – und dass sie nicht abhängig vom Alter ist.

Die Auswirkung sexueller Gewalt auf das weibliche Sexualleben und das Selbstwertgefühl

Wenn man bedenkt, wie häufig der sexuelle Missbrauch ist, wundert es nicht, dass ein Teil sexueller Störungen auf das Konto solcher traumatischen Erfahrungen geht. Rund 20 bis 30 Prozent der Frauen und 10 bis 15 Prozent der Männer berichten, sexuelle Gewalt erlitten zu haben – bei einer sicher großen Dunkelziffer. In ihrer Untersuchung berichten Ann Kearney-Cooke und Diann M. Ackard[99] von den Folgen solcher Erfahrungen für das Sexualleben von Betroffenen – und insbesondere den Spätfolgen für das Selbstwertgefühl und das Selbstbild. Erschreckende 84,5 Prozent der betroffenen Frauen waren der Ansicht, dass die erlittene sexuelle Gewalt dauerhafte negative Wirkungen hatte, einschließlich der Unzufriedenheit mit ihrem Körper und mit sich als Mensch überhaupt. Die Betroffenen waren weniger gut dazu in der Lage, stabile und haltbare Beziehungen zu anderen Frauen einzugehen, die nicht auch missbraucht worden waren. Und sie fühlten sich unwohl und unsicher, wenn sie sich vor ihren Sexualpartnern auskleiden sollten oder wollten, und hatten eher Probleme damit, wenn beim Sex das Licht brannte. Zu den anderen Spätfolgen gehörten vor allem eine gehäufte Wahrscheinlichkeit, eine Essstörung zu entwickeln, und ein auffallend seltenerer Gebrauch von Verhütungsmitteln. Diese Phänomene scheinen auch mit häufigerer Drogenabhängigkeit und Promiskuität in dieser Personengruppe zusammenzuhängen*.

Erektionsstörungen

Erektionsstörungen sind nicht eben selten – wenn auch Männer nur äußerst ungern davon berichten. Das Problem bleibt im häuslichen Schlafzimmer verborgen und stellt beide Partner vor die Frage, was wohl die Ursache sein könnte. Frauen neigen dazu, mangelnde eigene Attraktivität als Grund anzusehen, doch das ist meist nicht der eigentliche Grund. Neben altersbeding-

---

* Zum Thema sexueller Missbrauch gäbe es noch reichlich Ergänzendes nachzutragen – vor allem zu den schweren psychischen Folgen der erlittenen Demütigungen und Gewalt und dem Einfluss auf die psychische Struktur und Beziehungsdynamik der Betroffenen im Detail. (Anm. d. Übersetzerin)

ten Veränderungen sind die häufigsten Gründe für Erektionsstörungen:

- *Depression*: Zu den ersten Symptomen einer Depression zählen bei Männern meist Erektionsstörungen und mangelnde Lust. Das Problem kann sich durch die Therapie mit Antidepressiva noch verstärken – ganz besonders durch eine Behandlung mit SSRI. Diese Medikamente sind berüchtigt dafür, den Orgasmus zu verzögern und in vielen Fällen unmöglich zu machen – bei Männern und Frauen gleichermaßen.
- *Schlechte Gesundheit*: Krankheiten können alle möglichen sexuellen Funktionsstörungen nach sich ziehen, insbesondere erektile Dysfunktion. Am häufigsten gibt es diese Probleme bei Herz-Kreislauf-Krankheiten, Diabetes und Alkoholmissbrauch. Was die Erkrankung an sexuell übertragbaren Infektionen angeht, ist bekannt, dass Frauen, die früher an einer solchen Infektion gelitten haben, oftmals vielleicht aus Ängstlichkeit vor erneuter Infektion weniger Lust (Libido) empfinden – Männer scheint das nicht weiter zu kümmern.
- *Medikamente*: Neben den antidepressiv wirksamen SSRI bringen vor allem blutzuckersenkende Mittel gegen Diabetes sowie blutdrucksenkende und herzstärkende Medikamente ein Risiko für erektile Dysfunktion als Nebenwirkung mit sich.
- *Stress*: Männer reagieren irritiert und schneller gekränkt auf äußere Faktoren, die ihre »Potenz« im Alltag eingrenzen. So zieht ein Einkommensverlust von über 20 Prozent verminderte Libido, Schwierigkeiten, Erregung zu empfinden, und erektile Dysfunktion nach sich.
- *Sexuelle Gewalt*: Nicht nur Frauen wird sexuelle Gewalt angetan, auch Männer können dieses Schicksal als Kind erleiden. Insbesondere wenn Nötigung und Vergewaltigung vor der Pubertät stattgefunden haben, bleiben neben den psychischen auch Folgen hinsichtlich des sexuellen Lustempfindens und der Funktion zurück.

Wenn Erektionsstörungen auftreten, ist es immer sinnvoll, einen Arzt zu konsultieren. An erster Stelle sollte eine hausärztliche oder internistische Allgemeinuntersuchung stattfinden, bei der festgestellt werden kann, ob irgendwelche inneren Krankheiten an den Organen oder im Stoffwechsel vorliegen. Ist das der Fall, müssen diese Störungen zuerst behandelt werden. Stellt sich heraus, dass der Betroffene gesund ist, steht als Nächstes eine sexualmedizinische Untersuchung am besten bei einem spezialisierten Urologen (Andrologen) oder in einer Spezialambulanz an. Heute bieten auch endokrinologische Ambulanzen, die sich auf Hormonstörungen spezialisiert haben, solche sexualmedizinischen Sprechstunden für Männer an.

Die Bandbreite möglicher Untersuchungen ist groß: Hormontests, Kontrollen des Blutflusses durch den Penis mit Ultraschall und nächtliche Überprüfung auf Spontanerektionen im Schlaf. Letztere Untersuchung ist deshalb wichtig, weil Spontanerektionen oder selbst leichte morgendliche Erektionen darauf hindeuten, dass kein körperliches Problem vorliegt. Bei nachgewiesener körperlicher Erektionsstörung gibt es eine Reihe von möglichen Therapien, etwa Medikamente wie Sildenafil (Viagra) und den durchblutungsfördernden Wirkstoff Alprostadil oder mechanische Hilfsmittel bis hin zur Penispumpe, die allerdings nur chirurgisch eingesetzt werden kann.

Zusätzlich ist es aber wichtig, mögliche psychische Belastungen und etwaige Beziehungsprobleme abzuklären. Dazu gehören beispielsweise Konflikte und unbewältigte Streitigkeiten in der Beziehung. So wie manche Paare meinen, ihre Konflikte im Bett wieder beilegen zu können, so ist es mindestens ebenso häufig, dass die Konflikte im Bett ausgetragen werden: durch Verweigerung zum Beispiel. Betroffene Paare sollten sich unbedingt die Zeit nehmen und miteinander ins Gespräch kommen – über die Arbeit, den häuslichen Alltag, die Lebensvorstellungen und die Liebesbeziehung. Jede Partnerschaft, ob gut oder angespannt, profitiert von solchem Austausch – und die Sexualität kann wieder aufblühen. Gegenseitiges Verständnis ist zweifellos immer wichtig – und für den Knick im Selbstbewusstsein, den Impotenz bedeutet, allemal!

Induratio penis plastica

Eine seltene Störung kann die Form des Penis und seine Erektionsfähigkeit betreffen. Die so genannte Induratio penis plastica* ist die Folge mikrofeiner Einrisse im Schwellkörper des

* Induratio = lateinisch für Verhärtung; plastica = lateinisch für formgebend bzw. in diesem Fall formverändert. (Anm. d. Übersetzerin)

männlichen Glieds, die durch allzu heftigen Sexualverkehr oder durch versehentliches Abknicken des erigierten Penis – den so genannten Penisbruch – entstehen können. Diese Geweberisse heilen unter innerer Vernarbung aus, und wenn sich solche Risse häufen oder wenn sie ausgedehnter waren, bilden sich Narben, die zu einer Verformung oder Abknickung des Penis im erigierten Zustand führen können. In seltenen Fällen können sogar Schnürfurchen entstehen, die den Penis zusammenschnüren und ihm eine Art Uhrglasform verleihen. Entsprechend weniger Blut kann bei Erregung in den Penis fließen beziehungsweise in den Schwellkörpern zurückgehalten werden – mit der unangenehmen Folge einer Erektionsstörung trotz lustvoller Erregung. Die einzige Möglichkeit der Behandlung besteht in operativer Korrektur – manchmal sogar durch Transplantation von Blutgefäßen, die von den Beinvenen genommen werden.

Was Frauenmedizin in der Praxis bei Sexualstörungen bedeutet

Orgasmusstörungen

Frauen jenseits des Wechsels können mit den Jahren einen Orgasmus nur noch mit stärkerer Stimulation als früher erreichen – manchmal auch gar nicht mehr. Das hat seine Gründe in natürlicherweise sinkenden Östrogenspiegeln ab etwa dem fünfzigsten Lebensjahr. Östrogene haben eine durchblutungsfördernde und durchfeuchtende Wirkung auf die Gewebe – Östrogen wirkt als so genannter Vasodilatator, kann also Blutgefäße weit stellen. Damit ist es enorm wichtig für die sexuelle Erregung, die Feuchtigkeit der Scheide und die Qualität des Orgasmus. Eine Hormonersatztherapie entweder mit Tabletten oder lokal mit Zäpfchen, Scheidengel oder -creme kann den Effekt fehlender Östrogene ausgleichen – wenn die Orgasmusstörungen tatsächlich auf die Hormone zurückgehen. Die örtliche Behandlung der Scheide ist ohne Nebenwirkungen und deshalb besonders zu empfehlen. Die Hormone dringen in die Schleimhaut der Scheide ein, diese baut sich stärker auf und behält mehr Feuchtigkeit – beim Sex gibt es dann entsprechend reichlichere Liebessäfte, und Liebe und Sex sind aufregender und befriedigender.

Die Wirkungen des Östrogen erstrecken sich auch bei der örtlichen Anwendung nicht allein auf die Scheide, Östrogen wirkt zusätzlich auf die Harnröhre. Auch sie wird praller und dicker. Das beugt der so genannten Stressinkontinenz vor, dem unwillkürlichen, oftmals auch schmerzhaften Harnverlust bei Husten, Lachen und Niesen. Selbst bei schon eingetretener Inkontinenz hilft Östrogen – vor allem bei älteren Frauen, deren Gewebe zarter und dünnwandiger sind.

Testosteron für Frauen: besserer Sex – mit Nebenwirkungen

Zwar ist inzwischen die Rolle des männlichen Hormons Testosteron für das sexuelle Verlangen und die Erregungsfähigkeit der Frau unbestritten, doch ob dieses Hormon eine sinnvolle Therapie bei Sexualstörungen sein kann, ist noch nicht sicher. Unbestreitbar verbessert Testosteron die allgemeine Stimmung, steigert die Muskelkraft und fördert die Libido. Bisher sind umfassendere Untersuchungen für Testosteronbehandlungen jedoch nur an Männern unternommen worden. Zugelassen sind Testosteronpräparate für Frauen in Deutschland und Österreich nur unter bestimmten Indikationen: als Krebstherapeutikum und zum Kräfteaufbau bei auszehrenden Krankheiten. In Großbritannien sind Testosteronimplantate – kleine Kapseln, die unter die Haut geschoben werden und dort kontinuierlich ihre Wirkstoffe freisetzen – für die Behandlung von Frauen in den Wechseljahren zugelassen. Auch in Australien gibt es eine entsprechende Forschung: Susan Davis, die Leiterin einer Forschungsgruppe an der Jean Hales Foundation in South Clayton, Victoria, und eine Expertin auf dem Gebiet der Sexualtherapie bei Frauen, empfiehlt ein Implantat mit 50 Milligramm Testosteron, welches unter der Haut am Unterbauch eingesetzt wird[100]. Diese sechs Monate wirksamen Implantate wurden in Australien an Frauen in den Jahren nach dem Wechsel getestet: Sie steigern das sexuelle Verlangen und fördern die Knochendichte. In den USA und in Europa sind sie jedoch nicht zugelassen.

Allerdings gibt es ein Kombinationspräparat zur Einnahme aus Östrogen und Methytestosteron – mit einem Nachteil: Methytestosteron lässt sich im Blut nicht messen. So kann die Wirkung nicht kontrolliert, sondern nur daran abgeschätzt werden, ob die angestrebten Effekte erreicht sind und keine Nebenwirkungen auftreten. Spätestens bei unerwünschtem Haarwuchs und tiefer werdender Stimme muss das Medikament sofort abgesetzt werden. Neben solchen maskulinisierenden Folgen können noch andere Probleme auftreten, die unbedingt frühzeitig erkannt beziehungsweise überhaupt vermieden werden sollten: Testosteron verändert die Blutfette in ungünstiger Weise. Es senkt die High-density-Lipoproteine (HDL), das schützende Cholesterin im Blut, das die Gefäße vor Verkalkung und Verengung bewahrt – und damit vor der koronaren Herzkrankheit, Herzinfarkt und Schlaganfall schützt. Vor einer Testosterontherapie sollte also in jedem Fall eine Blutfett-Kontrolle stattfinden und das HDL über 45 Milligramm pro Deziliter (mg/dl) liegen.

Pharmafirmen arbeiten zur Zeit an einem zwei Wochen haltbaren Testosteronpflaster, welches rund 150 Mikrogramm des Wirkstoffs pro Tag abgeben kann. Auch Gels und Salben, die auf die Haut aufgetragen oder in die Scheide eingeführt werden können, sind in der Entwicklung.

Man darf aber keineswegs vergessen, dass Testosteron noch andere Nebenwirkungen haben kann – neben den schon erwähnten und langfristig nicht eben ungefährlichen. So wird Akne deutlich schlimmer, männlich betonter Haarausfall oder unerwünschter Haarwuchs im Gesicht können auftreten oder sich verschlimmern. Kontraindiziert ist Testosteron in jedem Fall bei Schwangeren – deren ungeborene Töchter Vermännlichungserscheinungen entwickeln würden – und bei stillenden Frauen, deren Babys ebenfalls unerwünschte und schädigende Dosen von männlichen Hormonen erhalten würden.

Ob also der Wunsch nach einem befriedigenderen Sexualleben dank Testosteron für Frauen überhaupt und ohne zum Teil gefährliche Nebenwirkungen in Erfüllung gehen kann, ist zum jetzigen Zeitpunkt mehr als zweifelhaft. In jedem Fall sollten die psychischen Gründe für Unzufriedenheit nicht außer Acht gelassen werden und vor jeder Hormontherapie die Abklärung durch eine psychosomatische Spezialistin erfolgen.

Sex im Alter

Viele Ältere tragen selbst noch die tradierten Vorurteile über alternde Menschen in sich – gerade Frauen sprechen sich zum Teil fast unhinterfragt ihr eigenes spürbar existentes Begehren ab, spätestens wenn sie die 70 überschritten haben. Dazu gibt es keinen Grund, und es wäre ein Jammer, die Liebesfähigkeit – auch die körperliche – ohne Not brachliegen zu lassen. Gerade Frauen können viel deutlicher noch als Männer bis ins hohe Alter hinein sexuelle Erfüllung erleben – allein oder zu zweit.[101]

Das Problem ist allerdings, dass in den älteren Jahrgängen oft die Männer fehlen, weil sie eine geringere Lebenserwartung haben als Frauen, häufiger krank und nahezu immer gebunden sind. Alleinstehende heterosexuelle Frauen haben es schwer, einen Partner zu finden. Anders sieht es für lesbische Frauen aus: Sie haben eher Chancen, eine Sexualpartnerin zu finden. Doch den gesellschaftlichen Vorurteilen sind alle unterworfen – und viele Menschen richten sich unbewusst danach. Erst allmählich beispielsweise lockern sich die Vorstellungen in den Leitungsetagen von Altersheimen, und unverheiratete Alte dürfen zusammenziehen oder sich gegenseitig über Nacht auf den Zimmern besuchen. Die Niederlande gehen mit offenen Wohn- und Lebensformen in Europa beispielhaft voran.

So ist es auch nach wie vor weit verbreitet, dass sich Frauen eher mit älteren Männern zusammentun, obwohl es – nicht nur – sexuell wesentlich vielversprechender ist, wenn eine Frau mit einem jüngeren Mann zusammenlebt. Beide haben auf diese Weise länger etwas von ihrer gegenseitigen erotischen Anziehung. Ein weiteres Vorurteil ist, dass Frauen Sex nur im Rahmen einer festen und von Liebe getragenen Beziehung leben könnten. Beide Geschlechter können Sex mit oder ohne Liebe genießen – es kommt allein auf die Vorstellungen an, die man selbst hat und verwirklichen möchte. So anstrengend es auch im Einzelfall sein mag, seine Individualität zu leben, es ist mindestens so schwierig, sich Vorurteilen zu beugen, die man doch innerlich nicht vertreten kann. Kein älterer Mensch sollte sich die Lust und ihre Erfüllung versagen, bloß weil andere sein Tun missbilligen.

11 Das Immunsystem

Es ist nicht gerade eine schöne Vorstellung, doch bei genauer Betrachtung stimmt es: Wir leben in einem ziemlich feindseligen Universum, umgeben von den unterschiedlichsten Arten von Gegnern der verschiedensten Kaliber. Manche lassen sich schnell ausmachen, und es ist ein Leichtes, sich gegen sie abzugrenzen, noch bevor man überhaupt in näheren Kontakt kommt. Allerdings gibt es auch Gegner, die – bevor wir sie überhaupt gesehen haben und ohne dass wir es bemerken – schon in den Körper eingedrungen sind. Wir nehmen sie über unsere Nahrung, die Atemluft oder durch kleinste Verletzungen der Haut in uns auf. Jeden Tag gibt es Tausende solcher Begegnungen mit feindlichen Elementen. Allerdings ist der menschliche Organismus auf ganz erstaunliche Art gegen diese Angreifer geschützt, sodass man von den unzähligen Angriffen nichts bemerkt und gesund bleibt.

Unsere Gesundheit schulden wir dem Immunsystem, das die vielfachen unsichtbaren Gegner wie Gifte (Toxine), Bakterien und Viren mit einem komplexen Netz hoch differenzierter Spezialwaffen abwehrt. Diese sind genau ihrem jeweiligen Gegner angepasst und treffen ihn äußerst akkurat. Das Immunsystem ist so wirkungsvoll, dass der Organismus zahlreiche Krankheiten ohne jede zusätzliche medizinische Hilfe überwinden kann. Oft bemerkt man dies nur an der spürbaren Anstrengung des Körpers während einer solchen Krankheit, wenn beispielsweise Fieber, schmerzende Muskeln oder Ausschlag darauf hindeuten, dass gerade ein intensiver Abwehrkampf im Gange ist.

Das Immunsystem kann nur richtig funktionieren, wenn die Riesenanzahl der an ihm beteiligten Moleküle, die aus den unterschiedlichsten Geweben stammen, perfekt zusammenwirken. Im Grunde ist es erstaunlich, dass das Immunsystem bei den Ansprüchen, denen es genügen muss, die meiste Zeit so stabil, vorhersehbar und effektiv arbeitet. Bedenkt man, wie viel schief gehen kann, nimmt es nicht wunder, dass es manchmal dann doch passiert.

Wahrscheinlich ist eine der wichtigsten Aufgaben des Immunsystems, zwischen »eigen« und »fremd« unterscheiden zu können. Diese Fähigkeit wird Immuntoleranz genannt, und sie wird von den allerersten Lebenstagen an in die Zellen einprogrammiert. Wenn dem Organismus diese Toleranz seinen eigenen Zellen gegenüber verloren geht, wendet er sich gegen sich selbst und greift die eigenen Organe und Gewebe an. So entstehen die so genannten Autoimmun-Krankheiten, wie zum Beispiel Lupus erythematodes und rheumatoide Arthritis, beides Rheuma-Krankheiten. Auffallenderweise sind die meisten, wenn nicht sämtliche dieser Krankheiten bei Frauen häufiger anzutreffen als bei Männern.

Bisher ist es der Wissenschaft nicht gelungen, das Rätsel der Autoimmun-Krankheiten zu entschlüsseln und herauszufinden, warum der Organismus sich selbst zum Feind wird. Diese Krankheiten sind bis heute am wenigsten durchschaut und können deshalb nicht geheilt werden – es gelingt nur, die Symptome zu lindern. Manche dieser Störungen entstehen nach Ablauf einer Virusinfektion – wie man es bei der Fibromyalgie und dem chronischen Erschöpfungs-Syndrom (*chronic fatigue syndrome*, CFS) vermutet*.

Hiob – Opfer einer Autoimmun-Krankheit?

Liest man das Buch Hiob unter einem medizinischen Blickwinkel, könnte man bei seinem Protagonisten durchaus eine Autoimmun-Krankheit vermuten. Wie Hiob in unablässiger Folge von den verschiedenen Symptomen geplagt wird, wie sich seine Haut mit Geschwüren bedeckt, wie der Ausschlag sich vom Kopf bis unter seine Fußsohlen erstreckt, lässt jeden Leser mitfühlen und ihn zutiefst bedauern. Viele Patienten mit Autoimmun-Krankheiten wie Neurodermitis können sich in ihm wiederfinden – von einer Krankheit geplagt, die unverständlich, kaum zu mildern, letztlich unheilbar und im schlimmsten Zustand furchtbar quälend ist. Hiobs Einsicht und Leidensfähigkeit und seine Hartnäckigkeit, mit der er mit seinem Gott ringt, der ihm solche Qualen zugemutet hat, ist jedem Betroffenen zu wünschen – als seelische Unterstützung zum Ertragen jener Frage, die sich auch Hiob unweigerlich aufdrängte: »Warum bloß ich?«

* Beide Störungen werden von Psychosomatikern den psychosomatischen Leiden zugerechnet und nicht einseitig körperlich gesehen! Das schließt eine körperliche, immunologische Komponente immer mit ein und erweitert die Sicht auf die Störung und ihre Behandlungsmöglichkeiten – vor allem hinsichtlich der Krankheitsverarbeitung. (Anm. d. Übersetzerin)

Wie das Immunsystem arbeitet

Der Organismus hat zwei Möglichkeiten, sich gegen unwillkommene Eindringlinge zu wehren. Die erste funktioniert über die so genannte *unspezifische Abwehr*. Ihre aktiven Bestandteile sind immer und überall im Organismus vorhanden und reagieren ohne besondere Vorbereitung oder ohne spezielle Passung auf eindringende Fremdorganismen. Zum unspezifischen Abwehrsystem gehören auch die mechanisch wirkenden Grenzflächen der Haut und der Schleimhäute in den Atemwegen oder im Verdauungstrakt. Unspezifisch wirken auch verschiedene biochemische Wirkstoffe, die Gifte oder Bakterien zersetzen können*.

Die zweite Strategie der Selbstverteidigung des Körpers ist die so genannte *spezifische Abwehr*. Dieser Anteil des Immunsystems produziert maßgeschneiderte Abwehrstoffe – je nach Angreifer. Dazu gehören die weißen Blutkörperchen (Leukozyten): Es sind spezialisierte Abwehrzellen, die ursprünglich von den Stammzellen abstammen. Diese Zellen können ganz unterschiedliche Zelllinien hervorbringen: Sie sind multipotent. Die Stammzellen gehören zu den ersten Zellen jedes Organismus. Im Dottersack sorgen sie für die Ernährung des heranwachsenden befruchteten Eis, danach sind sie in der Leber und, sobald das Skelett sich herausgebildet hat, im Knochenmark aktiv. Einige Nachkommen der Stammzellen sind bis ins Erwachsenenalter im Knochenmark vorhanden und gehören mit zum Immunsystem: die so genannten Granulozyten. Andere Stammzell-Abkömmlinge ziehen sich in die Lymphknoten zurück und reifen dort immer wieder neu, diese Zellen heißen B-Lymphozyten (B-Zellen) und Killer-Zellen; manche wandern in die Thymusdrüse: die T-Lymphozyten (T-Zellen)**. Und als letzte wichtige Gruppe der weißen Blutkörperchen gelten die antigen-präsentierenden Zellen, die es vermögen, Material von Fremdzellen aufzunehmen

---

* Zu diesen biochemischen Wirkstoffen gehören die so genannten Chemokine, welche die weißen Blutkörperchen (Leukozyten) anlocken, und die so genannten Zytokine, welche die Leukozyten für ihre Abwehrarbeit vorbereiten.

** Die Thymusdrüse befindet sich im Brustbereich hinter dem Brustbein. Sie bildet sich im Verlauf der Jugend allmählich zurück und ist im Erwachsenenalter kaum noch erkennbar. Allem Anschein nach wird dieser Rückbildungsprozess von Testosteron gesteuert.

und es der körpereigenen Abwehr zur Entsorgung zu überbringen.

Jede der unterschiedlichen Zellgruppen im spezifischen Immunsystem nimmt ihre besondere Aufgabe innerhalb der Immunabwehr wahr. Granulozyten, die antigenpräsentierenden Zellen und die Lymphozyten wirken zusammen, um die Gesundheit zu erhalten. Entscheidend für ihre Aufgabe ist jedoch, dass sie imstande sind, ihre Gegner zu erkennen und sie mit einem genau passenden Mittel unschädlich zu machen. So haben die Immunzellen durchaus verschiedene Möglichkeiten: Sie können einen Fremdling entweder direkt zerstören oder in einem Prozess bestimmter, sich ergänzender Einzelschritte agieren. Zu Letzterem gehört der Einsatz von Antikörpern. Das sind komplexe, hochspezifische Moleküle, die von den B-Zellen produziert werden. Diese Antikörper heften sich auf die Oberfläche der Fremdkörper und neutralisieren entweder ihre Attacken oder erleichtern es anderen Zellen und biochemischen Wirkstoffen des Immunsystems, den Angreifer zu zerstören.

Die Praktiker: spezialisierte antigen-präsentierende Zellen

Wie Wächter schieben die antigenpräsentierenden Zellen im ganzen Organismus ihren Dienst – besonders dort, wo mit feindlichem Eindringen am meisten zu rechnen ist. Sie sind – um einen militärischen Vergleich zu benutzen – gleichsam Fußsoldaten einer Armee: die erste Linie in der Verteidigung gegen Angreifer. Treffen solche Zellen auf einen Fremdkörper, nehmen sie ihn geradewegs in sich auf und zersetzen ihn – deshalb heißen sie auch Fresszellen. Anschließend an den Verdauungsprozess schieben die Fresszellen bestimmte Eiweißbestandteile des Angreifers, die so genannten Antigene, auf ihre Zelloberfläche – wie Trophäen. Mit diesen Trophäen besetzt, wandert die Fresszelle zu den T-Zellen und zeigt ihnen, was sie mitgebracht hat. Vor dieser Präsentation jedoch geschieht etwas sehr Wichtiges: Um den Zellen ungehinderte Bewegung durch den Organismus zu sichern, markieren spezielle Oberflächen-Antigene der Fresszellen, die so genannten Human-Leukozyten-Antigene (HLA), die körpereigene Zelle als »eigen« – mit einer dem Fingerabdruck ähnlichen Genauigkeit. Dieser Fußsoldat nun präsentiert seine Beute der T-Zelle, und diese erkennt die Kombination von HLA und Antigen: Der Fußsoldat hat sich gleichsam in einen Polizisten verwandelt, der dem Richter – in diesem Fall der T-Zelle – einen Kriminellen für das weitere Verfahren vorführt.

Die Strategen: T-Zellen

Die T-Zellen haben ihren Namen nach ihrer Kinderstube, der Thymusdrüse. Sie gelten als die Strategen der Immunabwehr und legen fest, mit welchen Mitteln Eindringlinge unschädlich gemacht werden sollen. T-Zellen besitzen spezielle Andockstellen (Rezeptoren) für die Antigene, welche die Fresszellen ihnen präsentieren. Diese Rezeptoren heißen T-Zell-Rezeptoren (*t cell receptor*: TCR), und sie sind so raffiniert konstruiert, dass sie niemals einen körpereigenen Bestandteil angreifen werden. Man unterscheidet zwei Typen von T-Zellen – einen mit so genannten CD4-Molekülen und einen mit CD8-Molekülen.

Zellen mit den CD8-Molekülen, kurz T8-Zellen, können zwei verschiedene Aufgaben wahrnehmen: Einerseits dämpfen und unterdrücken sie einzelne Anteile des Immunprozesses, andererseits greifen sie Fremdzellen direkt an und zerstören sie. Deshalb werden sie auch Suppressor-T-Zellen genannt.

Die Zellen mit den CD4-T-Molekülen, kurz T4-Zellen, unterstützen und intensivieren im Allgemeinen diese Arbeit, weshalb sie auch als Helferzellen oder T4-Helferzellen bezeichnet werden. Ohne die Unterstützung der Helferzellen können auch die B-Zellen ihrer Aufgabe, Antikörper zu bilden, nur unzureichend nachkommen. T4-Zellen reagieren allerdings nur auf Antigene, die an HLA der Gruppe II gebunden sind – T8-Zellen nur auf Gruppe-I-Antigene.

Das Immunsystem der Frauen arbeitet intensiver. Frauen besitzen auch mehr T4-Lymphozyten. Diese Zellen werden in zwei verschiedene Sub-Gruppen unterteilt – abhängig von der Art der Zytokine, die sie bei der Abwehr produzieren. Die eine Gruppe, die T_H1, bildet Zytokine, die als eine Reaktion auf das Eindringen von Fremdstoffen Entzündungen auslösen. Die andere Sub-Gruppe, T_H2, produziert eine Reihe von Zytokinen, welche die Bildung von Antikörpern durch B-Zellen verstärken. Diese beiden Subgruppen regulieren sich gegenseitig.

Der weibliche Organismus nutzt eher die T_H1-Zellen, der männliche eher die T_H2-Zellen – mit einer Ausnahme: Bei

Schwangeren überwiegt die T_H2-Reaktion. Das verhilft ihnen dazu, auf Infektionen schnell und intensiv reagieren zu können und gleichzeitig die Immunreaktion auf Fremdstoffe zu dämpfen. Letzteres schützt das Ungeborene, denn es trägt durch seine genetische Information auch väterliche – also für die Mutter fremde – Eiweiße in sich, welche sie normalerweise abstoßen müsste.

Diese geschlechtsgebundene besondere Reaktionsfähigkeit des Immunsystems erklärt, warum in Tierversuchen die Weibchen weniger starke Virusinfektionen erleiden, denn Viren können durch eine heftige Entzündungsreaktion abgewehrt werden. Auf der anderen Seite erleiden Frauen viel eher einen Folgeschaden, wenn es Viren gelingt, in das Zentralnervensystem einzudringen, denn dort hat die besonders starke Entzündungsreaktion fatale Folgen.

Es könnte gut sein, dass die Kraft des weiblichen Immunsystems ein evolutionsbedingter Selektionsvorteil ist. Frauen sind traditionell die Hüterinnen der Familie und damit für die Versorgung ihrer kranken Familienmitglieder zuständig – vor allem der kleinen Kinder, die bekanntlich sehr häufig an den verschiedenen Infektionskrankheiten leiden. Möglicherweise haben sich in Millionen von Jahren der Evolution dann diejenigen Frauen mit dem stärksten Immunsystem durchgesetzt.

Die Spezialisten: B-Zellen

B-Zellen gehen bei der Immunabwehr anders vor als T-Zellen. Sie arbeiten quasi als Spezialeinheiten, denn sie wehren nicht nur Fremdzellen ab, sondern besitzen eine zellgebundene Erinnerung an früher Abgewehrtes. Sie können deshalb bei erneutem Kontakt mit dem Eindringling sofort reagieren, weil sie bereits über die entsprechenden Abwehrstrategien verfügen. Jede einzelne B-Zelle ist dazu befähigt, ein ganz spezielles Molekül zu fertigen, den so genannten Antikörper, der exakt auf das angreifende Antigen passt: Der Antikörper wirkt wie ein Schloss, in welches der Schlüssel Antigen hineinpasst. Sobald die beiden zusammenkommen, wird die B-Zelle aktiviert und beginnt sich zu vermehren.

Bei jeder Zellteilung der B-Zelle, durch die sie eine Tochterzelle bildet, wird das genetische Material der Zelle umgeordnet, und zwar mit dem Effekt, dass die Passgenauigkeit der Antikörper, die sie produziert, immer ausgefeilter und besser wird. Am Ende sind die entstandenen Tochterzellen dazu in der Lage, Antikörper von höchster Treffsicherheit gegen bestimmte Antigene herzustellen. Je fester das Antigen vom Antikörper der B-Zelle ursprünglich erfasst werden konnte, desto wahrscheinlicher wird die B-Zelle bei der Abwehr überleben und sich vermehren können. Die Tochterzellen haben jedenfalls am Ende eine extrem ausgefeilte Fähigkeit, Antigen zu erfassen und abzutöten.

B-Zellen sind zwar sehr leistungsfähig, doch brauchen sie die Hilfe der T-Zellen bei ihrer Arbeit. Einige Antigene können jedoch auch ohne T-Zellen-Assistenz von B-Zellen-Antikörpern angegriffen werden. Diese Antikörper sind nicht so ausgefeilt spezialisiert, deshalb können sie mit unterschiedlichen Antigenen – nicht nur einem einzigen – reagieren. Und eben diese Ungenauigkeit ihrer Reaktionsweise und ihre laxe Partnerwahl macht sie zu potenziellen Gefahrenherden für den Organismus: Diese Zellen können die gefürchteten Auto-Immun-Reaktionen auslösen.

Die Nachhut: Granulozyten

Die Granulozyten fungieren bei der Immunreaktion als eine Art Nachhut: Sie sorgen für Nachschub und räumen auf, was nach getaner Arbeit zurückbleibt. Granulozyten lösen entzündliche Reaktionen im Gewebe aus, was es dem Immunsystem erleichtert, die Fremdstoffe unschädlich zu machen. Nachdem ein Eindringling erkannt worden ist und seine Bestandteile für die Mobilisierung der Abwehrzellen genutzt worden sind, wandern die Granulozyten in den entsprechenden Körperbereich hinein, nehmen die zurückgebliebenen Antigen-Antikörper-Komplexe auf und zersetzen sie. Die unterschiedlichen Arten von Granulozyten haben auch verschiedene Aufgaben und sind auf bestimmte Fremdstoffe spezialisiert. So arbeiten einige nur gegen Bakterien, andere gegen Parasiten, wie beispielsweise Würmer, und wieder andere reagieren besonders auf allergische Reizstoffe.

Die größte Gruppe im Blutkreislauf zirkulierender Granulozyten – rund 70 Prozent – sind die so genannten polymorph-kernigen Leukozyten*. Diese Zellen durchwandern das Blutgefäß-System

---

* Polymorph-kernig heißen diese Zellen, weil ihre Zellkerne verschiedengestaltig sind.

auf der Suche nach Fremdzellen, deren Eindringen sie an den chemischen Botenstoffen erkennen können, die an der Verletzungsstelle freigesetzt werden. Dort setzen sich die Granulozyten an der Gefäßwand fest und durchdringen sie, um durch das Gewebe hindurch zum Ort des Geschehens vorzudringen. Dort entlassen sie ihre Zellkörperchen (Granula), deren Bestandteile das Fremdeiweiß zersetzen, aber auch das entzündete Gewebe belasten.

Aus Tierversuchen ist bekannt, dass die Granulozyten-Reaktion bei männlichen und weiblichen Tieren verschieden verläuft. Die Aktivität dieser Zellen variiert je nach Geschlecht – selbst unter ganz unterschiedlichen Umwelteinflüssen und selbst in denselben Geweben. So inaktivieren sich beispielsweise bei männlichen Ratten die Granulozyten, wenn die Ratten narkotisiert werden, während die Granulozyten bei Weibchen aktiv bleiben. Weibliche Ratten im fortpflanzungsfähigen Alter reagieren weit intensiver, wenn sie Alkohol oder einem Bakteriengift ausgesetzt sind, als es männliche oder vorpubertäre und Rättinnen jenseits des reproduktionsfähigen Alters tun. Wie schon gesagt, wahrscheinlich sind diese Reaktionen Folge der Evolutionsselektion.

Die Zellen des Immunsystems sind viel unterwegs, weil sie an so vielen, weit auseinander liegenden Orten im Körper gebraucht werden. Wissenschaftler haben ermittelt, dass ein durchschnittlicher Lymphozyt sich nur etwa dreißig Minuten tatsächlich im Blutstrom aufhält, wenn er eine Runde durch den Organismus macht. Den Rest der Zeit durchwandert die Zelle die Gewebe. Alle in den Immunprozess eingespannten Zellen finden sich an bestimmten Orten jedoch gehäuft – überall dort, wo ein Außenkontakt des Organismus unumgänglich ist: im Magen-Darm-Trakt, in den Atemwegen und – zur Abwehr von Eindringlingen in den Blutkreislauf – in der Milz. Wenn es Fremdstoffen gelingt, die erste Abwehrkette zu durchbrechen und in das Gewebe einzudringen, reagieren die Lymphknoten mit verstärkter Aktivität. Deren Aufgabe ist es, ausreichend Abwehrzellen in Reserve zu halten, um bei Bedarf massenhaft Immunzellen abgeben zu können.

Selbstzerstörung durch Autoimmun-Krankheiten

Da das Immunsystem darauf angelegt ist, eine effektive Abwehr zu organisieren und durchzuführen, steckt potenziell eine große Zerstörungskraft in diesem eigentlich zum Schutz des Individuums angelegten Funktionssystem. Wenn sich das Immunsystem gegen jenen Organismus wendet, dem es zugehört, kann das für den Betroffenen sogar tödlich ausgehen. Das Gefahrvolle an den Autoimmun-Krankheiten ist, dass der Organismus die Fähigkeit verloren hat, zwischen »eigen« und »fremd« zu unterscheiden. Das kann aus zwei Gründen passieren: wenn die T- oder die B-Zellen-Produktion insgesamt zusammenbricht oder eine spezifische fehlerhafte Reaktion gegen irgendein Antigen auftritt. Im ersten Fall kann daraus zum Beispiel die Krankheit systemischer Lupus erythematodes entstehen. Das Immunsystem beginnt, eine ganze Reihe von unterschiedlichen Geweben der Betroffenen anzugreifen – mit der Folge weitreichender Zerstörungen: Fieber, Ausschlag, Augentrockenheit, Haarausfall, Gelenkentzündung (Arthritis), Entzündungen des Rippen- und Lungenfells, Nierenversagen, Störungen in der Zusammensetzung des Blutes und sogar Gehirnhautentzündung – und das alles zur gleichen Zeit! Solch eine Generalisation einer Krankheit und das Auftreten in ganz unterschiedlichen Symptomen nennen die Amerikaner nach dem griechischen Gott Proteus, der sich in die verschiedensten Gestalten verwandeln konnte, um seiner Entdeckung zu entgehen.

Im zweiten Fall einer Autoimmun-Krankheit misslingt die Reaktion des Körpers auf ein einzelnes Antigen, und nur eine Gewebeart erkrankt. Beispiele für diese Krankheitsform sind etwa die Nervenschädigungen, die einer Infektion mit dem Bakterium Campylobakter jejuni folgen können, wenn es die Magen-Darm-Schleimhaut befallen hat, oder die Zerstörung der Insulin produzierenden Zellen in der Bauchspeicheldrüse (Pankreas), die den Diabetes Typ 1 nach sich zieht.

Es scheint spezielle Ereignisse zu geben, die Autoimmun-Prozesse anstoßen. Manchmal ist es ein Auslöser aus der Umwelt, wie beispielsweise bei der Krankheit Pemphigus foliaceus, einem schweren Hautausschlag, der vor allem in bestimmten Regionen Brasiliens vorkommt. Bestimmte Medikamentenwirkstoffe können Autoimmun-Reaktionen auslösen, zum Beispiel ruft Procainamid, ein örtliches Betäubungsmittel, häufig Symptome hervor, die denen des Lupus erythematodes ähneln. Auch die körpereigenen Antigene können verändert werden. So sind manche Viren dazu in der Lage, Zellen zu besetzen und den genetischen Apparat im Zellkern derart umzupolen, dass das Immunsystem die Zelle nicht mehr als »eigen« erkennen kann und nun ihr eigenes Gewebe anzugreifen beginnt. In anderen Fällen können manche Antigene sich derart gleichen, dass Antikörper, die eigentlich dafür gedacht waren, ein fremdes Antigen zu eliminieren, nun stattdessen das andere, körpereigene angreifen – obwohl beide nicht identisch sind. Man nennt diesen Vorgang molekulare Tarnung (molekulare Mimikri). So kann es kommen, dass eine Krankheit, wie beispielsweise eine Infektion mit Streptokokken, eine Immunreaktion hervorruft, die zur Zerstörung des körpereigenen Gewebes führt, selbst wenn die ursprüngliche Infektion längst ausgeheilt ist.

Es ist der Wissenschaft bisher nicht gelungen, ganz genau herauszufinden, wie die Zellen des Immunsystems imstande sind, zwischen »eigen« und »fremd« zu unterscheiden. Allerdings gibt es eine Reihe von Theorien zu diesem Thema. Eine lautet, dass die Zelle im Laufe ihres Reifungsprozesses mit all jenen körpereigenen Stoffen in Kontakt kommt, die sie als fremd missdeuten könnte, also Kontakt zu den Antigenen bekommt. Man vermutet, dass diese Begegnungen der unreifen Zelle mit einer Information des Körpers gekoppelt sind, die Abwehrmechanismen nicht zu aktivieren, so dass eine Art Bremskreislauf gestartet wird. Jene T-Zellen, die ihre Lektion, die körpereigenen Antigene nicht anzugreifen, nicht lernen, können über eine negative Selektion noch während ihres Reifungsprozesses in der Thymusdrüse abgestoßen werden. So könnte der Körper sich permanent gegen Angriffe durch fehlgeleitete eigene Körperzellen schützen.

Eine andere Theorie geht davon aus, dass die Zellen des Immunsystems sämtliche potenziell feindlichen Moleküle erkennen können – sei es auf der Oberfläche eigener Zellen oder fremder, wie zum Beispiel Bakterien. Doch bevor sie die Abwehr starten, brauchen sie das Signal einer mit ihnen zusammenarbeitenden Helferzelle. Und diese Helferzelle gibt das Signal dann nicht, wenn das Molekül Teil des eigenen Gewebes ist.

Eine dritte Theorie beschreibt den körpereigenen Schutz vor einer Autoimmun-Reaktion als Ergebnis der Reaktion eines ganzen Netzwerks spezialisierter Zellen, die Antikörper gegen den eigenen Organismus – selbst wenn sie gebildet werden – davon abhalten, überhaupt bis zu den entsprechenden Organen vorzudringen.

Die im Moment gängigste Theorie besagt, dass – da kein wesentlicher Unterschied zwischen eigenen und fremden Antigenen erkennbar ist – der Selbstschutz des Körpers davon abhängt, dass Lymphozyten die Fähigkeit besitzen, auf Antigene nur unter bestimmten Umständen zu reagieren. Solche Umstände sind besonders dann gegeben, wenn das Gewebe auf einen Angriff mit der Ausschüttung von Zytokinen reagiert, jenen Stoffen, die im Gewebe Entzündungen hervorrufen, um die Abwehrzellen anzulocken[102]. Nach dieser Theorie muss der Organismus sich auch beständig mit Antigenen auseinander setzen, um sich überhaupt funktionsfähige und reaktionsschnelle T- und B-Zellen erhalten zu können. Das bedeutet, dass jederzeit auf niedrigem Niveau Autoimmun-Prozesse ablaufen, die jedoch nicht stark genug sind, um Schaden anzurichten.

Wie auch letztlich der genaue Mechanismus wohl ist, ein gut funktionierendes Immunsystem bewahrt sich die Fähigkeit, das Eigene unbeschadet geschehen zu lassen, wohingegen das Fremde erkannt und möglichst umgehend unschädlich gemacht wird. Doch ist dieses System durchaus auch verletzlich. Denn kommt es aus der fein abgestimmten Balance seiner hundertfachen aufeinander abgestimmten Sicherungsmaßnahmen für unsere Gesundheit, kann dies fatale Folgen haben. Selbst eine eher unbedeutende Veränderung in den eigenen Geweben und Organen kann den hilfreichen Schutz umkippen lassen in Selbstzerstörung. Und Frauen sind davon statistisch signifikant häufiger betroffen.

Warum Frauen häufiger von Autoimmun-Krankheiten betroffen sind

Frauen werden weit häufiger von Autoimmun-Krankheiten ereilt als Männer – nach der Pubertät, während der fruchtbaren Jahre und sogar noch nach der Menopause. Und eigentümlicherweise können während einer Schwangerschaft manche Krankheiten sich bessern – zum Beispiel multiple Sklerose* [103] oder rheumatoide Arthritis – während andere schlimmer werden, zum Beispiel

* Multiple Sklerose (MS) ist eine chronisch entzündliche Erkrankung des Nervensystems.

Lupus erythematodes. Und sobald das Baby geboren ist, kann eine während der Schwangerschaft ruhende Autoimmun-Erkrankung mit neuer, größerer Heftigkeit ausbrechen*. Man könnte meinen, dass Hormone die Auslöser solcher Prozesse sind.

Diese These wird von einigen Beobachtungen gestützt, denn Hormone nehmen ganz sicher Einfluss auf das Auftreten und den Verlauf einer Autoimmun-Krankheit. Viele betroffene Frauen berichten auch, dass die Symptome ihrer Krankheit sich während bestimmter Zyklusphasen verschlechtern. Sogar bei ganz gesunden Frauen schwanken die Blutspiegel der Zytokine aus den T4-Zellen mit dem Zyklusablauf. Die Symptome der rheumatoiden Arthritis und der multiplen Sklerose sind zu Beginn jedes Zyklus oftmals schlimmer als in den Wochen danach. Man weiß auch, dass hormonelle Verhütung mit der »Pille« einen vorbeugenden Faktor gegen diese beiden Erkrankungen darstellt – sie schützen aber nicht vor Lupus erythematodes.

Immunsystem: männlich und weiblich

Eine ganze Reihe von Eigenschaften des Immunsystems sind geschlechtsabhängig. Dazu gehören folgende:

- Bei Frauen reagieren die Antikörper stärker auf infektiöse Prozesse im Organismus.
- Frauen reagieren schneller und effektiver auf Infektionen und werden schneller gesund.
- Frauen stoßen Gewebe- oder Organ-Transplantate nicht so schnell und häufig ab.
- Frauen besitzen mehr CD4-T-Zellen.
- Bei Frauen und Männern unterscheiden sich die Mengen an gebildeten Zytokinen und Chemokinen – in Laborversuchen ließ sich zeigen, dass die Geschlechtshormone hierauf Einfluss nehmen.

---

* Neueste Untersuchungen haben festgestellt, dass die Besserung von Autoimmun-Krankheiten in der Schwangerschaft wahrscheinlich auf die Hemmung der entzündungsaktiven Proteine IL-12 und TNF-α zurückzuführen ist. Kortisol, Noradrenalin und das 1,25-Dihydroxy-Vitamin D_3 sind in der Schwangerschaft erhöht und hemmen die Entzündungs-Proteine. (Anm. d. Übersetzerin)

Wie schon erwähnt, haben die beiden Untergruppen von T4-Zellen unterschiedliche Aufgaben zu erfüllen. Die T_H1-Lymphozyten stellen die Zytokine her, die für entzündliche Reaktionen sorgen, sobald ein Fremdkörper in den Organismus eingedrungen ist. Diese Zellen sind hauptsächlich für die Immunantwort bei solchen Krankheiten wie der rheumatoiden Arthritis und multipler Sklerose verantwortlich. T_H2-Zellen hingegen unterstützen die Bildung von Antikörpern. Die Aktivität dieser Zellen ist während einer Schwangerschaft und bei Lupus-Betroffenen größer*.

Östrogen kann die Wirkmächtigkeit der T4-Zellen verstärken, insbesondere wenn es um ihre Zusammenarbeit mit den B-Zellen bei der Produktion von Antikörpern geht. Auch steigert es die Anzahl der im Blut kursierenden T8-Zellen. Zahlreiche Forscher haben deshalb die Bedeutung der Geschlechtshormone Östrogen, Progesteron und Testosteron bei der Regulierung des Immunsystems betont und ihren besonderen Stellenwert als Auslöser von Immunkrankheiten hervorgehoben. Zu diesen Spezialisten gehört vor allem Robert Lahita, Professor am New York Medical College, der besonders herausstreicht, dass gerade das Östrogen die Schwere und Häufigkeit von Autoimmun-Krankheiten fördert[104]. Als Beispiel führt er den Lupus erythematodes an, der bei Frauen zehn Mal so häufig wie bei Männern zu finden ist. Und darüber hinaus zeigt sich, dass betroffene Frauen auffallende Östrogenspiegel im Blut aufweisen. Ihr Stoffwechsel ist östrogenbetont, das heißt, sie wirken in ihrer Erscheinung besonders feminin; und ihre Testosteronspiegel liegen niedriger als bei anderen Frauen, denn sie bauen Testosteron ungewöhnlich schnell ab. Entsprechend zeigen betroffene Männer oft höhere Östrogenspiegel und niedrigeres Testosteron als gesunde Männer[105]. Noch eine weitere Beobachtung stützt die Hypothese, dass Östrogen eine wichtige Rolle bei Lupus spielt: Mit der Menopause schwächt sich die Krankheit ab, in der Schwangerschaft jedoch verschlimmert sie sich. Deshalb werden zur Zeit Behandlungsversuche von lupuskranken Frauen mit Dihydroepiandrosteron (DHEAS) unternommen, denn dieses schwache

---

* Dies ist die Ursache für die dämpfende Wirkung einer Schwangerschaft auf den Verlauf einer rheumatoiden Arthritis und die multiple Sklerose: T_H2-Zellen setzen sich durch, und die Aktivität der T_H1-Zellen schwindet.

Testosteron kann die T_H2-Reaktion dämpfen – welche bekanntlich die Antikörperproduktion anregt. Die manchmal gegensätzlich erscheinende Rolle des Östrogens bei der Modulation der Immunprozesse und entsprechend der Autoimmun-Krankheiten mag darauf zurückzuführen sein, dass es – wie alle Steroidhormone – je nach Höhe seines Spiegels ganz verschieden wirkt. So fördern niedrige Östrogenspiegel die Aktivität der Immunzellen, hohe Spiegel hemmen sie jedoch.

Es könnte sein, dass die Autoimmun-Krankheiten – von anderem einmal abgesehen – auf eine Fehlfunktion aktivierter T-Zellen zurückzuführen ist. Normalerweise sterben die T-Zellen ab, wenn sie einmal ihrer Aufgabe nachgekommen sind, einen Fremdkörper abzuwehren. Wenn sie aber nicht absterben, fördern sie weiterhin die Bildung von Antikörpern – mit einer Autoimmun-Krankheit als Resultat. In Tierversuchen ließ sich zeigen, dass einige der aktivierten T-Zellen – im allgemeinen waren es T_H2-Zellen – länger in einer östrogengesättigten Umgebung überleben; andere hingegen – im allgemeinen waren dies T_H1-Zellen – besser überleben, wenn sie ausreichend Testosteron zur Verfügung haben. Wenn ähnliche Prozesse sich beim Menschen abspielen, könnte man daraus schließen, dass Autoimmun-Krankheiten, die auf die Bildung von zu vielen Antikörpern zurückgehen, bei Frauen häufiger zu erwarten wären. Autoimmun-Prozesse jedoch, die eher mit zellvermittelter Abwehr zu tun haben, sollten dann häufiger bei Männern zu finden sein.

Noch eine Beobachtung deutet auf die Rolle der Geschlechtshormone bei der Entstehung von Autoimmun-Krankheiten hin: die unterschiedliche Schwere ihres Auftretens bei Männern und Frauen. Obwohl zum Beispiel multiple Sklerose schon in weit jüngerem Alter bei Frauen beginnt, verläuft sie doch weit schwerer, wenn sie einen Mann befällt. Lupus beginnt bei Frauen meist in den Jahren vor den Wechseljahren, bei Männern hingegen erst wesentlich später.

Doch so einfach scheint die Antwort auf die schwierige Frage nach der Entstehung von Autoimmun-Krankheiten nicht zu sein – alles allein auf Östrogen und Testosteron zurückzuführen, lehnen einige Experten ab. Unter ihnen ist Michael Lockshin, Professor am Cornell University College of Medicine, ein besonders kreativer Forscher, wenn es um die Bedeutung der Geschlechtsunterschiede bei Autoimmun-Krankheiten geht. Er meint: »Der Glaube, die Geschlechtshormone könnten erklären, warum Autoimmun-Krankheiten hauptsächlich Frauen betreffen, ist weit verbreitet. Diese ›Hormon-Hypothese‹ ist möglicherweise falsch … Autoimmun-Krankheiten sind eine komplexe Angelegenheit; Rheuma zum Beispiel hat nicht nur mit Auto-Antikörpern zu tun, und die Einwirkung von Hormonen ist weit komplexer, als dass sich die Krankheit in eine so einfache Erklärung pressen ließe. Geschlechtshormone haben möglicherweise Einfluss auf den *Ablauf* von Autoimmun-Krankheiten. Ob sie deren *Ursache* darstellen – und welche Rolle dabei das Geschlecht spielt – steht auf einem ganz anderen Blatt.«[106]

Lockshin meint, wenn allein die Hormone dafür verantwortlich wären, dass Menschen Autoimmun-Krankheiten entwickeln oder nicht, müssten Frauen eigentlich eher schwerere Krankheitsverläufe als Männer erleben, aber nicht unbedingt häufiger erkranken. Stattdessen legt Lockshin verschiedene andere Hypothesen vor, die alle einen zentralen Kern haben: Umwelt- und/oder genetische Faktoren tragen zu der Empfänglichkeit von Frauen für Autoimmun-Krankheiten bei. Eine dieser Thesen lautet, dass diese Störungen möglicherweise auf Fehler bei der Entwicklung des Geschlechtschromosoms der Frau zurückgehen.

Noch ein weiterer Vorgang könnte bei der Entstehung von Autoimmunprozessen eine Rolle spielen: die Inaktivierung von Genen im Chromosomenpaar. Dieser Prozess ist unerlässlich für eine normale Entwicklung. Bei der Befruchtung des Eis verbindet sich das genetische Material von Mutter und Vater zu einem Chromosomensatz von 46 Chromosomenpaaren, die jeweils aus einer Vielzahl von Genen zusammengesetzt sind. In jedem Chromosomenpaar finden sich korrespondierende Gene – einmal von der Mutter, einmal vom Vater. Eines der Chromosomenpaare – das der Geschlechtschromosomen – bestimmt das Geschlecht des Kindes: XX für ein Mädchen und XY für einen Jungen. Auch für die Geschlechtschromosomen gilt die Notwendigkeit der Inaktivierung – sonst misslingt die normale Entwicklung des Mädchens. Man nennt diesen Vorgang Lyonisation – nach der englischen Genetikerin Mary Lyon. Deren These besagt, dass in rund 50 Prozent der Körperzellen jeweils ein X-Chromosom inaktiviert ist – man kann dies unter dem Mikroskop an einer Eiweißverdichtung im

Zellkern, dem Barr-Körperchen, erkennen. Die inaktivierten X-Chromosomen können entweder mütterliche oder väterliche sein. Ob ein X-Chromosom auf die beschriebene Weise zum Wohl des Organismus inaktiviert wird, hängt von einem speziellen Gen ab, dem spezifischen X-Inaktivierungs-Transskript-Gen (XIST). Ist dieses defekt, gelingt die Inaktivierung nicht, sodass geschlechtschromosomal gebundene Erbkrankheiten auftreten können. Lockshin vermutet, dass auf dem X-Chromosom ein Gen liegt, welches das Auftreten von Autoimmun-Störungen reguliert – und wenn es nicht richtig inaktiviert wird, könnte es zu den bei Frauen so auffallend häufigeren Autoimmun-Krankheiten führen. Dafür spricht, dass auf dem X-Chromosom einige Gene liegen, die für die Regulierung des Immunsystems sorgen.

Lockshin hat noch mehr Hinweise für seine Theorie zusammengetragen, dass es wohl nicht die Hormone allein sein können, die Frauen für Autoimmun-Störungen anfällig machen. So leiden Menschen mit Störungen des Hormonsystems, die eine andauernde Unausgewogenheit des Hormonhaushalts nach sich ziehen, nicht auffallend häufiger an Autoimmun-Krankheiten. Und auch die Gabe von Hormonen gegen Wechseljahresbeschwerden steigert weder die Häufigkeit des Auftretens noch die Stärke der Erkrankung. Im Gegenteil: Mehrere Studien haben gezeigt, dass sich durch Hormone eher die Symptome einer rheumatoiden Arthritis oder multiplen Sklerose mildern. Und eine weitere Beobachtung stützt seine These: Warum sollte eine Schwangerschaft bei den beiden genannten Krankheiten die Symptome mildern, einen Lupus erythematodes aber verstärken, wenn es allein auf die Hormone zurückzuführen wäre, überhaupt zu erkranken.

Es gibt noch weitere Hypothesen, die die Ursachen von Autoimmun-Krankheiten erklären sollen. Zum Beispiel können Zellen von zwei getrennten Individuen in einem Organismus koexistieren; ähnlich dem Zustand nach Transplantationen – ein Phänomen, welches Mikrochimärismus* genannt wird. So ist es

* In der griechischen Mythologie galt als Chimäre ein Lebewesen, welches aus unterschiedlichen Tieren zusammengesetzt war. Das bekannteste Beispiel ist die Sphinx: ein Löwe mit dem Oberkörper einer Frau. Von dieser Phantasiegestalt stammt die Bezeichnung Mikrochimärismus für die Koexistenz von mütterlichen und kindlichen Zellen in einem Organismus.

bekannt, dass von den frühesten Wochen der Schwangerschaft an kindliche Zellen im Blutstrom der Mutter vorhanden sind und noch weiterhin – bis zu erstaunlichen 27 Jahren – im Organismus der Mutter nachgewiesen werden können. Dieses eigentümliche Phänomen steht nach Ansicht von J. Lee Nelson, einem Forscher des Fred Hutchinson Krebsforschungs-Instituts in Seattle, hinter so mancher Autoimmun-Krankheit. Er schlägt allerdings eine andere Bezeichnung vor: alloimmun statt autoimmun*. Denn er hält diese Krankheiten für die Folge des Kontaktes mit Immunzellen, die zwar von der selben Spezies herrühren, nicht jedoch vom selben Individuum. So zählt die Sklerodermie**, auch progressive systemische Sklerose genannt, seiner Ansicht nach hierzu. Nelson vergleicht den Krankheitsprozess der Sklerodermie mit der Abstoßung eines Transplantats, und er zieht dazu eine seiner Studien heran: Von den elf darin erfassten an Sklerodermie erkrankten Frauen waren bis auf eine alle schwanger gewesen: Neun hatten Söhne geboren, eine hatte eine Abtreibung gehabt, bei der das Geschlecht des Kindes unbekannt geblieben war.

Chimärismus könnte auch in anderen Fällen ausschlaggebend sein: Ein dreizehnjähriger Junge, der an Lupus litt, hatte direkt nach seiner Geburt eine Blutaustausch-Transfusion erhalten. Wenn das Kind in der Schwangerschaft Blutzellen seiner Mutter aufnimmt, wird es auch den genannten Mikrochimärismus zeigen. Es ist zumindest denkbar, dass einige der (Allo-)Immun-Krankheiten des Kindesalters, wie etwa die kindliche Dermatomyositis***, solche Hintergründe haben.

Auch die Arbeit anderer Forscher stützt die These, dass die Fähigkeit zur Auseinandersetzung des Immunsystems mit Risiko-

---

* Allos = griechisch für anders; auto = griechisch für selbst. (Anm. d. Übersetzerin)

** Skerodermie ist eine chronische Erkrankung des Gefäß-Bindegewebs-Systems, bei der die befallenen Gewebe hart wie Wachs werden und schrumpfen. Insbesondere die Beteiligung innerer Organe führt zu schweren Stoffwechselstörungen und durch Funktionsausfall unbehandelt frühzeitig zum Tod. (Anm. d. Übersetzerin)

*** Dermatomyositis ist eine chronische Erkrankung der Haut und Muskulatur, die im schlimmsten Fall zerfallen und mit ihren Abbauprodukten die Nieren massiv schädigen. Der Befall des Herzmuskels kann sehr schnell zum Tode führen. (Anm. d. Übersetzerin)

faktoren von außen nicht allein auf den Einfluss der Hormone zurückgeführt werden kann. In einer Studie wurde festgestellt, dass die Hirn-, Herz- und Leberzellen von Mäuseembryos, die noch so jung waren, dass sie aller Wahrscheinlichkeit nach noch keinem Hormoneinfluss ausgesetzt waren, der Einwirkung von tödlichen Noxen unterschiedlich stark widerstehen konnten – je nach Geschlecht. Die weiblichen Zellen besaßen weniger Widerstandskraft und überlebten seltener als die männlichen. Und die Herzzellen beider Geschlechter waren verletzlicher als die des Hirns und der Leber[107].

Noch immer hat sich für die Forscher kein eindeutiges Bild ergeben – die Frage bleibt offen, warum Frauen häufiger von Autoimmun-Krankheit betroffen sind und wieso das Ausmaß und die Dauer solcher Störungen sich abhängig vom Geschlecht gestalten. Lockshin schlägt die Untersuchung folgender Themen vor:

- Defekte in der Genteilung während der Entwicklung
- Die Rolle nichtgonadaler Hormone, wie Schilddrüsenhormon oder Prolaktin*, bei der Auslösung von Autoimmun-Krankheiten. Prolaktin könnte besonders interessant sein, weil es den Immunhaushalt zu stimulieren vermag. Und man weiß, dass das Ausmaß von Autoimmun-Krankheiten durch die Gabe des Prolaktin-Hemmstoffes Bromokriptin gedämpft werden kann.
- Untersuchung von geschlechtsspezifischen Kontakten mit Auslösern, wie etwa denen von Fetal-Zellen im mütterlichen Organismus
- Die Möglichkeit, dass ganz normale geschlechtsabhängige Variationen des menschlichen Stoffwechsels die Basis für Autoimmun-Krankheiten bilden. So lockern sich beispielsweise die straffen Sehnen und Bänder bei Schwangeren in den letzten Wochen vor der Entbindung, um dehnbarer zu sein. Das könnte jedoch die Bänder und die durch sie gesicherten Gelenke langfristig empfänglicher für Entzündungen machen.
- Den Einfluss geschlechtsgebundener Variationen von Anatomie und Funktion – vor allem des Gehirns – auf die Empfänglichkeit für Autoimmun-Krankheiten

* Prolaktin ist das Milchbildungshormon und stammt aus der Hirnanhangsdrüse. (Anm. d. Übersetzerin)

- Unterschiede in den biologischen Rhythmen, der biologischen Uhr und der Tagesrhythmik von Männern und Frauen. Diese könnten wichtig sein, wenn es mehr die Zyklen der Hormone als die Hormone selbst sind, die Autoimmun-Prozesse beeinflussen.
- Die Frage, ob es ein Empfänglichkeits-Gen gibt und an welches Geschlechtschromosom es gebunden ist: X oder Y. Das könnte hinsichtlich der Schwere einer Krankheit und ihres Zusammenhangs mit dem Geschlecht bedeutsam sein.
- Kulturabhängige Zusammenhänge von Geschlecht und Krankheit: In einigen Kulturen essen die Frauen die Gehirne der Toten. Auf diese Weise wird die Krankheit Kuru, eine chronische Infektionskrankheit des Gehirns, übertragen und ist entsprechend unter Frauen häufiger. Gesellschaftliche Einflüsse wirken über Umwelteinflüsse wie etwa Stress auch auf die Hormonspiegel. Der Hormonspiegel von Frauen könnte anders unter Stress leiden als jener der Männer.

Eine weitere Überlegung erscheint äußerst interessant: Es könnte sein, dass die Sexualhormone nicht nur das Gehirn bei seiner Entwicklung und in seiner Funktion beeinflussen, sondern auch die Thymusdrüse. Das könnte bedeuten, dass genau jene T-Zellen, die für die Unterscheidung zwischen »eigen« und »fremd« so bedeutsam sind, in ihrem Reifungsprozess im Thymus dem Einfluss der Geschlechtshormone ausgesetzt sind.

Die Wissenschaft ist inzwischen zwar recht weit damit gekommen, die Funktionsabläufe und inneren Zusammenhänge des Immunsystems zu durchschauen, doch wenn es um die Ursachen für die Häufigkeit von Autoimmun-Krankheiten bei Frauen geht, liegt das Feld der Forschung weitgehend brach. Kürzlich beschäftigte sich eine Tagung mit dem Thema »Geschlecht, Biologie und Krankheit beim Menschen«. Im Kongressband, der alle Vorträge versammelte, stand zu lesen: »Die meisten Mediziner haben die Vorstellung, dass das Geschlecht die Häufigkeit und Schwere von Autoimmun-Krankheiten beeinflusst. Doch sind die Definitionen für Geschlecht, Häufigkeit (Inzidenz) und Schwere nicht exakt gefasst. In der Lebensspanne zwischen Befruchtung und Pubertät ist das Geschlecht selbst beeinflussbar; die Zahlen von Krankheitshäufigkeiten stammen oft genug eher vom Hörensagen, als dass es harte Fakten wären; außerdem werden Krankheiten auch von Umwelt und Gesellschaft geprägt.«[108]

Wie Männer und Frauen Infektionen überwinden

Infektionskrankheiten wirken sich unterschiedlich auf Männer und Frauen aus. Während die Hormone zwar nicht alle Unterschiede erklären können, spielen sie doch eine große Rolle bei der Abwehrkraft eines Menschen. Im Allgemeinen dämpft Testosteron das Immunsystem – Östrogen regt es an. Deshalb reagiert das Immunsystem von Frauen aktiver als das der Männer – und manche Impfsera wirken bei Frauen besser. Beispielsweise löst das Poliovirus (Kinderlähmung) eine stärkere Gegenreaktion bei Frauen aus.

Und auch hier gilt: Obwohl die Wissenschaft die generellen Abläufe ganz gut verstanden hat, gibt es vielerlei – noch nicht befriedigend erklärte – Abweichungen von der Regel; und es ist noch immer nicht möglich, geschlechtsspezifische Reaktionen auf bestimmte Infektionskrankheiten verlässlich vorherzusagen. Die Sepsis beispielsweise ist ein Krankheitszustand, bei dem der Organismus von einer solchen Überfülle von Bakterien befallen ist oder von deren Abbauprodukten geradezu überschwemmt wird, dass sie in das Blutgefäßsystem eindringen und einen schweren Schockzustand mit dramatischen Blutdruckabfall hervorrufen. Die Betroffenen können an einem solchen septischen Schock versterben – wenn es nämlich nicht gelingt, den Blutdruck durch entsprechende Notfalltherapie so zu stabilisieren, dass alle Organe weiter ausreichend mit Sauerstoff und Nährstoffen versorgt werden und ihre Funktion erfüllen können. Das betrifft insbesondere die lebenswichtigen Organe Nieren, Herz und Gehirn. In einer Studie an 1300 Patienten zeigte sich, dass Frauen weit häufiger als Männer an Sepsis verstarben. In einem solchen Fall könnte die intensivere Reaktionsfähigkeit des weiblichen Organismus auf Infektionen sogar schädlich sein, wenn er nämlich nicht nur die angreifenden Bakterien, sondern sein eigenes Gewebe gleich mit zerstört. Es ist bekannt, dass eine schwere Infektion eine so genannte antientzündliche Reaktion auslöst, welche den Körper davor schützt, an seiner eigenen Abwehr zu Grunde zu gehen. Einige Wissenschaftler sind der Ansicht, dass ein Mensch dann an einer Sepsis verstirbt, wenn die Balance zwischen diesen beiden gegensätzlichen Kräften aus dem Gleichgewicht gerät. Doch selbst bei derart objektiv-biologisch erscheinenden Angelegenheit wird man sich fragen müssen, ob nicht doch auch gesellschaftliche Faktoren hineinspielen. Möglicherweise wurden in die genannte Studie Männer aufgenommen, die sich in einem früheren Stadium ihrer Erkrankung befanden, und die Frauen könnten vielleicht zu spät zur Behandlung gekommen sein, weil sie vorher schon entweder unversorgt, allein lebend und finanziell schlechter gestellt waren als die Männer und entsprechend weniger Abwehrkräfte mitbrachten.

Eine neuere Studie zeigt nun folgendes Ergebnis: Die Frauen unter den Patienten, die während eines Krankenhausaufenthaltes eine Lungenentzündung entwickelten, starben zwei Mal häufiger an dieser Krankheit als betroffene Männer. Das hatte wohl nichts mit einer Verzögerung des Behandlungsbeginns zu tun, und der Krankheitsverlauf war bei beiden Geschlechtern im Wesentlichen gleich. Doch hatten die Frauen seltener Fieber und eine weit höhere Anzahl von weißen Blutkörperchen als die Männer – ein Maß für die Intensität der Immunreaktion. Allerdings blieben die Männer nach Diagnosestellung länger zur stationären Behandlung als die Frauen, was den Verlauf vielleicht beeinflusst hat. Am auffallendsten sind jedoch die Unterschiede bei der Überwindung von Infektionen zwischen Männern und Frauen auf zwei Feldern: bei HIV und bei Infektionen mit Parasiten.

Infektionen mit Parasiten

Einer der interessantesten und seit Jahren gründlich erforschten Unterschiede im Bereich der Infektionen zwischen Männern und Frauen ist, wie beide Geschlechter Parasitenbefall überwinden. Bisher wurden diese Unterschiede zumeist äußeren Faktoren zugeschrieben, wie zum Beispiel der Ernährung. So ist es noch heute in vielen Gesellschaften üblich, dass Männer Fleisch essen und Frauen sich mit billigeren und weniger wertvollen Speisen zufrieden geben müssen. Auch unterschiedliche Arbeitsformen und -tätigkeiten und Bräuche können einen Einfluss haben. Wie anfangs schon beschrieben erkranken muslimische Frauen, die sich von Kopf bis zu den Füßen einhüllen, weit seltener an der durch Mücken übertragenen Malaria als Männer der gleichen Gesellschaften. Zwei weitere interessante Beispiele sind die hohen Infektionsraten von Frauen mit den Krankheiten Trachom und Schistosomiasis. Der Erreger des Trachoms, einer Augenkrankheit, die zur Erblindung führen kann, vermehrt sich im fließenden Wasser. Weil nun die Frauen in den tropischen Entwicklungsländern so viele Stunden im Wasser stehen, um die Kleider zu waschen, infizieren sie sich mit diesen Parasiten. Männer sind weit weniger betroffen, und die Infektionsrate der Jungen sinkt rapide, wenn sie ab der Pubertät nicht mehr bei ihren Mütter am Wasser spielen. Ähnlich ist es bei der Schistosomiasis, einer Allgemeininfektion durch Schistosoma, die über Wasserschnecken übertragen wird und durch die Haut eindringt. Eine Variante dieses Parasiten (Schistosoma haemotobium) ist bei Frauen besonders verbreitet: Er dringt in die Harnblase ein und durchwandert schließlich die gesamten Unterleibsorgane.

Es ist unzweifelhaft wichtig, die genannten gesellschaftlichen Bedingungen zu erkennen, weil diese Prophylaxe erst möglich macht. Doch fragen sich die Wissenschaftler inzwischen auch, ob nicht noch zusätzliche Gründe – neben der stärkeren Exposition – für die Empfänglichkeit von Frauen für solchen Parasitenbefall verantwortlich sind. Zwei Möglichkeiten stehen im Vordergrund: Entweder bevorzugen die Parasiten eines der Geschlechter, oder das Abwehrsystem des einen Geschlechts reagiert effektiver auf bestimmte Angreifer als das des anderen.

Offenbar sind die Tierärzte den Humanmedizinern in diesem Forschungsbereich weit voraus. Sie wissen schon lange, dass bestimmte Parasiten eher männliche als weibliche Säugetiere befallen und dass Männchen weitaus schlimmer als Weibchen erkranken. Fadenwürmer (Nematoden) zum Beispiel, eine bekanntlich häufige Parasiteninfektion bei Haustieren, befallen eher Rüden als Hündinnen. Und auch beim Menschen scheinen nicht nur kulturelle Faktoren eine Rolle zu spielen. In einigen Gesellschaften sind nämlich eher die Männer von Schistosomiasis betroffen, selbst wenn Frauen dem Parasiten stärker ausgesetzt sind. Irgendwie scheinen die Frauen dort den Erreger besser abwehren zu können. Hier nun spielen die Hormone wohl doch wieder eine Rolle. Während der Brunftzeit erkranken Erpel weit häufiger und intensiver an Infektionen – wenn ihre Testosteron-Spiegel am höchsten sind. Auch bei einer ganzen Reihe anderer Spezies werden wesentlich höhere Infektionsraten unter den männlichen Tieren beobachtet: so bei Alligatoren, Rotfedern (einer Fischart), Fröschen, Mäusen, Rindern und Vögeln. Womöglich nutzen männliche Tiere ihre hohen Testosteron-Spiegel dazu, für die Weibchen attraktive sekundäre Geschlechtsmerkmale auszubilden – wie etwa der Kamm des Hahnes oder das Geweih des Hirsches –, um damit ihre Chancen auf Begattung zu verbessern. Das könnte allerdings auf Kosten eines stabilen Immunsystems gehen. Die überlebensfähigen, besten Männchen erreichen ihren sozialen Status möglicherweise deshalb, weil sie beides besitzen: Immunkompetenz und ein für die Weibchen attraktives Äußeres.

Es gibt eine Reihe von Hypothesen[109], um die eigentümliche Sensibilität der Männchen für Parasiteninfektionen zu erklären. Diese gründen auf der Tatsache, dass männliche Tiere heterogam sind, das heißt sie besitzen einen gemischten Geschlechtschromosomensatz aus einem X und einem Y. Wenn das X-Chromosom irgendwelche schädigenden Gene trägt, kommt dies nicht so stark zum Tragen wie beim Weibchen, welches zwei X-Chromosomen besitzt. Denn beim weiblichen Geschlecht würden problematische Gene auf den X-Chromosomen gleich doppelt wirksam. Diese These klingt überzeugend und ist trotzdem nicht korrekt. Denn es gibt Gegenbeispiele: So gibt es Spezies, wie etwa die Wildente, bei denen gerade das Weibchen heterogam ist und das Männchen dennoch wesentlich häufiger von Parasiten befallen wird.

Eine weitere Theorie geht davon aus, dass Stress die Unterschiede in der Empfindlichkeit von männlichen und weiblichen Lebewesen verursacht. Zwar ist wohl bekannt, dass Stress die Hirnanhangsdrüse zu einer verstärkten Kortisol-Ausschüttung anregt, welche ihrerseits das Immunsystem in verschiedener Hinsicht bremst und unterdrückt. Unter Stress werden unter anderem weniger Antikörper produziert, die Killer-Zellen reagieren weniger aggressiv, und die Zytokin-Bildung sinkt. Während der Brunst müssen die männlichen Tiere ihr Territorium erobern und sichern, sie haben Kämpfe mit Konkurrenten zu bestehen und zu alledem noch aufwändige Hochzeitsrituale zu vollführen. Man kann sich denken, dass diese Zeit voll Stress für die Männchen ist und ihr Immunsystem entsprechend leidet. Doch wie immer ist es nicht so einfach, die Hintergründe genau zu differenzieren: Denn der Stress in diesen Lebenslagen könnte ebenso vom erhöhten Testosteronspiegel herrühren, der natürlich gerade die gesamte Brunstzeit begleitet.

Das Einzige, was eindeutig klar ist, ist die Tatsache, dass Testosteron das Immunsystem negativ beeinflusst: Die Abwehr wird gedämpft. Testosteron mag aber auch einen direkten Effekt auf Parasiten und ihre Ansteckungskraft ausüben. Einige Parasiten reagieren sogar auf die beginnende Pubertät bei ihren Wirtsorganismen: Erst dann beginnen sie sich zu vermehren. Dies ließ sich an infizierten Mäusen nachweisen, deren Parasitenbefall sich steigerte, als die Mäuse mit Testosteron behandelt wurden – bei unbehandelten Mäusen zeigte sich keine Veränderung.

Malaria

Malaria gehört – insbesondere in den Entwicklungsländern – zu den häufigen und sehr gefährlichen Parasiten-Krankheiten. Besonders empfänglich für diese Infektion sind schwangere Frauen. Das Immunsystem der Frau ist während der Schwangerschaft zum Schutz des Kindes vor Immun-Abstoßung durch die Mutter insgesamt gebremst – was hauptsächlich auf die erhöhten Progesteron-Spiegel zurückzuführen ist. Das bedeutet aber auf der anderen Seite für Schwangere, sich nicht ausreichend gegen Malaria-Parasiten schützen zu können. So zählt die Malaria zu einer der häufigsten Todesursachen junger Frauen in Entwicklungsländern. Das hat teils damit zu tun, dass sich der Parasit in den roten Blutkörperchen vermehrt und diese dabei zerstört. Und da Frauen in besagten Regionen ohnehin oft blutarm (anämisch) sind, können sie einem Befall mit Malariaparasiten kaum widerstehen.

Ein Gutes gibt es jedoch: Frauen, die in der Schwangerschaft Malaria akquirieren, bilden Antikörper gegen den Erreger. Diese gelangen durch die Plazenta in den Organismus des Kindes – wenigstens ist das Kind so geschützt und kann nicht im Mutterleib erkranken. Wenn die Schwangere jedoch in der Schwangerschaft zum ersten Mal Kontakt mit Malaria hat, besitzt sie noch keine entsprechenden Antikörper. Sie und der Fetus sind deshalb noch ungeschützt, und es kommt deshalb häufig zu Fehlgeburten, Totgeburten und starkem Untergewicht bei den Neugeborenen. Darüber hinaus besitzt der Malaria-Parasit Plasmodium die besondere Fähigkeit, sich an die Plazenta zu binden. Das führt nicht nur dazu, dass die Plazenta zu einem Reservoir für anhaltende Infektionen wird, sondern auch der Nährstoffaustausch zum Kind wird erschwert, was die Untergewichtigkeit von Babys malariakranker Erstgebärender erklärt. Besonders ungünstig ist zudem, dass, wie schon beschrieben, das Immunsystem der Schwangeren weniger intensiv reagieren kann – ein Effekt, der sich bis in das Wochenbett erstreckt[110]. Schwangere sollten also Reisen in Malariagebiete unbedingt meiden – und ganz besonders Frauen, die noch nie Kontakt mit dem Malariaerreger hatten.

HIV und Aids

Die erworbene Immunstörung Aids, die durch das HI(humanes Immundefizienz)-Virus übertragen wird, wurde zuerst bei homosexuellen Männern entdeckt. Aus diesem Grund wurde wahrscheinlich der größte Teil der Daten zunächst nur bei Männern erhoben. Inzwischen ist jedoch der Anteil infizierter Frauen drastisch angestiegen: bis auf 50 Prozent. Trotzdem wird die Behandlung Infizierter im Wesentlichen noch immer auf die ersten erhobenen Daten gestützt – also die für Männer. Doch sehen die Symptome der HIV-Infektion bei Frauen durchaus anders aus als bei Männern – was möglicherweise dazu führt, dass die Krankheit bei einem Großteil der Frauen zunächst unerkannt bleibt und sich dadurch erst fatal ausbreiten kann.

Es kann durchaus sein, dass hinter chronischen Harnwegsinfekten, die kaum auf die üblichen Behandlungen reagieren, oder hinter anderen Unterleibsentzündungen, wie Eileiterinfektion, eine HIV-Infektion steckt. Die Infektion mit HI-Viren führt zu einer Schwächung des Immunsystems, was die Häufigkeit und Stärke auftretender Infektionen erklärt. Allerdings sind die genannten Symptome auch bei anderen sexuell übertragenen Krankheiten zu finden – und an diese denkt man, weil sie häufiger sind, natürlich zuerst. Bei Männern sinkt die Todesrate an Aids seit Jahren kontinuierlich um etwa drei Prozent jährlich, bei Frauen hingegen steigt sie dramatisch – das mag durchaus die Folge des mangelnden Wissens um die Infektionsdurchseuchung und den Krankheitsverlauf bei Frauen sein.

HIV-Infektion und Aids: heute fast schon Frauenkrankheiten

Die Unterschiede zwischen Männern und Frauen im Fall der HIV-Infektion sind beträchtlich. Im Jahr 1985 waren in den USA noch 93 Prozent der Betroffenen Männer – in Deutschland waren es im Zeitraum zwischen 1982 und 1996 89,2 Prozent. Doch die Zahl der neu infizierten Frauen ist in den USA von sieben auf 23 Prozent gestiegen – und in Deutschland von acht Prozent im Jahr 1982 auf 22 Prozent 1998. Das Centre für Disease Control and Prevention in Atlanta berichtet von 120.000 bis 160.000 Amerikanerinnen, die an Aids erkrankt sind – nicht nur HIV-infiziert. In Deutschland liegen die Zahlen bei 4.500 bis 5.000 Gesamtfällen für Ende 1996. Weltweit sind heute die Hälfte der Aids-Kranken Frauen. Der Anteil an schwarzen und hispanischen Personen ist überproportional hoch.

Jährlich werden in Deutschland zwischen 80 und 100 HIV-positive Kinder von infizierten Müttern geboren – insgesamt geht man von 300 bis 500 infizierten Kindern aus. Die Zahlen der Mutter-Kind-Übertragung liegen konstant bei einem Prozent und nehmen nicht zu – vielleicht die Folge der ab 1988 betriebenen Multizenter-Studie an Geburtshilfe-Kliniken, die Schwangere nicht nur untersuchen, sondern auch intensiv psychosozial und medizinisch betreuen. Jede fünfte Frau lässt eine Schwangerschaft wegen der HIV-Infektion abbrechen – das ist nur wenig mehr als die Abbruchrate Nichtinfizierter! 1994 infizierten sich durch heterosexuelle Kontakte 44,4 Prozent der Frauen, 52,1 Prozent durch Drogenmissbrauch und 3,5 Prozent durch Blutkonserven. Wichtig für die Lebensgestaltung der infizierten Frauen wird vor allem der Befund, dass die betroffenen Frauen relativ konstant bis 1996 zu 74 Prozent zwischen 20 und 39 Jahren alt sind – also mitten in der fruchtbaren Lebensspanne –, mit der Erstdiagnosestellung durchschnittlich im Alter von 35,3 Jahren. Älter als 40 sind rund 22,2 Prozent der infizierten Frauen. Bei Männern liegen die Zahlen anders: Zwischen 20 und 39 sind nur 54,5 Prozent betroffen, im Alter von 40 dagegen 44,4 Prozent.

Es gibt einige sehr wichtige Unterschiede in der Ausbreitung der HIV-Infektion zwischen Männern und Frauen. Die Erkrankung korrespondiert direkt mit der Menge an Erregern, die beim Erstkontakt aufgenommen wurde – wobei Frauen sich schon bei einer Exposition mit halb so viel Viren anstecken. Anders formuliert: Setzt man Frauen und Männer derselben Menge an Viren aus, ist das Infektionsrisiko für Frauen um das 1,6fache höher als für Männer. Das ist deshalb so wichtig, weil die Behandlungsempfehlungen des US-amerikanischen Publik Health System bei mindestens 10.000 Viren pro Milliliter Blut liegen – dies sind Zahlen, die ausschließlich für Männer festgelegt wurden – und entsprechend für Frauen viel zu hoch sind. Wenn sie solche Blutwerte erreichen, ist ihr Krankheitszustand bereits weiter fortgeschritten. Die Wahrscheinlichkeit, sich an HIV zu infizieren, hängt auch von der Art der Ansteckung ab: Es kommt im Durchschnitt zu einer Infektion nach 300 bis 1.000 Mal Analverkehr, nach 500 bis 1.000 Mal Sexualverkehr zwischen infiziertem Mann und gesunder Frau und nach 1.000 bis 3.000 Mal Verkehr zwischen gesundem Mann und infizierter Frau. Diese Unterschiede haben wahrscheinlich mit den anatomischen Gegebenheiten zu tun und der Möglichkeit, die sie jeweils dem Virus zur Ansteckung geben.

Ein weiterer interessanter Unterschied betrifft die Art der Viren, die Männer und Frauen befallen. Bei Männern gehören die Viren anscheinend alle zum selben Typ, wohingegen infizierte Frauen Viren unterschiedlicher Typen tragen können. Diese Verschiedenheit hat nichts damit zu tun, dass die betroffenen Frauen Infektionen durch verschiedene Infizierte davongetragen hätten – also beispielsweise mit mehreren infizierten Partnern Verkehr hatten. Das hat eine Studie aus Kenia gezeigt, wonach die Anzahl der Sexualpartner in keinem Zusammenhang mit den vorhandenen unterschiedlichen Virustypen stand[111]. Es ist aber bekannt, dass das HI-Virus, sobald es in einen Wirtsorganismus eingedrungen ist, mutiert und eine Reihe unterschiedlicher Stränge von Erbinformationen produziert. Dieses Phänomen wird virale Diversität oder Heterogenität genannt, und genau diese Fähigkeit des Virus macht seine Behandlung so schwierig und die Impfung bis heute unmöglich.

Die Heterogenität des Virus scheint bei infizierten Frauen nicht die Folge von Mutationen im infizierten Organismus zu sein, sondern sie ist mit Erstkontakt sofort vorhanden. Anscheinend hat dies mit der Anatomie der Frau zu tun: Das infizierte Ejakulat des Mannes kann mehrere Tage in der Vagina verbleiben, sodass die Frau sozusagen kontinuierlich mit einer wachsenden und sich ständig verändernden Viruspopulation infiziert wird. Das geschieht bei Männern nicht. Es könnte auch sein, dass es – möglicherweise im Gegensatz zum männlichen – dem weiblichen Organismus nicht gelingt, die Infektionsträger auszusondern. Auch könnten einige Virusvarianten gefährlicher sein als andere und schneller zum Tod führen – was Frauen in eine besonders nachteilige Lage bringen würde. Eine ganz entgegengesetzte Theorie vermutet allerdings, dass gerade die Vielfalt von Virusvarianten dem Immunsystem mehr Möglichkeiten zum Angriff geben und damit die Erkrankung tatsächlich weniger ausgeprägt verlaufen könnte. Doch sind dies bis dato Spekulationen, und es ist unklar, was die größere Virusvariabilität tatsächlich für die Erkrankung von Frauen bedeutet.

Bisher noch dürftige, doch sehr interessante Daten gibt es über den Zusammenhang von Infektionsraten und Krankheitsverlauf einerseits mit den Hormonspiegeln von Frauen andererseits. Einige Wissenschaftler vermuten, dass hohe Progesteron-Spiegel, wie sie nach dem Eisprung bestehen, möglicherweise mit dazu beitragen könnten, die Vermehrungsrate (Reduplikation) der Viren zu bremsen. Diese Überlegungen stammen aus einer sehr kleinen Studie an 14 Frauen, bei denen gezeigt wurde, dass die Viren sich langsamer vermehrten, wenn die Frauen in der Mitte des Zyklus einen Eisprung hatten[112]. Auch gibt es erste Hinweise darauf, dass eine Hormonersatztherapie bei Frauen nach den Wechseljahren zu einer längeren Überlebensrate trotz schon eingetretener Aids-Krankheit verhelfen konnte. Jedenfalls ist klar, dass es unbedingt weiterer Forschung in diesem Bereich bedarf.

Gegenspieler: Stress und Immunsystem

Es kann kein Zweifel daran bestehen, dass das Wohlbefinden direkt mit dem Gesundheitszustand korrespondiert: Ein Gesunder fühlt sich wohl, ein Kranker elend. Eine Studie an 90 frisch verheirateten Paaren hat gezeigt, dass Ehekrach einen nachhaltigen Einfluss auf das Immunsystem hat – und zwar ganz besonders bei den Frauen[113]. Bei beiden Geschlechtern sank die Zahl der gebildeten Antikörper, und die Produktion von Killer-Zellen war gedrosselt. Dasselbe Phänomen zeigt sich bei Belastungen durch Verluste und Trennungen – besonders bei Frauen, die dann mit gehäuften Erkältungen, Blaseninfekten, Vaginalinfekten mit Pilzen oder Eileiter-Entzündungen regieren können. Anhaltender Stress hat noch weiter reichende Konsequenzen: So haben die Angehörigen von Alzheimer-Kranken während der Zeit der Betreuung des Pflegebedürftigen und noch danach eine signifikant gebremste Immunfunktion im Vergleich zu anderen. 70 Prozent der pflegenden Angehörigen waren Frauen.

Ähnlich wie beim Stress dämpft auch eine Depression das Immunsystem. Auch Menschen, die einen Angehörigen verloren haben, zeigen noch durchschnittlich zwei Monate nach dem Verlust eine signifikant geminderte Immun-Funktion.

Die Einstellung zum Leben kann für diese Phänomene eine wichtige Rolle spielen. So ist es erwiesen, dass eine optimistische Grundhaltung und gute seelische Gesundheit den Verlauf einer Erkrankung, für die eine kraftvolle Immunreaktion gebraucht wird, positiv beeinflussen können – weil sie die Stärke der Immunantwort reguliert. Krebs gehört zu diesen Krankheiten, denn die Immunreaktion des Organismus unterstützt seine eigene Fähigkeit, die Ausbreitung von Tochtergeschwülsten (Metastasen) zu bremsen. Nachweislich verkürzt das Auftreten einer Depression die Lebensdauer brustkrebskranker Frauen; Lebensmut und eine positive Grundeinstellung hingegen verlängern die Lebenszeit. Ähnlich ist es bei HIV-Infektionen: Hohe Angstpegel bei infizierten Männern korrelieren mit einem schnelleren Verlauf der Erkrankung, und die Infektionsrate bei Freiwilligen, die sich mit Grippe-Viren infizieren ließen, war höher bei gestressten als bei seelisch ausgeglichenen Versuchspersonen.

Was schon die Alltagserfahrung sagt, zeigen wissenschaftliche Untersuchungen eindeutig: Ein soziales Netz, in dem sich der Einzelne geborgen und wohl fühlen kann, wehrt Depressionen ab und mindert Gefühle von Einsamkeit und Isolation – und das sichert ein stabiles Immunsystem. In einer Studie an Betreuungspersonen von Alzheimer-Kranken, die einen stabilen Freundeskreis besaßen, in dem sie Hilfe und Verständnis finden konnten, zeigte sich, dass diese Betreuer eine viel bessere Immunantwort auf die Impfung mit Hepatitis B zeigten und ebenso eine wesentlich stabilere Abwehr der Krankheit selbst. Und bei

Menschen, die in irgendeiner Weise religiös waren, war die Wahrscheinlichkeit, an Krankheiten zu versterben, um 25 Prozent geringer als bei der Gesamtbevölkerung. So besitzen die HIV-Infizierten, die regelmäßig ihren religiösen Pflichten nachgehen, signifikant mehr CD4-Zellen, haben weniger Depression und weniger Ängste.

Was Frauenmedizin in der Praxis für das Immunsystem bedeutet

Chronisches Erschöpfungs-Syndrom

Seit einigen Jahren wird ein neues Krankheitsbild von der US-amerikanischen Gesundheitsbehörde (NIH) als eigenständiges Syndrom angesehen: das chronische Erschöpfungs-Syndrom (*chronic fatigue syndrome* = CFS)*. Betroffene haben meist eine lange Krankengeschichte hinter sich, bis letztlich diese Diagnose gestellt wird. Sie leiden oft an einer Vielzahl von Symptomen, die eine Verwechslung mit anderen allergischen Krankheiten möglich machen, wie zum Beispiel juckender, überempfindlicher Haut. In jedem Fall ist es wichtig, andere innere Krankheiten, die ebenfalls mit auffallender Erschöpfbarkeit einhergehen, auszuschließen. Dazu gehört beispielsweise der Lupus erythematodes, bei dem sich das Vollbild der Krankheit oft erst nach Jahren ent-

---

* Diese Störung gilt in Europa unter psychosomatisch arbeitenden Ärzten als eine der vielen Varianten von Befindlichkeitsstörungen. Diese können durchaus einen körperlichen Auslöser haben, wie etwa einen schweren Infekt, und von Immundefiziten begleitet sein. Insgesamt zeigen die Betroffenen aber dann typischerweise eine Reihe von diffusen und häufig wechselnden körperlichen und seelischen Symptomen, die schwer zu fassen und kaum zu lindern sind. Die Symptome sind meist dergestalt, dass sie zur Aufmerksamkeit und Unterstützung des sich hilflos fühlenden Betroffenen aufrufen. Wie so oft bei psychosomatischen Störungen braucht es meist viele Jahre des Leidens, bis sich die Betroffenen endlich ihren Problemen, die sich hinter den Körpersymptomen verstecken, stellen und sie psychotherapeutisch aufarbeiten. Oft liegen dahinter Persönlichkeitsstörungen, aber auch Angstkrankheiten und Depressionen, die durch die Belastung des Berufs verstärkt werden können. Ähnliche Ursachen und unbewusste Dynamik stehen hinter anderen Befindlichkeitsstörungen, wie dem Sick-Building-Syndrom (Vergiftungsängste durch Gebäudeausdünstungen), der Fibromyalgie (chronischen diffusen Muskelschmerzen) oder den angeblichen »Pilzen im Darm« (Befindlichkeitsstörungen im Darm). (Anm. d. Übersetzerin)

wickelt, der aber lange vorher schon Müdigkeit hervorrufen kann. Die NIH hat die Symptome des chronischen Erschöpfungs-Syndroms zusammengefasst, die typischerweise bei dieser neuartigen Krankheit vorkommen:

- Chronische Müdigkeit, die – obwohl gründlich medizinisch untersucht – unerklärlich bleibt, wiederkehrt oder einen andauernden Zustand der Erschöpfung nach sich zieht. Diese Müdigkeit ist durch Ausruhen nicht zu beheben und schränkt die zuvor betriebenen Aktivitäten merkbar ein.
- Vier oder mehr der folgenden Symptome müssen zusammenkommen, mehr als sechs Wochen lang bestanden haben oder wiederholt aufgetreten sein, und das innerhalb von sechs Monaten des ununterbrochenen Krankheitsgefühls. Sie dürfen nicht schon vor dem Erschöpfungszustand vorgelegen haben:
  - Spontan berichtete Einschränkungen des Kurzzeitgedächtnisses und der Konzentrationsfähigkeit
  - Halsschmerzen
  - Empfindliche Hals- und Achsellymphknoten
  - Muskelschmerzen
  - Schmerzen in mehreren Gelenken ohne Rötung oder Schwellung
  - Kopfschmerzen, die anders als früher erlebt werden
  - Schlaf ohne Erholung
  - Erschöpfung und Schmerzen schon nach geringen Anstrengungen wie leichtem Sport, die für länger als 24 Stunden anhalten

Die Ursachen der Störung sind bisher unbekannt. Wenn man in der Vorgeschichte der Betroffenen forscht, findet sich manchmal eine den Symptomen vorausgehende schwere Infektionskrankheit. Aller Wahrscheinlichkeit nach ist die Störung nicht ansteckend, obwohl es scheint, als könnten mehrere Familienmitglieder gleichzeitig erkranken. Typischerweise sind von dieser Krankheit weiße Frauen zwischen Mitte zwanzig und vierzig betroffen, wenn auch Männer und Frauen aller Altersstufen, Rassen und Schichten die Symptome zeigen können.

Es gibt im Augenblick nicht sehr viel, was sich gezielt gegen die Störung unternehmen ließe. Sicher ist es vor allem wichtig, sich an einen gut informierten Arzt zu wenden*. Internisten mit rheumatologischer Zusatzausbildung könnten eine gute Anlaufadresse sein, um gemeinsam eine ausgewogene Behandlung zu versuchen. Dazu könnte eine am International Center for Interdisciplinary Studies of Immunology am Georgetown University Medical Center versuchte besondere Nahrungseinstellung gehören. Man hat dort festgestellt, dass der Urin von Betroffenen einen bestimmten Stoff ausscheidet, der sich durch eine bestimmte Diät (Enada/NADH) senken lässt, was das Befinden der Betroffenen um das Vierfache verbesserte. Im Internet tun sich häufig Betroffene zusammen, um gemeinsam nach Informationen über ihre Störung zu suchen und Tipps auszutauschen. In den USA kann man das National Institute of Allergy and Infectious Diseases kontaktieren oder das Center for Disease Control and Prevention in Atlanta. Wichtige Kontaktadressen im Internet sind: www.immunesupport.com und www.niaid.nih.gov.

In Deutschland werden Adressen von Selbsthilfegruppen über die Zentrale in Berlin weitergegeben: Nationale Kontakt- und Informationsstelle zur Unterstützung von Selbsthilfegruppen (NAKOS), Albrecht-Achilles-Strasse 65, D-10709 Berlin, Tel.: 030-8 91 40 19, Fax: 030-8 39 40 14; in Österreich: SIGIS – Österreichische Service- und Informationsstelle für Gesundheitsinitiativen und Selbsthilfegruppen, Mariahilferstraße 176, A-1150 Wien, Tel.: 01-8 95 04 00 11, Fax: 01-8 95 04 00 20; und in der Schweiz: Team Selbsthilfe, Dolderstrasse 18, CH-8032 Zürich.

---

* In Deutschland würde man zur zusätzlichen Konsultation eines Arztes für psychotherapeutische Medizin raten, um eventuelle psychotherapeutische Begleitmaßnahmen zu beginnen. Dazu könnte zum Beispiel eine Verhaltenstherapie gehören, die der Betroffenen Mut machen und zu aktiverem Handeln verhelfen kann. Das hilft einerseits ganz allgemein, mit der Störung besser zu leben, stärkt aber speziell auch das Selbstwertgefühl, was bekanntlich das Immunsystem positiv beeinflusst und damit die Störung vielleicht eher abheilen lässt. Langsam gesteigerte seelische und körperliche Aktivität ist zudem bei jeder Müdigkeitssituation – unter anderem auch bei Depressionen – wichtig, um nicht in eine »Negativspirale« der Untätigkeit und daraus folgender körperlicher Erschöpfung zu geraten. Aktivität – vor allem im Freien – steigert zudem nachweislich den Endorphinspiegel und damit die Stimmung und die körperlichen Kräfte zugleich: Eine »Positivspirale« kann beginnen! (Anm. d. Übersetzerin)

Infektionskrankheiten

Frauen und Männer sind unterschiedlich widerstandsfähig gegen Infektionskrankheiten. Männer sind durch ihren höheren Testosteronspiegel, der das Immunsystem bremst, deutlich anfälliger für Infektionen mit Parasiten, die man sich auch bei harmlosen Campingausflügen einfangen kann. So ist die Infektion mit dem Einzeller Giardia lamblia in Badeseen nicht selten – und leicht mit dem Antibiotikumwirkstoff Metronidazol zu behandeln.

Reisen bildet – aber je mehr Menschen in ferne Länder reisen, desto stärker verbreiten sich auch tropische Infektionen bis in die Nordländer. Besonders gefährdet sind Schwangere in den ersten Monaten ihrer Schwangerschaft, weil ihr Immunsystem schwächer arbeitet als das nicht schwangerer Frauen. In den ersten Monaten ist auch der Fetus noch besonders empfindlich und zudem bei einer eingetretenen Infektion nicht jedes wirksame Antibiotikum auch erlaubt – weil es dem Baby schaden könnte. Malaria ist eines dieser gefährlichen Reiseandenken, auf das man unbedingt verzichten sollte. Eine Infektion in den ersten Monaten kann zu einer Fehlgeburt führen, später zu einer Früh- oder sogar Totgeburt durch parasitenbedingten Blutzerfall beim Ungeborenen.

Wiederholte Infektionen, die sich durch Antibiotika nur unzureichend bessern, sollten immer auch Anlass zu einem HIV-Test sein. Insbesondere wenn die Infektionen im Genitaltrakt und in den Harnwegen auftreten, kann eine bis dahin unbekannte HIV-Infektion der Grund sein.

Eine andere Ursache für wiederholte Infektionskrankheiten, zum Beispiel immer wiederkehrende Erkältungen, Blaseninfektionen oder Pilzinfekte der Scheide, kann auch chronischer Stress durch Beziehungsprobleme, Trennung, Überarbeitung oder Schlafmangel sein. Das Immunsystem von Frauen reagiert besonders empfindlich auf seelische Dauerbelastungen und fährt seine Aktivität herunter. Wiederholte Infekte oder schlimmere Symptome als üblich sind die Folge.

Seltene Rheumasymptome

Rheumatische und andere Autoimmun-Krankheiten fallen nicht immer durch die häufigsten Symptome auf, wie etwa Gelenkschmerzen oder chronisches, leichtes Fieber. Auch trockene Augen können ein Hinweis sein. Dieses Symptom ist typisch für das

Sjögren-Syndrom, bei dem auch Talg-, Schweiß- und Tränen-Drüsen ihre Flüssigkeitsproduktion drosseln. Es kommt zu trockenen Augen, Mundtrockenheit, trockener Haut und eingerissenen Nägeln – später auch zu Gelenkschmerzen. Diese Krankheit tritt fast nur bei Frauen jenseits der Menopause auf. Früh diagnostiziert lässt sie sich oft besser behandeln.

Nachbemerkung

Obwohl dieses Buch Hunderte Fakten über die Unterschiede zwischen Männern und Frauen enthält, ist es nur ein Anfang. Wahrscheinlich werde ich in fünf Jahren ein weiteres schreiben müssen, das zu den Fragen, die wir nun erst aufgeworfen haben, viel ausführlichere Antworten enthält.

In einem sehr konkreten Sinn ist die neue, geschlechtsspezifische medizinische Wissenschaft ein Geschenk, das Frauen der gesamten menschlichen Gemeinschaft machen. Es waren immerhin Frauen, die das medizinische Establishment dazu drängten, seine Forschung nicht mehr nur am männlichen Körper auszurichten. Frauen machten die Wissenschaftler darauf aufmerksam, dass ihre eigene Körpererfahrung dem widersprach, was die Medizin zu erkennen glaubte. Und es waren Frauen, die Ärzten klarmachten, sie könnten einen schweren intellektuellen Verrat begehen, wenn sie Frauen so behandelten, als wären sie nichts anderes als eine »andere Ausgabe« von Männern.

Es ist eine der wichtigsten Neuerungen, den geschlechtsspezifischen Blick als ein wesentliches Instrument zu nutzen, mit dem man die normale Funktion des menschlichen Organismus sowie auch seine Krankheiten betrachtet und erforscht. Wo immer Forscher nach Unterschieden zwischen Frauen und Männern suchen, werden sie solche entdecken. Und wenn sie einen neuen Unterschied entdecken, wirft dieser sofort neue Fragen auf, die sich ihnen sonst nie gestellt hätten. Das neue Wissen um Frauenmedizin zwingt zur Korrektur und Ausweitung des männlich orientierten Modells von dem, was unter »normaler« Gesundheit verstanden wird – und so mancher Vorstellung, wie Krankheiten sie angreifen und zerstören. Es ist unvermeidlich, dass Ärzte das neue Wissen einsetzen, um überholte Ideen von Vorbeugung und Heilung zu revidieren. Die aktuelle Schwerpunktsetzung der Frauengesundheit, die oft den Vergleich der geschlechtsspezifischen Informationen versäumt, wird sich zu einer neuen, weiter gefassten Disziplin mit einem umfassenderen Blick hin verändern. Keine neue Prüfung soll einen Arzt zum »Spezialisten für Frauengesundheit« qualifizieren, eher könnte man sich wünschen, dass in Zukunft alle Ärzte in ihrer Ausbildung über die Einzigartigkeiten der männlichen und der weiblichen Biologie erfahren und davon unterrichtet werden, wie das Geschlecht Gesundheit und Krankheit beeinflusst. Alle Ärzte werden künftig geschlechtsspezifisch orientiert sein, und sie werden Männer und Frauen gezielter und effizienter behandeln, weil sie vor allem besser darüber Bescheid wissen werden, was Frausein oder Mannsein bedeutet.

Der Wunsch, im Kontrast zum bisherigen männlich orientierten Wissen mehr über die weibliche Biologie zu erfahren, hat nichts mit einem engstirnig verstandenen Feminismus oder mit einem anbiedernden Streben nach »political correctness« zu tun. Es ist schlicht eine wissenschaftliche Notwendigkeit. Wird sie korrekt benützt, so ist die Erforschung des biologischen Geschlechts eines der potentesten Werkzeuge, die uns zum Kenntnisgewinn über den menschlichen Organismus zur Verfügung stehen.

Wenn man die biblische Erzählung in diesem Sinne deutet, war Evas Apfel das beste Geschenk, das uns das Paradies mitgeben konnte.

Danksagung

Die Arbeit an diesem Buch wurde von folgenden Personen wesentlich unterstützt:

Von Shaye Arlheart von Harmony Books, die mich davon überzeugte, dass die Öffentlichkeit Informationen über die neue geschlechtsspezifische Medizin brauche und willkommen heißen werde, und die daran glaubte, ich könne »Evas Rippe« allein verfassen.

Von Richard und Leslie Curtis, deren Ermutigung, mehrfache Lektüre und konstruktive Kritik mir halfen, die Themen zu fokussieren und dem Buch Gestalt zu geben.

Von Peter Guizzardi, meinem Lektor, der mich motivierte und antrieb, bis auch die letzte Zeile im letzten Absatz des letzten Kapitels sich sinnvoll einfügte.

Von Christian Killian, der jedes Kapitel wieder und wieder las und mir besonders wertvolle Anregungen zur Klärung meiner Gedanken gab.

Von John Pepper, Myron Weisfeld, Craig Wynett und T. George Harris – jenen vier Männern, die an der Columbia-Universität die *Partnerschaft für Frauengesundheit* Wirklichkeit werden ließen.

Von Christine Haider und Palestra Fitzgerald, deren Loyalität, Unterstützung und Professionalität für Forschung und Bildungsauftrag der *Partnerschaft* unabdingbar sind.

Und von meinen Patienten, von denen ich so viel lernen durfte.

Anmerkungen

1 Marianne Legato, Carol Colman: The Female Heart: The Truth About Women and Coronary Artery Disease. New York: Simon and Schuster (1991): 252

2 Anna C. Mastroianni, Ruth Faden, Daniel Federman (Hg.): Committee on the Ethical and Legal Issues Relating to the Inclusion of Women in Clinical Studies, Division of Health Sciences Policy, Institute of Medicine: Women and Health Research: Ethical and Legal Issues of including Women in Clinical Studies, vol. 1. Washington, D. C.: National Academy Press (1994)

3 R. R. Faden, T. L. Beauchamp: A History and Theory of informed Consent. New York: Oxford University Press (1986)

4 Public Law 93–348

5 National Institutes of Health: Office of Human Subjects Research, NIH Policies and Procedures for Protecting Human Subjects: The NIH Multiple Project Assurance (MPA). Revised March 2, 1995 (Bethesda, Md.: National Institutes of Health). http://ohsr.od.nih.gov/guidelines.php3#x_part3

6 U. S. Department of Health and Human Services: Women's Health: Report of the Public Health Service Task Force on Women's Health Issues. 2 vols. (1985)

7 U. S. House of Representatives, Committee on Energy and Commerce, Subcommittee on Health and the Environment, testimony of Mark V. Nadel on problems in implementing the National Institutes of Health policy on women in study populations, June 18, 1990 (Washington, D. C.: general accounting office)

8 National Institutes of Health, National Commission for the Protection of Human Subjects of Biomedical and Behavioral Research: The Belmont Reports: Ethical Principles and Guidelines for the Protection of Human Subjects. April 18, 1979. http://ohsr.od.nih.gov/mpa/belmont.php3

9 Verbundprojekt zur gesundheitlichen Situation von Frauen in Deutschland. Untersuchung zur gesundheitlichen Situation von Frauen in Deutschland. Eine Bestandsaufnahme unter Berücksichtigung der unterschiedlichen Entwicklung in West- und Ostdeutschland. Schriftenreihe des Bundesministeriums für Familie, Senioren, Frauen und Jugend. Band 209. Stuttgart: Kohlhammer (2001)

10 Daniel N. Stern: The Interpersonal World of the Infant. New York: Basic Books, Inc. (1986) – deutsch: Die Lebenserfahrung des Säuglings. Stuttgart: Klett-Cotta (1992)

11 E. Nagy, K. A. Loveland, H. Orvos, P. Molnar: Gender-Related

Physiologic Differences in Human Neonates and The Greater Vulnerability of Males to Developmental Brain Disorders. Journal of Gender-Specific Medicine 4 (2001): 41–49
12 Committee on Understanding the Biology of Sex and Gender Differences, Exploring the Biological Contribution to Human Health: Does sex matter?. Washington D.C.: National Academy press (2001); htttp://www.nap.edu/catalog/10 028.html
13 G. Grön, A.P. Wunderlich, M. Spitzer et al.: Brain Activation During Human Navigation: Gender-Different Neural Networks as Substrate of Performance. Nature Neuroscience 3 (2000): 404–408
14 B.R. Ott, W.C. Heindel, Z. Tan und R.B. Noto: Lateralized Cortical Perfusion in Women with Alzheimer's Disease. Journal of Gender-Specific Medicine 3 (2000): 29–35
15 M.L. Chen et al.: Pharmacokinetic Analysis of Bioequivalence Trials: Implications for Sex-Related Issues in Clinical Pharmacology and Biopharmaceutics. Clinical Pharmacology and Therapeutics 68 (2000): 510
16 J.B. Schwartz: The Evaluation of Pharmacologic Therapy in Humans: A Brief Summary of the Drug Evaluation Process and Guidelines for Clinical Trials as They Relate to Women. Journal of Gender-Specific Medicine 4 (2001)
17 arznei-telegramm 9 (1998): 83–84, und 9 (2001): 68
18 E. Libmann: Observations and Individuals' Sensitiveness to Pain (with special Reference to Abdominal Disorders). Journal of the American Medical Association 102 (1934): 35–41
19 P.D. Wall, R. Melzac (Hg.): Textbook of Pain. 3. Aufl. Edinburgh: Churchhill Livingstone (1994)
20 R.B. Fillingim, W. Maixner: Gender Differences in the Response to Noxious Stimuli. Pain Forum 4 (1995): 209–221
21 D.A. Marcus: Gender Differences in Chronic Headache in a Treatment Seeking Population. Journal of Gender-Specific Medicine 3, Nr. 6 (2000): 50–53
22 National Institutes of Health: Illness and Pain. Gender and Pain (April 1998)
23 R. Bodden-Heidrich: Chronisches Unterbauchschmerzsyndrom. In: M. Neises, S. Ditz (Hg.): Psychosomatische Grundversorgung in der Frauenheilkunde. Stuttgart: Thieme (1999)
24 D. Richter: Unterbauchschmerz. In: M. Stauber, H. Kentenich, D. Richter (Hg.): Psychosomatische Geburtshilfe und Gynäkologie. Berlin, Heidelberg: Springer (1999)
25 ebenda
26 ebenda

27 V. Vaccarino et al.: Sex Differences in Hospital Mortality After Coronary Artery Bypass Surgery. Evidence for a Higher Mortality in Younger Women. Circulation 105 (2002): 1176
28 Schriftenreihe des Bundesministeriums für Familie, Senioren, Frauen und Jugend. Bd. 209. Stuttgart: Kohlhammer (2002): 99, 112, 117 f.
29 E. Grempels, I. Siegfried, B. Waldecker: Geschlechtsspezifische Unterschiede in der Frühmortalität nach akutem Herzinfarkt. Referat auf dem Kongress des Deutschen Ärztinnenbundes am 6.8.2001 in Gießen. Kongressbericht: 19 ff.
30 http://lbi-frauen.uibk.ac.at/deutsch/studien/studie_1999.html und /studie_2002.html
31 www.pressetext.at/pt=020 315 031, 18.3.02
32 Bericht der Vorsitzenden Astrid Bühren beim 27. Wissenschaftlichen Kongress des Deutschen Ärztinnenbundes. Profil 10 (2002): 45
33 S. G. Haynes, M. Feinleib: Woman, Work and Coronary Desease: Prospective Findings from the Framingham Heart Study. American Journal of Public Health 70 (1980): 133–141
34 M. Frankenhaeusen: The Psychophysiology of Workloads Stress and Health: Comparison between the Sexes. Annuals of Behavioral Medicine 12 (1991): 197
35 K. A. Schulman et al.: The Effect of Race and Sex on Physicians's Recommendations for Cardiac Catheterizatins. New England Journal of Medicine 340 (1999): 618
36 American Medical Association, Council on Ethical and Judicial Affairs: Gender Disparities in Clinical Decision Making. Journal of the American Medical Association 266 (1991): 559
37 E. H. Baldini, G. M. Strauss: Woman and Lung Cancer: Waiting to Exhale. Chest 112 (1997): 2295–2345
38 S. Basavaraj: Smoking and loss of longevity in Canada. Can J Public Health 84 (1993): 341–345.
39 Presseaussendung der Deutschen Krebshilfe, 5. April 2002
40 Schriftenreihe des Bundesministeriums für Familie, Senioren, Frauen und Jugend. Band 209. Stuttgart: Kohlhammer (2001): 211–220
41 D. R. Gold, X. Wang et al.: Effects of Cigarette Smoking on Lung Function in Adolescent Boys and Girls. New England Journal of Medicine 335 (1996): 931–937. Centers for Desease Control and Prevention: Tobacco Unse Among High School Students – United States, 1997. Morbidity an Mortality Weekly Report 47 (1998): 229–233
42 M. Pope, M. J. Ashley et al.: The Carcinogenic and Toxic Effects of Tobacco Smoke: Are Women Particularly Susceptible? Journal of

Gender Specific Medicine 2 (1999): 45–51. Zang, EA et al. J Nat Cancer Inst. 88 (1996): 183–192
43 Data collected by Action on Smoking and Health (ASH); Statistics: Women an Tobacco (October 27, 2000)
44 A. M. Jette, H. A. Feldmann, S. L. Tennstedt: Tobacco Use: Modifiable Risk Factor for Dental Desease Among Elderly. American Journal of Public Health 83 (1993): 1271–1276
45 S. C. Stewart: Tobacco and Women: Trends and Strategies for Quitting. The doctor Will See You Now. (2000); online at http://www.thedoctorwillseeyounow.com/AERICLES/womens_health/smokingcess_4
46 J. Yoshida et al.: Secretion of hCB/beta-hCG by Squamous Cell Carcinoma of the Lung in a 31-year-old Female Smoker. Japanese Journal of Clinical Oncology 30 (1999): 163
47 K. R. Chapman et al.: Gender Bias in the Diagnosis of COPD. Chest 199 (2001): 1691
48 K. Tan et al.: Modulation of Airway Reactivity and Peak Flow variability in Asthmatics Receiving the Oral Contrazeptive Pill. American Journal of Respiratory and Critical Care Medicine 155 (1997): 1273
49 L. Rees: An Aetiological Study of Premenstrual Asthma. Journal of Psychosomatic Research 7 (1963): 191
50 A. K. Singh, R. K. Cydulka et al.: Sex Differences Among Adults Presenting to the Emergency Department with Acute Asthma. Archieves of Internal Medicine 159 (1999): 1237–1243
51 Jerry Krishnan: Race and Sex Differences in Consistency of Care with National Asthma Guide – lines in Managed Care Organizations. Archieve of Internal Medicine 161/13 (2001): 1660–1668
52 Presseaussendung der Österreichischen Gesellschaft für Lungenerkrankungen und Tuberkulose, http://www.oeglut.at, 26. März 2002; NCI, 13. Ausgabe der Monographie, November 2001
53 L. H. Ferry: Telephone poll. Foundation for Innovations in Nicotine Dependence, Loma Linda, California, October 2000
54 B. Dautzenberg (Office Francais de Prévention du Tabagisme): Paper presented at the Eleventh World Conference on Tobacco Or Health. Chicago, August 2000
55 W. Lawrence Beeson et al., Long-Term Concentration of Ambient Air Pollutants and Incident Lung Cancer in California Adults. Results From the AHSMOG Study. Environmental Health Perspectives 106 (1998): 183
56 Siehe auch: Kapitel »Mundgesundheit«. In: Schriftenreihe des Bundesministeriums für Familie, Senioren, Frauen und Jugend. Band 209. Stuttgart: Kohlhammer (2001)

57 C. Hawkey et al.: NSAIDs; Men Are from Mars, Women Are from Venus: Sex-Related Differences in Ulcer Disease Expression and the Influence of Helicobacter pylori. Gut 42, Suppl.1 (1998): T 13
58 M. Matsui et al: The Prognosis of Patients with Gastric Cancer Possessing Sex Hormone Receptors. Surgery Today 22 (1992): 421
59 M. D. Gershon: The Second Brain: The Scientific Basis of Gut Instinct and a Groundreaking New Understanding of Nervous Disorders of The Stomach and Intestine. New York: Harper Perennial Library (1998)
60 Übersicht arznei-telegramm 5 (1994): 43–45
61 D. A. Drissman: Irritable Bowle Syndrome: A Multifactorial Disorder. Hospital Practice 23 (1988): 19–33
62 Statistisches Bundesamt, Wirtschaft und Statistik 9 (2001): 778–780
63 F. Lonnqvist, L. Nordfors, M. Schalling: Leptin and Its Potential Role in Human Obesity. Journal of Internal Medicine 245 (1999): 643–652
64 R. Kaltiala-Hein, A. Rissanen, M. Rimpela, P. Rantanene: Bulimia and Bulimic Behaviour in Middle Adolescence: More Common Than Thought? Acta Psychiatria Scandinavica 100 (1999): 33–39
65 Schriftenreihe des Bundesministeriums für Familie, Senioren, Frauen und Jugend. Band 209. Stuttgart: Kohlhammer (2001): 604–609
66 zit. in: http://212.227.210.88/wegbegleiter/disonline/esstoerungen/binge.htm
67 M. de Zwaan, B. Wimmer-Puchinger, E. Baldaszti: Essverhalten – Wie groß ist das Problem bei Wiener Schülerinnen und Schülern? 2. Wiener Essstörungsenquete. Wien (2001)
68 http://www4women.gov/owh/pub/factsheets/eatingdis.htm
69 D. Herzog, J. Bradburn, K. Newman: Sexuality in Males with Eating Disdorders. In: A. E. Anderson (Hg.): Practical Comprehensive Treatment of Anorexia Nervosa and Bulimia. New York: Bruner/ Mazel (1990): 40–53
70 A. E. Anderson, T. Gray , J. Holman: Osteopenia in Males with Eating Disorders. Paper presented at the Seventh International Conference on Eating Disorders, New York 1996
71 K. Yano, L. F. Brown, M. Detmar: Control of Hair Growth and Follicle Size by VEGF-Mediated Angiogenesis. Journal of Clinical Investigation 107 (2001): 409–417
72 D. A. Wrone et al.: Melanoma and Pregnancy. Eight Questions with Diskussion. Journal of Gender-Specific Medicine 2 (1999): 54 f.
73 A. Stang et al.: Skin melanoma in Saarland: incidence, survival and mortality 1970–1996. Eur J Cancer Prev 10 (2001): 407–415

74 B.L. Riggs et al.: The Assembly of the Adult Skeleton During Growth and Maturation: Implications for Senile Osteoporosis. Journal of Clinical Medicine 104 (1999): 671f.

75 J.P. Bilezikian et al.: Increased Bone Mass as a Result of Estrogen Therapy in a Man with Aromatase Deficiency. New England Journal of Medicine 339 (1998): 599–603

76 C. Gomez et al.: Vitamin D Receptor Gene Polymorphisms, Bone Mass, None Loss and Prevalence of Vertebral Fracture: Differences in Postmenopausal Women and Men. Osteoporos International 10 (1999): 175–182

77 E. Barrett-Connor et al.: Low Levels of Estradiol Are Associated with Vertebral Fractures in Older Men, but Not Women: The Rancho Bernardo Study. Journal of Clinical Endocrinology and Metabolism 85 (2000): 219–223

78 Bericht von Dr. Frank Mayer, Universitätsklinik Freiburg. In: Der Spiegel 10/2002

79 J.P. Bilezikian: Gender Specificity and Osteoporosis. Journal of Gender-Specific Medicine 3 (2000): 6

80 J.P. Bilezikian: Commentary: Osteoporosis in Men. Journal Clinical Endocrinology and Metabolism 84 (1999): 3431–3434

81 Merkblatt des Kuratorium Knochengesundheit e.V., o.J.

82 M. Pfeifer, R. Wittenberg, R. Würtz, H.W. Minne: Schenkelhalsfrakturen in Deutschland. Deutsches Ärzteblatt 98/26 (29. Juni 2001): A1751–1757

83 B. Begerow, M. Pfeifer, H.W. Minne: Vitamin plus Calcium vermindert Körperschwankung und Sturzhäufigkeit. Rheuma aktuell 1 (2001): 19

84 F. Iqbql et al.: Declining Bone Mass in Men with Chronic Pulmonary Disease. Chest 116 (1999): 1616–1624

85 A.P. Toth and F.A. Cordasco,. Anterior Cruciate Ligament Injuries in the Female Athlete. Journal of Gender-Specific Medicine 4 (2000)

86 Quelle: Orthopädische Universitätsklinik Düsseldorf

87 R.T. Michael et al.: Sexwende – Liebe in den 90ern. München: Knaur (1994). M. Stauber, H. Kentenich, D. Richter (Hg.): Psychosomatische Geburtshilfe und Gynäkologie. Berlin, Heidelberg: Springer (1994)

88 H.A. Feldman et al.: Impotence and Its Medical and Psychosocial Correlates. Results of the Massachusetts Male Aging Study. Journal of Urology 151 (1994): 54–56

89 E. Laumann et al.: Sexual Dysfunction in the United States. Prevalence, Predictors and Outcomes. Journal of the American Medical Association 281 (1999): 537

90 U. Brandenburg: Sexualstörungen der Frau. In: M. Neises, S. Ditz (Hg.): Psychosomatische Grundversorgung in der Frauenheilkunde. Stuttgart: Thieme (1999)
91 S. R. Leiblum: Sexual Problems and Dysfunction. Epidemiology, Classification, and Risk Factors. Journal of Gender-Specific Medicine 2 (1999): 41–45
92 U. Brandenburg: Sexualstörungen der Frau. In: M. Neises, S. Ditz (Hg.): Psychosomatische Grundversorgung in der Frauenheilkunde. Stuttgart: Thieme (1999)
93 W. Dmoch: Sexualstörungen und Sexualberatung. In: M. Stauber, H. Kentenich, D. Richter (Hg.): Psychosomatische Geburtshilfe und Gynäkologie. Berlin, Heidelberg: Springer (1999)
94 E. Frank et al.: Frequency of Sexual Dysfunction in ›Normal‹ Couples. New England Journal of Medicine 999 (1978):111–115
95 S. G. Nathan: The Epidemiology of DSM III Psychosexual Dysfunctions. Journal of Sex and Marital Therapy 12 (1986): 267–282
96 S. v. Eckardstein, E. Nieschlag: Therapie mit Sexualhormonen beim alternden Mann. Deutsches Ärzteblatt, Jg 97, Heft 47 (2000): A3175–3182
97 P. J. Fagan et al.: Sexual Dysfunction and Dual Psychiatric Diagnoses. Comprehensive Psychiatry 29 (1998): 278–284
98 R. J. Mathew et al.: Sexual Dysfunctions in Depression. Archives of Social Behavior 11 (1982): 323–329
99 A. Kearny-Cooke, D. M. Ackard: The Effects of Sexual Abuse on Body Image, Self-Image and Sexual Activity of Women. Journal of Gender-Specific Medicine 3 (2000): 54
100 S. R. Davis: Androgens and Female Sexuality. Journal of Gender-Specific Medicine 3 (2000): 36
101 U. Lehr: Psychologie des Alterns. 9. Aufl. Wiebelsheim: Quelle & Meyer (2000)
102 A. M. Silverstine, N. R. Rose: There is Only One Immune System! The View from Immunopathology. Seminars in Immunology 12 (2000): 173
103 Elenko IJ et al.: IL-12, TNF-alpha and Hormonal Changes during Late Pregnancy and Early Postpartum: Implications for Autoimmune Disease Activity during these Times. Clin. Endocrinol. Metab. 86 (2001)
104 R. G. Lahita: The Role of Sex Hormones in Systemic Lupus Erythematosus. Current Opinion in Rheumatology: 352–56
105 R. D. Inman et al.: Systemic Lupus Erythematosus in Men. Genetic and Endocrine Features. Archives of Internal Medicine 142 (1982): 1813–1815
106 M. D. Lockshin: Biology and gender. Why Do Women Have Rheu-

matic Disease? Scandinavian Journal of Rheumatology 27, Suppl. 107 (1998): 5–9
107 M. Nikezic-Ardolic et al.: Gender Differences in Cellular Response. Lupus 8(1999): 375–379
108 M. D. Lockshin et al.: Gender, Biology and Human Disease. Report of a Conference. Lupus 8 (1999): 335
109 M. Zuk, K. A. McKean: Sex Differences in Parasitic Infections. Patterns and Processes. International Journal for Parasitology 26 (1996):1009–1018
110 N. Diagne et al.: Increased Susceptability to Malaria During the Early Postpartum Period. New England Journal of Medicine 343 (2000): 598–603
111 E. M. Long et al.: Gender Differences in HIV-1 Diversity at Time of Infection. Nature Medicine 6 (2000): 71–75
112 R. M. Greenblatt: Impact of the Ovulatory Cycle on Virologic and Immunologic Markers in HIV Infected Women. Journal of Infectious Diseases 181 (2000): 82–90
113 J. K. Kiecolt-Glaser et al.: Negative Behaviour During Marital Conflict Is Associated with Immunological Down-Regulation. Psychosom Med 54 (1993): 395–409; http://pni.psychiatry.ohio-state.edu/jgk/

Sachregister

Verena Corazza, Renate Daimler, Andrea Ernst, Christa Federspiel, Vera Herbst, Kurt Langbein, Hans-Peter Martin, Hans Weiss

Kursbuch Gesundheit

Gesundheit und Wohlbefinden -Symptome und Beschwerden - Krankheiten - Untersuchung und Behandlung

Gebunden
Mit zahlreichen farbigen Abbildungen

Millionen Benutzern war das KURSBUCH GESUNDHEIT schon eine Hilfe. Millionen Leser haben sich darin Tipps geholt. Dieses Buch gibt anschaulich Antwort auf alle Gesundheitsfragen:

- Worauf deuten die Beschwerden hin, unter denen ich leide?
- Muss ich den Arzt aufsuchen oder kann ich mir selbst helfen?
- Was bedeuten die Diagnosen und Befunde?
- Welche Behandlung erwartet mich beim Arzt oder in der Klinik?
- Gibt es alternative Behandlungen, über deren Wirksamkeit gesichertes Wissen vorliegt?

»Ein Gesundheitsratgeber, der neue Maßstäbe setzt. Von allen getesteten Büchern das Beste.« *Stiftung Warentest*
»Jede Zeile, jedes Wort in diesem dicken Buch ist sinnvoll, informativ und verlässlich in der Sache.« *NDR*